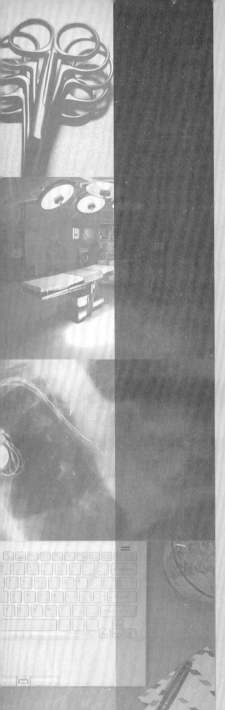

Surgery Department

外科学

潘运龙 等 编著

暨南大学出版社
JINAN UNIVERSITY PRESS

中国·广州

图书在版编目（CIP）数据

外科学／潘运龙等编著．—广州：暨南大学出版社，2012.8
ISBN 978 - 7 - 5668 - 0145 - 6

Ⅰ.①外…　Ⅱ.①潘…　Ⅲ.①外科学　Ⅳ.①R6

中国版本图书馆 CIP 数据核字（2012）第 046439 号

出版发行：暨南大学出版社

地　　址：中国广州暨南大学
电　　话：总编室（8620）85221601
　　　　　营销部（8620）85225284　85228291　85228292（邮购）
传　　真：（8620）85221583（办公室）　85223774（营销部）
邮　　编：510630
网　　址：http：//www. jnupress. com　http：//press. jnu. edu. cn

排　　版：广州市铧建商务服务有限公司
印　　刷：广东省农垦总局印刷厂

开　　本：787mm×1092mm　1/16
印　　张：17.75
字　　数：442 千
版　　次：2012 年 8 月第 1 版
印　　次：2012 年 8 月第 1 次

定　　价：38.00 元

序 言

　　外科学是一门自然科学和社会科学的交叉学科，也是一门理论性和实践性很强的学科。启发外科学研究生的科研思路，提高临床技能，培养优秀的外科学人才，是编写这本《外科学》的目的。这本《外科学》的内容由系列专题讲座组成。其编撰团队来自暨南大学第一临床医学院外科学教研室，这个团队由广东省著名老一辈外科学专家邝公道教授、罗伯诚教授等人薪火相传，再经过团队的孜孜矻矻，在教学层次、教学质量和医疗、科研水平方面不断提升，目前已成为多专业齐头并进、代表性成果不断涌现的国内外科学医疗教学与研究中心之一，为外科学事业的发展作出了突出贡献。暨南大学第一临床医学院外科学教研室是国家外科学博士和硕士学位授予点，肩负着暨南大学多个专业的外科学教学与科研任务，另外还肩负着本科临床医学专业、口腔专业、中医专业等的理论和临床教学。外科学学科点重视科学人才综合素质和团队精神的培养，以及科学道德和学术水平的培养，努力提高研究生和本科生的人才素质。

　　21世纪的外科学缤纷多彩，微创外科思潮的兴起，将在多方面引发重要的技术革命，在高科技时代的今天，学科发展的速度与过去完全不可同日而语。随着介入技术和微创外科的进一步发展，各种尖端技术对疾病定位和定性诊断精确性的提高，再加上围手术各种辅助措施的高度完善，手术操作的半自动化或自动化，甚至信息化和智能化，手术方式和手术适应症必然有许多改变。未来移植手术将更加成熟，除手术技术高度熟练、手术器械设备精美和完善以外，围移植手术的供体质量、排斥反应的防止和控制、抗感染和器官功能调理等问题会得到更为妥善的解决。同时，袖珍、实用、安全、长效的仿真或功能支持装置，将发挥更加重要的作用。

　　这本《外科学》教材就是在这个大背景下，我院众多专家根据他们的临床实践和科研成果总结凝集而成的专题突出、不拘格式的专题论著集。相信此书的问世，定会给外科学研究生和医疗同行们在临床科研与实践中带来启迪与帮助，成为我院广大外科师生喜爱的良师益友。

暨南大学第一临床医学院院长

2012年仲夏于暨南园

目　录

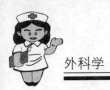

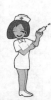

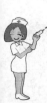

第一章　肿瘤血管生成与抗肿瘤血管生成研究

第一节　研究背景

血管生成（angiogenesis）是指在原有血管结构的基础上，以出芽等方式形成新生毛细血管的过程。"angiogenesis"一词始见于1900年一篇讨论肾上腺生长的论文，发表在《约翰霍普金斯医院报告》上。"angio"指血管，"genesis"指起源。血管发生（vasculogenesis）即造血干细胞沿血管排列发展为血岛，血岛中心的细胞发育为血细胞，而血岛周围的细胞发展为内皮细胞。近期的肿瘤动物模型实验证明了类似的过程，即骨髓中的造血干细胞通过循环、积聚、融合形成新血管。血管发生对人类肿瘤的作用还不清楚，多数学者对此机制是否可以作为肿瘤治疗的靶目标尚持保留态度。

肿瘤血管生成即肿瘤组织在原有微血管网的基础上通过"芽生"方式形成新血管，包括以下几个步骤：小血管内皮细胞的激活，细胞外基质的降解，细胞在基质中迁移、增殖，内皮细胞组建为中空管道，管道最终吻合形成新的毛细血管。肿瘤血管生成方式有五种：马赛克血管（mosaic vessel）即内皮细胞和分散的肿瘤细胞本身相间排列组成血管；血管发生（vasculogenesis）即血液或骨髓来源的内皮祖细胞形成新血管；血管生成拟态（vasculogenic mimicry）即肿瘤细胞模拟并取代内皮细胞形成管腔样结构；血管套叠（intussusception）即间质组织掺入已有的血管参与肿瘤血管的构成。

肿瘤血管生成是肿瘤生长和转移的病理基础。Folkman提出肿瘤血管生成依赖学说，认为肿瘤的生长和转移都依赖于血管生成[1]。如果没有新生血管供应营养，肿瘤在达到 $1 \sim 2$ mm 的直径或厚度后（约 10^7 个细胞）将不再增大；反之，肿瘤体积呈指数增大。根据这一理论提出的抗肿瘤血管生成疗法，是目前抗肿瘤治疗中一种重要的治疗策略。与以往针对肿瘤细胞本身的化学治疗不同，抗肿瘤血管生成针对的是肿瘤血管，通过抑制肿瘤血管生成使肿瘤得不到足够的营养供应，最终使肿瘤细胞死亡。

血管生成的开关平衡假说认为，新生血管生成的整个过程受血管生成调节因子的严密调控，血管生成与否取决于血管生成的促进因子与抑制因子之间的"力量"对比。肿瘤血管的生成正是促进因子增多和/或抑制因子减少的结果。

目前，鉴定和克隆的与血管生成有关的因子已达30多种，如血管内皮生长因子、血管抑素、内皮抑素等。在众多与血管生成有关的因子中，VEGF（血管内皮生长因子）是迄今鉴定出来的最重要的血管生成因子，现已发现的VEGF家族成员包括VEGF-A、VEGF-B、VEGF-C、VEGF-D、VEGF-E和胎盘生长因子（PIGF）[2]。在血管促进因子中，尤以VEGF及其受体在血管内皮细胞的分化和生长中的作用特别重要。

VEGF在调节血管内皮细胞的增殖中发挥了重要作用。当配体VEGF结合到受体VEGFR上时，受体发生二聚体化、酪氨酸残基磷酸化，激活下游与促有丝分裂、化学趋化性、抗凋亡等效应相关的信号分子，从而发挥生物学作用。VEGF可以诱导血管内皮细胞的多

1

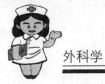

种蛋白发生磷酸化，如 PLC - γ、PI3 激酶、Ras GTP 酶激活蛋白和 Src 家族等。VEGF 诱导血管内皮细胞生长是通过激活 Raf - Mek - Erk 通路实现的。此外，缺氧（hypoxia）是肿瘤血管生成主要的诱因。肿瘤生长依靠于邻近血管，最终获得氧供，直到超过一定体积发生缺氧为止。继发缺氧可上调一系列促血管新生因子的表达来诱导肿瘤血管新生的发生，如 DNA 转录及稳定 mRNA。缺氧诱导产生的转录因子 HIF1α 可继发调节 DNA 转录，这些因子是内皮细胞生长和存活的高度特异性因子，其中包括 VEGF、bFGF、TGF 和 TNF。而 VEGF 和 bFGF 被认为是血管新生过程中最重要的介质。

　　肿瘤血管由内皮细胞、周细胞/平滑肌细胞及基底膜组成。肿瘤血管与正常血管不同，其血管扭曲变形、扩张，排列紊乱，动静脉吻合异常，缺乏完整的周细胞覆盖。由于肿瘤细胞增殖导致血管压力增高以及肿瘤促血管生成分子水平异常的共同作用，使得肿瘤血管结构异常[3~5]，表现为血管形态扭曲、管壁扩张、呈囊状改变、血管渗漏。血管内皮细胞形态异常，周细胞（为内皮细胞提供营养的细胞）连接疏松或缺失，基底膜异常增厚或完全缺失。肿瘤血管结构的异常导致肿瘤微环境发生一系列的变化[5]，血流分布的异质性表现为在空间分布的不均匀和时间分布的波动性，肿瘤组织间质液体压力（IFP）增高，肿瘤血管通透性增强，肿瘤组织内出现缺氧和酸中毒。这些肿瘤微环境对肿瘤的生长和代谢，以及对放疗、化疗、光动力学疗法等多种治疗反应有决定性作用，肿瘤血管和微环境异常是肿瘤化疗和放疗耐受的主要原因。

　　古希腊伟大的思想家、科学家亚里士多德（Aristotle，公元前384—公元前322）在他的著作 *Parts of Animals* 中详细地记录了从鸡蛋到小鸡孵出期间鸡胚的血管发展情况。1863年，病理学家魏尔啸（Virchow，1821—1902）在他的著作 *Die Krankhaften Geschwulste* 中描述了肿瘤具有丰富的血管的现象。1868 年，希斯（His）做了可能是人类早期对鸡胚血管发育最为详尽的研究。20 世纪 40 年代，一些研究人员已经认识到肿瘤可诱导血管生成，但他们认为那只是一种炎性反应，是肿瘤生长的副作用。

　　将肿瘤血管生成作为理论提出并探讨其治疗意义是哈佛大学福克曼（Folkman）教授的杰出贡献。20 世纪 70 年代，身为小儿外科主任的福克曼提出了一个异于传统学说的假说——肿瘤新生血管学说，即肿瘤的生长依赖于新生血管。外行提出的非主流学说，即使已经发表在知名的《新英格兰医学杂志》上，也一直得不到主流学派的认同，且被嘲讽为"白日梦"。然而，福克曼坚持下来了，而且很执著。得益于他的执著，他发现了血管生成抑素（angiostatin）和内皮抑素（endostatin），在有同行评议的期刊上发表了 389 篇论著，获无数奖项和极高荣誉；得益于他的执著，血管生成抑制剂成为炙手可热的抗肿瘤药物，新产品不断问世；得益于他的执著，全球数百万肿瘤患者正享受着抗血管生成治疗的益处。

　　In 1971, Folkman published a seminal paper in the *New England Journal of Medicine*, proposing the hypothesis that all tumor growth is angiogenesis-dependent. This founded the field of angiogenesis research and opened a field of investigation now pursued by scientists in many fields worldwide. Folkman's laboratory purified the first angiogenic protein from a tumor, discovered the first angiogenesis inhibitors and initiated clinical trials of antiangiogenic therapy. Today, angiogenesis inhibitors have received FDA approval in the U. S. for cancer and for the treatment of macular degeneration and are also approved in 27 other countries. Largely because of Folkman's research,

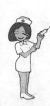

the possibility of antiangiogenic therapy is now on a firm scientific foundation, not only in the treatment of cancer, but of many non-neoplastic diseases as well.

DNA 双螺旋结构的发现人之一，诺贝尔奖获得者沃森（Watson）则将"血管生成之父"福克曼教授与达尔文相提并论。血管生成研究的历史是一个典型的科学家锲而不舍地探索，最后获得广泛认同的历史。1961 年，福克曼因服兵役到美国海军医院做研究工作，任务是找出红细胞的代用品来解决航空母舰上备血的问题。在实验中，福克曼意外地观察到移植到小鼠的肿瘤在生长过程中，周围必会有新生小血管来滋养肿瘤；没有足够的血供，肿瘤的体积只能维持在较小的尺寸。

1971 年，福克曼在总结自己和前人观察的基础上大胆地提出了肿瘤血管生成理论。他认为，肿瘤生长和转移都依赖于血管生成，抗血管生成可起到治疗肿瘤的作用[6]。

1973 年，研究人员首次从脐静脉分离培养内皮细胞的实验取得成功。1979 年，福克曼等建立了毛细血管内皮细胞长期培养，内皮细胞培养的成功极大地促进了血管生成的研究。此后，一系列血管生成模型相继出现，如经典的鸡胚绒毛尿囊膜（chickchorioallantoic membrane，CAM）模型、角膜移植模型、皮下基质胶（matrigel）模型等。

20 世纪 70 年代末，研究人员逐渐认识到肿瘤的血管网是新生的血管，这使得对血管生成进行定性定量研究成为可能。但大多数人仍然认为这些新生的血管是由于肿瘤坏死产物引起的炎性反应，甚至是机体对肿瘤的防御反应，并且一部分研究人员认为肿瘤的血管会和伤口的血管一样逐渐成熟，不可能成为治疗的靶点。

有意思的是，在肿瘤血管生成领域的很多重要发现都出乎人们的意料。TNP-470 是人类发现的第一种特异性地抑制血管内皮细胞生长的物质，也是第一个进入临床实验的抗血管生成药物。TNP-470 的发现是科学史上又一个"偶然"的例子。福克曼实验室的英格勃（Ingber）在一次培养内皮细胞时，偶然发现细胞被真菌污染，引起内皮细胞的退化。细胞培养被污染是研究人员经常会遇见的事情，但英格勃没有随便地扔掉细胞，而是推测真菌中可能含有抑制血管生长的物质，最终从真菌中纯化得到了 TNP-470。

1991 年，魏德纳（Weidner）、福克曼等发现乳腺癌中微血管密度越大，预后越差，第一次报道了血管生成与肿瘤预后的关系。此后，陆续在膀胱癌、前列腺癌、肺癌、黑色素瘤等肿瘤中发现了这种相关性。

早在 1977 年，许格贝克（Sugarbaker）等就观察到除去原发肿瘤会导致转移部位肿瘤的迅速生长。1994 年，福克曼实验室的欧瑞里（O'Reilly）从荷 Lewis 肺癌的小鼠尿中分离到一种纤维蛋白溶酶原的剪切片段，命名为 angiostatin，该物质可完全抑制小鼠皮下移植 Lewis 肺癌的肺转移。以类似的方法，欧瑞里等在 1997 年发现了 endostatin。

目前研究发现，血管生成所涉及的疾病领域已远不止肿瘤，还包括风湿性关节炎、克隆氏病、银屑病、糖尿病视网膜病变、动脉粥样硬化、先兆子痫、子宫内膜异位、阿尔茨海默病、肥胖症等。促进血管生成对于治疗心血管疾病、器官移植、伤口愈合也有重要意义。血管生成理论在应用上已分成抑制血管生成和治疗性血管生成（therapeutic angiogenesis）两大领域。

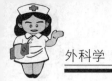
第二节 研究现状

一、抗肿瘤血管生成治疗药物

（一）血管生成抑制剂

1. VEGF 抑制剂

Bevacizumab（商品名：avastin）是一种单克隆抗体，于 2004 年 2 月 26 日获得美国食品及药物管理局（FDA）批准上市，用于一线治疗晚期结直肠癌，这是首个 VEGF 抑制剂。Hurwitz 等对 900 多名已转移且未经治疗的结直肠癌患者进行临床试验发现，同时接受 Bevacizumab 联合 IFL 方案（5 – FU + Leucovorin + CPT211）化疗的患者与只接受化疗的患者相比，其中位生存期平均延长 5 个月。Bevacizumab 是用于抗 VEGF 抗体治疗癌症一个成功的例子。

2. 基质金属蛋白酶抑制剂（TIMPs）

TIMPs 可以与金属蛋白酶的锌指结构结合而抑制其活性，从而防止细胞外基质的降解和基底膜的破坏，抑制肿瘤血管生成。基质金属蛋白酶（MMP）可降解几乎所有的基底膜骨架成分，其内源性的抑制剂 TIMP 可通过抑制 MMP 的活性阻遏内皮细胞的迁移，抑制血管生成[7]。

3. 直接抑制内皮细胞的药物

清华大学肿瘤生物学实验室主任、麦得津生物工程股份有限公司首席科学家罗永章率领科研团队经过 8 年艰苦探索，成功研制出世界上第一个重组人血管内皮抑制素抗肿瘤新药——恩度。2005 年，恩度获得 SFDA 生物制品一类新药证书，它的批准上市被《科技日报》评为年度中国十大科技新闻，获得了"第十届中国专利奖金奖"和"2008 年度国家科技进步二等奖"，2006—2008 年连续三年被收入 NCCN 临床实践指南（中国版）作为晚期非小细胞肺癌的一线治疗药物，恩度已成为一个具有高度创新性的民族品牌。

2009 年 4 月 16 日，清华大学 2008 年度教学、科研奖励大会对 2008 年在教学科研岗位上做出突出成绩、荣获重大奖励的教师和科研人员进行了表彰。罗永章教授作为 2008 年度国家技术发明二等奖获得者参加了此会，并接受颁奖。

During the past five years, the Food and Drug Administration (FDA) has approved four new treatments for advanced colorectal cancer. Two of them (irinotecan [Camptosar] and oxaliplatin [Eloxatin]) are traditional cytotoxic drugs, whereas the other two (cetuximab [Erbitux] and bevacizumab [Avastin]) are monoclonal antibodies against molecular targets. Since the FDA granted a surprisingly broad indication for the use of bevacizumab (i. e., together with any fluorouracil-based combination, not just IFL, when given as first-line therapy), the antibody could be prescribed for most patients with advanced colorectal cancer. With approximately 30, 000 to 40, 000 such patients identified annually in the United States, the fiscal impact of the FDA's approval could exceed $1. 5 billion each year[8].

（二）传统细胞毒化疗药物

传统化疗以直接杀伤肿瘤细胞为目标。最近几年研究发现，某些化疗药物在低剂量、长时间接触中可选择性地抑制肿瘤组织内新生血管内皮细胞的生长，这被称为小剂量化疗和抗血管生成化疗。根据 Miller 等在 2001 年提出的筛选有实际意义抗血管生成化疗药物的筛选标准，已被证实的抗血管生成化疗药物主要有环磷酰胺、紫杉醇、长春新碱、优氟定和羟喜树碱等。

在阻断肿瘤血管生成方面的主要药物作用靶点包括：①以促血管生成的相关因子为靶点，如促血管生成因子的阻断剂，血管内皮生长因子单克隆抗体 avastin；内源性血管生成抑制因子，如内皮抑素（endostatin）。②以 VEGF 受体（VEGFR）为靶点，如 VEGFR 的阻断剂凡德他尼（vandetanib）、长春瑞滨、DC101 等。③以细胞外基质为靶点，如基质金属蛋白酶 - 2（MMP - 2）抑制剂等。④以肿瘤血管内皮细胞为靶点。⑤以肿瘤血管内皮细胞表面特有的蛋白或分子为靶点等。

VEGF 信号通路是肿瘤血管生成、肿瘤生长及转移的关键限速步骤，故抗肿瘤血管生成靶向治疗多以 VEGF 信号转导通路为靶点，其主要干预策略包括：①减少 VEGF 产生，如 VEGF 反义寡核苷酸可显著减少甲状腺癌、脑胶质细胞瘤及黑色素瘤动物模型中 VEGF 的表达。②VEGF 中和性抗体，单克隆抗体可以特异性地与 VEGF 相结合，抑制 VEGF 作用。重组人源性 VEGF 单克隆抗体 avastin 是其中的代表性药物。③VEGF Trap 是一种血管生成抑制剂，是将人 VEGFR - 1 和 VEGFR - 2 的细胞外区一部分融合到人免疫球蛋白 G 的 Fc 片段上而构成，因此它能与循环中的 VEGF 结合。VEGF Trap 作为一种引诱蛋白质，能够防止 VEGF 结合到人体中的天然受体 VEGFR - 1 和 VEGFR - 2 上[9]。它与循环中 VEGF 的亲和力比 VEGF 单克隆抗体与 VEGF 的亲和力高 100 ~ 1 000 倍。④阻断 VEGF 及其受体的相互作用，如针对 VEGFR 的单克隆抗体可与游离 VEGF 竞争结合位点，减少其与 VEGF 的结合；VEGF 受体的反义核苷酸可抑制 VEGF 受体表达，从而阻断 VEGF 的信号转导通路。抗 VEGFR 抗体可同 VEGF 竞争性地与 VEGFR 细胞外的 Ig 区结合，阻断下游的信号转导。目前这方面的研究还处于动物试验阶段，但近年来报道日趋增多。Klement 等用长春瑞滨或 DC101（抗 VEGFR - 2 抗体）治疗移植了恶性胶质细胞瘤的 SCID 小鼠，发现两者都可以使肿瘤缩小（分别缩小 41% 和 47%），而两者联合则可以进一步使肿瘤缩小 65%。⑤利用小分子药物特异性干扰 VEGFR 的酪氨酸激酶功能，代表性药物有 vatalanib 及 semaxinib。⑥其他酪氨酸激酶受体的小分子抑制物也可影响 VEGFR 的功能，酪氨酸激酶抑制剂可以抑制 VEGFR 细胞内的酪氨酸激酶区，使下游的信号转导终止，如凡德他尼、SU6668 及舒尼替尼（sunitinib）等[10]。

上述抗肿瘤血管生成的治疗策略如图 1 - 1 所示。

The endothelial cell receptor-tyrosine kinases, VEGF receptor - 2 (VEGF - R2) and Tie - 2, and their ligands, vascular endothelial growth factor (VEGF) and angiopoietins 1 and 2, respectively, play key roles in tumor angiogenesis. Several studies suggest that the VEGF receptor pathway and the Tie - 2 pathway are independent and essential mediators of angiogenesis, leading to the hypothesis that simultaneous interference with both pathways should result in additive effects on tumor growth. In this study, a human melanoma xenograft model (M21) was used to analyze the effects of simultaneous intradiabody depletion of vascular endothelial growth receptor - R2 and Tie - 2 on tumor angiogenesis and tumor xenograft growth. The intradiabodies were expressed from recombinant adenovirus delivered through subtumoral injection. Blockade of both VEGF - R2 and

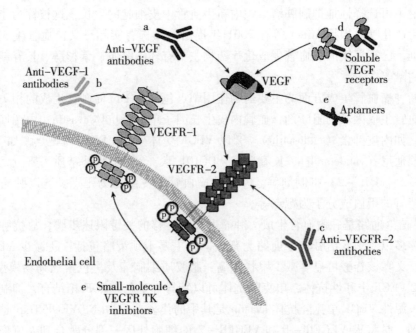

图 1-1 针对 VEGF、VEGFR 的抗肿瘤血管生成治疗策略

引自：Ferrara N., Kerbel R. S. Angiogenesis as a therapeutic target. *Nature*, 2005, 438 (7070): 967-974.

Tie-2 pathways simultaneously or the VEGF receptor pathway alone resulted in a significant inhibition of tumor growth and tumor angiogenesis (92.2% and 74.4%, respectively). In addition, immunohistochemical staining of intradiabody treated tumors demonstrated a decreased number of tumor-associated blood vessels versus control treatment. Previous studies with intradiabodies had demonstrated that the Tie-2 receptor pathway was essential for tumor growth. The simultaneous blockade of the VEGF and Tie-2 pathways resulted in effective inhibition of tumor growth and demonstrated the potential of simultaneous targeting of multiple pathways as a therapeutic strategy[11].

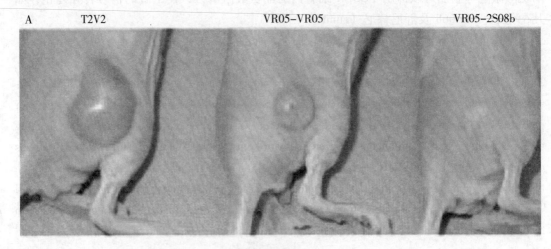

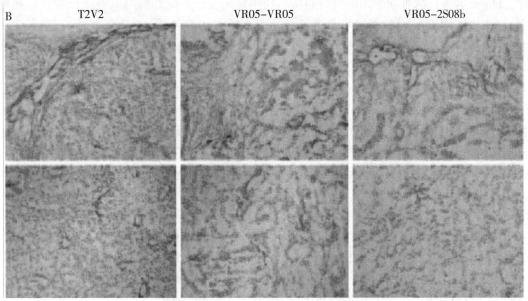

图 1 - 2　Vascularization of transplanted tumors

引自：Nina MP, Christoph R, Carlos F. Phenotypic knockout of VEGF - R2 and Tie - 2 with an intra-diabody reduces tumor growth and angiogenesis in vivo. *PNAS*, 2005, 102 (23): 8293 - 8298.

（A）Tumor vascularization for one mouse from each treatment group. Shown are the tumor treated with control intradiabody T2V2 (Left), tumor treated with intradiabody against VEGF - R2 alone (VR05 - VR05) (Center), and tumor treated with intradiabody against VEGF - R2_ Tie - 2 (VR05 - 2S08b) (Right). （B）Cryostat sections of tumors grown from M21 xenographed mice were stained for the mouse endothelial marker CD31. Control T2V2 - treated tumors developed a peritumorhypervasculature border zone (Upper Left) and luxuriant intratumor vasculature (Lower Left). In contrast, tumors treated with the intradiabody against VEGF - R2_ Tie - 2 possessed a sparse vasculature (Lower Right) with markedly decreased vascularization in the border zone (Upper Right). Also shown are the peritumor border zone (Upper Center) and intratumoral vasculature (Lower Center) of mice treated with the intradiabody against VEGF - R2.

抗肿瘤血管生成治疗的优点有：①容易靶向血管，血管内皮细胞全部暴露在血液中，是药物经静脉途径首先到达的部位，药物不需渗透就能直接发挥作用，药量少而高效；②对化疗、放疗具有增效作用，抗肿瘤血管生成治疗通过降低肿瘤间质压力而增加了化疗药物进入肿瘤的几率，通过改善肿瘤组织的泛氧状态而提高对放疗的敏感性；③避免肿瘤细胞的耐药性；④具有相对的肿瘤血管特异性，毒副反应小；⑤具有广谱性和广泛适用性。[12]

（三）抗肿瘤血管生成治疗的基础与临床研究

1. 肝癌的抗血管生成治疗

索拉非尼是靶向于 C - Raf, B - Raf1, VEGFR - 2, VEGFR - 3, PDGFR - β, c - kit, FLT - 3 的小分子酪氨酸激酶抑制剂，主要用于阻断由于 Ras 基因突变所激活的 Raf/MEK/ERK 通路，从而达到抗肿瘤效果。索拉非尼用于晚期肾癌的二线治疗和晚期肝癌的一线治

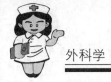

疗。Llovet 等进行的Ⅲ期临床随机对照试验结果显示，针对晚期肝细胞癌或原发性肝癌患者，与安慰剂相比，索拉非尼可显著延长总生存期（10.7 个月 VS 7.9 个月），至有症状肿瘤进展时间两组差异无显著性（4.1 个月 VS 4.9 个月，$P = 0.77$），至放射学肿瘤进展时间两组差异显著（5.5 个月 VS 2.8 个月，$P < 0.001$）。

2008 年 7 月 8 日，继肾癌适应证正式获批上市不到两年，索拉非尼（多吉美）又经快速审批通道获得中国食品药品监督管理局（SFDA）批准，用于治疗无法手术或远处转移的肝细胞癌（HCC）。2008 年 7 月 24—27 日，拜耳医药保健有限公司分别在郑州、上海、广州和北京隆重召开了多吉美肝癌中国上市会。2008 年，NCCN 指南推荐多吉美作为晚期 HCC 的标准治疗药物。既往进行的有关晚期 HCC 全身化疗、抗雄激素治疗、干扰素治疗等Ⅱ、Ⅲ期临床研究均未得到令人满意的结果。为此研究者转变了思路，将治疗目标锁定在 HCC 肿瘤形成过程中的信号转导通路上，并以对抗肿瘤血管生成和肿瘤细胞增殖为主要目标。在靶向药物治疗 HCC 的临床研究中，多吉美以其卓越的疗效脱颖而出。多吉美既可通过抑制血管内皮生长因子受体（VEGFR）和血小板衍生生长因子受体（PDG-FR）阻断肿瘤血管生成，又可通过阻断 Raf/MEK/ERK 信号转导通路抑制肿瘤细胞增殖，从而发挥双重抑制、多靶点阻断的抗 HCC 作用。

纳米金（gold nanoparticles 或 nanogold）是利用化学和物理方法合成的直径为 1 ~ 100 nm 的金纳米颗粒。纳米金通过与 VEGF 肝素结合位点结合抑制血管生成[13~14]。VEGF 有多种异构体，包括 VEGF121、VEGF145、VEGF165、VEGF189 和 VEGF206 等。其中 VEGF165 有肝素结合位点，而 bFGF 也有肝素结合位点，这是它们能够与受体结合发挥信号转导作用的重要结构域。①纳米金能够阻止具有肝素结合位点的某些细胞生长因子，如 bFGF 和 VEGF165，与它们的受体结合，抑制胞膜受体 VEGFR2、FGFR 的磷酸化，从而阻止这些生长因子的信号转导，达到抑制血管内皮细胞增殖的目的，并抑制肿瘤血管生成；但是，由于 VEGF121 和表皮生长因子（EGF）缺乏肝素结合位点，纳米金不能发挥作用。研究结果均证明了上述观点[13~16]。②抑制细胞内钙离子的释放。③抑制 VEGF165 诱导的人脐静脉肉皮细胞（HUVECs）迁移。④抑制 RhoA 的活性。此外，通过纳米金的修饰基团可获得对肿瘤细胞的靶向性，纳米金作为载体携带抗肿瘤药物聚集于肿瘤细胞发挥抗肿瘤作用[17]，不同直径的金纳米颗粒具有吸收近红外线发热的特点，通过光热疗法杀灭肿瘤细胞。用 PEG 包裹纳米金携带 TNF - α 的Ⅱ期临床实验表明，病人能耐受 20 倍常规 TNF - α 剂量；以纳米金制成的 Verigene 试剂用于临床基因诊断已得到 FDA 的批准[18]。

纳米金能够与具有肝素结合位点的 VEGF165 和 bFGF 结合，抑制了 VEGF165 和 bFGF 与各自受体结合，阻止了它们的信号转导，也就抑制了血管内皮细胞增殖。由于纳米金具有表面吸附作用，蛋白质分子可以牢固地结合在金颗粒表面，这种结合是一种非特异的化学键结合。Bourg MC 等用 XPS（电子能量光谱）分析方法证明了金与 VEGF165 的直接结合，是通过肝素结合位点上的硫原子和/或氮原子作用。

2. 乳腺癌的抗血管生成治疗

一个针对 43 个独立研究机构研究结果进行的 meta 分析发现：乳腺癌肿瘤的高微血管密度与乳腺癌患者的生存时间密切相关，特别是对于淋巴结阴性的病例。人内皮抑素（endostatin）用于乳腺癌的抗血管生成治疗已经进入Ⅲ期临床。

另一个Ⅲ期临床试验中，贝伐单抗联合卡培他滨与单药卡培他滨对照组比较，有效率

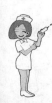

显著提高（19.8% VS 9.1%），但中位无进展生存时间（4.86 个月 VS 4.17 个月）和总生存时间（15.1 个月 VS 14.5 个月）试验组与对照组并无显著差异。贝伐单抗与紫杉类药物联合用于晚期乳腺癌患者的一线治疗的临床研究均获得了令人振奋的结果，最具代表意义的是 E2100 和 AVADO 临床试验。E2100 研究组将 722 例晚期乳腺癌患者随机分为紫杉醇联合贝伐单抗和紫杉醇单药治疗，联合用药组与单药组相比显著延长无进展生存时间（11.8 个月 VS 5.9 个月，P < 0.001），同时提高客观缓解率（36.9% VS 21.2%，P < 0.001），但总生存时间无明显改善[19]。

3. 胃肠道肿瘤的抗血管生成治疗

贝伐单抗在胃肠道肿瘤中的临床应用。贝伐单抗是通过基因工程将鼠抗原结合区与人 IgG1 稳定区相结合的针对 VEGF – A 的人源化单克隆抗体。Hruwitz 等的研究具有里程碑式的重要意义，不仅因为标准细胞毒治疗加上贝伐单抗带来了临床益处，而且因为它证实了在实验中提出的血管生成概念。抗 VEGF 治疗给 CRC 病人带来了临床益处。Avastin（bevacizumab）是 Genentech 公司开发的抗 VEGF 单抗，2004 年美国 FDA 第一个批准上市具有靶向抑制肿瘤血管生成的药物。早期大约有 800 名结肠直肠癌病人参与了 Avastin 的临床测试，证实在标准化疗之外再服用 Avastin 的病人比那些只接受化疗的病人，其生存机会高出一半，平均寿命延长约 5 个月。索拉非尼治疗转移性结直肠癌 mRCC 显示中位 OS 明显延长（17.8 个月 VS 14.3 个月，P = 0.029），并且高表达 VEGF 的病人获益更加明显。但另外一项索拉非尼联合卡铂、紫杉醇治疗 NSCLC 的临床试验却表明，与单纯化疗组相比，联合治疗组并无明显获益，不推荐上述方案进行临床应用。索拉非尼常用剂量为 400 mg/d，口服，隔日 1 次，持续 3 ~ 6 个月。

The development of additional effective forms of cytotoxic chemotherapy for colorectal cancer has been paralleled by the emergence of monoclonal antibodies against proteins that are thought to be important in the proliferation of malignant cells. Bevacizumab, a monoclonal antibody against the vascular endothelial growth factor (VEGF), is an anti-angiogenesis agent. The addition of bevacizumab to irinotecan-containing or oxaliplatin-containing combinations has improved outcomes in metastatic colorectal cancer. The negative effect of combining anti-VEGF and anti-EGFR monoclonal antibodies seems to occur when the two antibodies are administered with chemotherapy programs that contain either oxaliplatin or irinotecan. The negative effect cannot be attributed to limited treatment intensity due to adverse events, since tolerance of the treatment was indistinguishable in the two groups in the study by Tol et al[20].

4. 肿瘤微血管构筑表型异质性[21]

肿瘤间质中新生微血管的密度、形态、结构（组成）及其随肿瘤演进在瘤组织内的三维分布可统称为"肿瘤微血管构筑表型"（tumor microvascular archi tecture phenotype, T – MAP）。

肿瘤血管生成不仅与成年正常组织（如卵巢黄体形成）和创伤愈合中的血管生成有明显不同，而且与慢性炎症血管生成也存在差别，这种差异性包括新生血管结构的成熟度、血供特性、形态、内皮细胞增殖活性和基底膜特点、内皮细胞的分子遗传学改变、构筑异质性、启动细胞和因子、血管形成参与情况、淋巴管生成情况、血管生成相关性病变及结局等。有些作者将这类差异性称为"肿瘤血管异质性"。实际上，肿瘤血管异质性不仅表

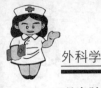

现为肿瘤血管与非肿瘤新生血管的差异性，还应表现为不同肿瘤之间、同种肿瘤不同个体之间、同一肿瘤不同区域和发生与演进阶段之间的血管差异性。

肿瘤微血管具有结构紊乱和功能不全的特性。一般认为，肿瘤的血管具有多样性但缺乏特异性。这是肿瘤病理诊断与鉴别诊断时一般不重视血管的主要原因。实际上，不同肿瘤的间质血管具有一定特点，在同类型肿瘤不同分化演进阶段，肿瘤血管常呈现相对特征的表现。人们对肿瘤演进的研究更多地注意瘤细胞异型性和异质性，对肿瘤血管生成只是集中于研究血管生成因子调控作用和微血管密度的临床意义，而对于经常观察到的肿瘤微血管异质性及其意义缺乏充分认识，在分子机制方面更是缺乏深入研究。

有研究者注意到了肿瘤的微血管构筑，发现它在癌前病变与癌之间、原发瘤与转移瘤之间存在差异；另外，抗癌药治疗的过程对微血管构筑也有明显影响，提示后者在肿瘤学上有重要意义。

二、抗肿瘤血管生成研究中有待解决的主要问题

第一，肿瘤的血管生成是一个涉及多种细胞、多种生物因子和多个环节的病理生理过程。在此过程中，细胞—细胞、细胞—因子、因子—因子相互作用、相互调控，构成一个复杂的生长调控网络。因此，干扰肿瘤血管生成的任何一个单一因子或阻断肿瘤血管生成过程的任何一个环节，仅能维持短暂治疗效应。一旦机体代偿机制完成，肿瘤细胞可绕过被抑制的信号转导通路而循其他替代途径，继续维持血管生成和肿瘤快速生长。

第二，肿瘤的血管生成所涉及的分子机制可能因肿瘤细胞的性质、类型、起源和定位的不同而表现出明显的差异，该过程充斥诸多随机因素，包括信号转导和效应分子在数量和功能上的不断变化，各类癌基因及抑癌基因在基因型和表型上的差异等。因此，无论采用非特异的抗血管生成药物还是采用特异的抗肿瘤血管生成药物，可能都难以对所有类型的肿瘤有效。因此，在抗肿瘤血管生成研究中需要考虑肿瘤的个性化问题。

第三，虽然肿瘤的血管生成具有许多特殊性，但是肿瘤的血管生成与生理情况或组织损伤修复过程中的血管生成存在某些共同的因素和环节。然而，目前抗肿瘤血管生成治疗药物所选择的目标大多数还不是肿瘤血管生成特异表型，这些治疗药物的长期应用可能会影响生理情况或组织损伤修复过程中的血管生成。因此，寻找肿瘤血管生成的特异靶点、发展肿瘤血管特异的抗血管生成药物是今后的重点研究方向。

第四，肿瘤的血管生成机制在一个未血管化的肿瘤和一个已经血管化的肿瘤中可能是不同的。临床上所遇到的绝大多数肿瘤病人是后一种情况。目前抗肿瘤血管生成治疗在实验动物身上大多获得了很好的效果，而在临床肿瘤病人身上却疗效甚微，只能作为肿瘤的辅助治疗方法。其主要原因是：在动物实验中，抗肿瘤血管生成药物主要针对的是尚未血管化的肿瘤，而对临床病人，抗肿瘤血管生成药物所针对的大都是已经血管化的肿瘤。

在抑制单一信号转导通路的靶向治疗策略之外，寻找更为合理、高效的分子药物靶点，尤其是以与血管生成相关的转录因子作为新型抗肿瘤血管生成的研究是该领域的另一热点[10]。

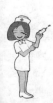

第三节　研究展望

1. 抗血管生成治疗与转移关系

有人认为，抗血管生成治疗仍未达到预期效果，可能是因为抗血管生成药物与转移的增多有潜在联系。然而许多研究结果显示，VEGF 通路抑制可使转移减少，而且涉及众多不同抗血管生成治疗的大规模临床试验结果也未证实此类治疗使检出的转移增多。

尽管抗血管生成治疗与转移增多的机制仍不清楚，但缺氧在诱发转移增多中可能起重要作用。众多分子与侵袭能力的提高相关，包括 HIF1 - α 及其靶点 Met。对抗血管生成治疗与转移关系的进一步研究，会促进其他潜在药物靶点的发现[22]。

2. 抗肿瘤血管生成使肿瘤血管正常化[3]

传统观点认为，抗肿瘤血管生成治疗通过引起肿瘤缺血缺氧而饿死肿瘤，然而，抗血管生成药物使肿瘤血管严重退化，可阻碍药物和氧的传输而拮抗化疗和放疗的抗瘤效果。这与抗血管生成联合放疗和化疗能提高疗效的事实相矛盾。

2001 年，Jain 提出了一个有悖于传统的观点：合理地运用抗血管生成药物可以使原来扭曲异常的肿瘤血管趋于正常，更有效地输送氧和药物到肿瘤细胞，提高化疗和放疗的效果。临床前研究和临床研究证实，抗血管生成治疗能引起肿瘤血管和肿瘤微环境的正常化。抗血管生成治疗后能产生一个特定的"时间窗"，这时肿瘤血管出现短暂的正常化，与放化疗联合治疗产生协同作用。抗血管生成药物能在肿瘤血管严重退化之前，通过修剪不成熟的血管和强化残留的血管，提高残留血管的完整性和功能性，使血管网的结构趋于正常。

正常化的肿瘤血管表现为分布更均匀，血管密度下降，不易渗漏，不迂曲，不膨胀，基底膜更均匀，周细胞覆盖范围更广，类似于正常血管结构。肿瘤血管结构和功能的正常化，改善了肿瘤的微环境，也提高了瘤内氧分压。Winkler 等用 DC101 联合放射治疗神经胶质瘤荷瘤裸鼠，DC101 治疗后的第 4~6 天给予放射治疗，两者联合治疗产生了协同效应。抗血管治疗使肿瘤血管正常化，改善了由于血管异常分布造成的化疗耐药和局部乏氧诱导的放疗耐受，从而提高了综合治疗效果。

基于肿瘤血管正常化的临床前研究的成功，Jain 等开展了两个临床试验，同样发现了抗血管生成治疗使人类肿瘤血管和微环境的结构和功能正常化的存在。目前这两项研究还在进行当中。贝伐单抗除了能直接抗血管生成外，还能使肿瘤血管正常化。Willett 等对局部晚期的直肠癌患者进行了术前新辅助放化疗的 I 期临床扩大试验。治疗方案为贝伐单抗（5 mg/kg，每两周一次）1 周期后，再联合 5 - FU 方案与放疗治疗 3 个周期，7~9 周后进行手术。这个试验利用影像学技术（CT 灌注成像技术、PET）检测血循环中的内皮祖/干细胞和内皮细胞、血浆中的 VEGF 等血管生成因子、组织 IFP，来评价个体的疗效。结果发现，术前肿瘤明显缩小，肉眼未见肿瘤。贝伐单抗能够修剪肿瘤血管，使残留的肿瘤血管在结构和功能上正常化。贝伐单抗治疗后第 12 天肿瘤血容量、血管密度下降，周细胞覆盖血管的比率增加，IFP 降低。放射性示踪剂的摄取却没有同时下降而相当于正常水平，这提示残留的正常化的血管能更有效地输送药物到肿瘤实质。

Solid tumors account for more than 85% of cancer mortality. Because cancer cells in these

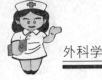

tumors require access to blood vessels for growth and metastasis, inhibiting vessel formation offers hope for reducing the mortality and morbidity from these tumors. When administered as single agents, antiangiogenic drugs have produced modest objective responses in clinical trials, but overall they have not yielded longterm survival benefits. In contrast, when given in combination with chemotherapy, bevacizumab, an antibody targeted against the potent angiogenic molecule vascular endothelial growth factor (VEGF), produced an unprecedented increase in survival (5 months) in colorectal cancer patients. These clinical data support the earlier predictions of Teicher, who postulated that combined administration of antiangiogenic and cytotoxic (chemo and radiation) therapies would yield maximal benefit because such combinations would destroy two separate compartments of tumors—cancer cells and endothelial cells. Cytotoxic agents would kill cancer cells directly, and antiangiogenic agents would kill cancer cells indirectly by depriving them of nutrients. Emerging data suggest that chemotherapy and radiation therapy may also have antiangiogenic effects, directly damaging or killing tumor endothelial cells, bone marrow-derived cells (e.g., endothelial progenitor cells), and/or circulating endothelial cells, and thus enhancing the indirect killing of cancer cells. Furthermore, cancer cells may express receptors for angiogenic growth factors (e.g., VEGFR1 or VEGFR2), and thus antiangiogenic drugs (e.g., antibody to VEGF) could lead to the direct killing of cancer cells by interfering with survival pathways and/or enhancing sensitivity to other treatments. All of these mechanisms imply that an antiangiogenic agent would always augment the response to radiation or chemotherapy.

Can Blocking VEGF Signaling Normalize Tumor Vessels?

Of all the known angiogenic molecules, VEGF (also referred to as VEGF – A) appears the most critical. VEGF promotes the survival and proliferation of endothelial cells, increases the display of adhesion molecules on these cells, and increases vascular permeability. VEGF is overexpressed in the majority of solid tumors. Thus, if one were to judiciously down-regulate VEGF signaling in tumors, then the vasculature might revert back to a more "normal" state. Indeed, blockade of VEGF signaling passively prunes the immature and leaky vessels of transplanted tumors in mice and actively remodels the remaining vasculature so that it more closely resembles the normal vasculature. This "normalized" vasculature is characterized by less leaky, less dilated, and less tortuous vessels with a more normal basement membrane and greater coverage by pericytes. These morphological changes are accompanied by functional changes—decreased interstitial fluid pressure, increased tumor oxygenation, and improved penetration of drugs in these tumors[5].

抗肿瘤血管生成使血管正常化的机制还未十分明确，目前研究主要集中在以下几个方面：

（1）单一阻断血管生成的主要信号通路。大多数实体肿瘤均存在 VEGF 的过度表达。因此，如果能够下调肿瘤中的 VEGF/VEGFR 信号通路，血管系统可能会恢复比较"正常"的状态。Winkler F. 等[23]研究发现，DC101（抗 VEGFR2 抗体）抑制 VEGFR2 的信号转导，使肿瘤血管正常化，是通过 Ang－1 的上调和基质金属蛋白酶（MMP）的激活来实现的。DC101 短暂地激活 Ang－1/Tie2 通路，上调 Ang－1 的表达，增加周细胞募集到肿瘤血管，使肿瘤血管直径下降，并能通过基质金属蛋白酶的激活降低基底膜的病理性增厚。

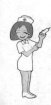

Ang-1 上调并使肿瘤内间质压力和渗透性下降，血管更加成熟和正常化[23~24]。

（2）多靶点阻断多条血管生成信号通路使血管正常化。由于促血管生成因子种类、数量多，信号转导通路复杂，相互有交叉，只考虑单靶点抗血管生成还不够，因此多种抗血管生成药物的"鸡尾酒"（cocktail）疗法可能更为有效[25]。在种植了人类结肠癌和胶质细胞瘤的小鼠身上，应用贝伐单抗阻断 VEGF 和 DC101 阻断 VEGFR2 信号通路，可截除未成熟和渗漏的血管，重塑剩余血管结构，使之与正常血管结构更相似[23]。

对 Herceptin 抗血管生成疗效的研究发现[25]，早期的乳腺癌血管生成只需要 VEGF，而后期，肿瘤内的血管生成由更多的因子控制，如 FGF、TGF-β、PlGF 等。乳腺癌后期通过改变新生血管的血管生成因子来逃避抗 VEGF 治疗。Batchelor T. T. 等[26]发现，AZD2171 是一种 VEGFR 酪氨酸激酶小分子抑制剂，治疗后肿瘤的进展与 bFGF 增加是相关的，治疗中断后肿瘤进展和血清 bFGF 水平增加仍是相关的。虽然这两篇论文注意到 VEGF、bFGF 在血管生成不同阶段的重要性，但是，没有进行"鸡尾酒"疗法阻断 VEGF、bFGF 等信号通路的深入研究。

令人感兴趣的是，一氧化氮（NO）介导多种血管生成因子的功能，如 VEGF、Ang-1，也能诱导内源性血管生成因子如 VEGF、bFGF 的表达。在神经胶质母细胞荷瘤鼠模型中，通过神经元型一氧化氮合酶（NOS1）靶序列的短发夹 RNA 沉默 NOS1 基因或抑制肿瘤细胞 NOS1 的方法消除其产生的 NO，产生跨血管的 NO 梯度，可使肿瘤血管正常化[27]。用 RNA 沉默 NOS1 基因方法实际上同时阻断了 VEGF、bFGF 的信号转导。

（3）抗肿瘤血管生成使血管正常化并联合放化疗。抗血管生成治疗后能产生一个特定的"时间窗"（normalization window），这时肿瘤血管出现短暂的正常化，此时与放化疗联合治疗能产生协同作用。Tong R. T. 等[28]比较了 DC101、γ 射线放疗及两者联合使用对神经胶质母细胞荷瘤鼠的作用，结果发现在 DC101 处理后 4~6 天产生了正常化时间窗，这时与放疗联合产生了最佳效果。Willett C. G. 等[29]对直肠癌患者进行贝伐单抗治疗 1 周期后，再联合 5-FU 与放疗。结果发现，贝伐单抗能够修剪肿瘤血管，使残留的肿瘤血管在结构和功能上正常化，更有效输送化疗药物到肿瘤实质，增强疗效。

（潘运龙）

参考文献：

［1］Ferrara N., Kerbel R. S. Angiogenesis as a therapeutic target. *Nature*, 2005, 438 (7070)：967-974.

［2］陈珊，金伟，闵平等. 血管内皮生长因子家族及其受体与肿瘤血管生成研究进展. 生命科学，2004，16（1）：19~23.

［3］彭芳，陈明. 抗血管生成和肿瘤血管正常化的研究进展. 中国肺癌杂志，2009，12（7）：799~805.

［4］Jain R. K. Normalizing tumor vasculature with anti-angiogenic therapy：A new paradigm for combination therapy. *Nature medicine*, 2001, 7（9）：987-989.

［5］Jain R. K. Normalization of tumor vasculature：An emerging concept in antiangiogenic therapy. *Science*, 2005, 307（5706）：58-62.

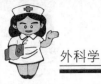
［6］ Folkman J. Tumor angiogenesis：Therapeutic implication. *N Engl J Med*，1971，285（21）：1182－1186.

［7］ 王继，周洪伟. 肿瘤血管生成抑制剂的研究进展. 局解手术学杂志，2005，14（5）：343～344.

［8］ Robert J.，Mayer M. D. Two steps forward in the treatment of colorectal cancer. *The New England Journal of Medicine*，2004，350（23）：2406－2408.

［9］ 张海梁，叶定伟. 抗肿瘤血管靶向药物的研究进展. 中国癌症杂志，2009，19（6）：401～405.

［10］ 张俊，谢克平，朱正纲等. 抗肿瘤血管生成治疗的瞻望. 内科理论与实践，2009，4（1）：7～10.

［11］ Nina M. P.，Christoph R.，Carlos F. Phenotypic knockout of VEGF－R2 and Tie－2 with an intradiabody reduces tumor growth and angiogenesis in vivo. *PNAS*，2005，102（23）：8293－8298.

［12］ 庄秀芬，张幸平. 乳腺癌抗血管生成治疗研究进展. 中华内分泌外科杂志，2009，3（1）：51～53.

［13］ Mukherjee P.，Bhattacharya R.，Wang P.，et al. Antiangiogenic properties of gold nanoparticles. *Clinical Cancer Research*，2005，11（9）：3530－3534.

［14］ 潘运龙，覃莉，蔡继业等. 纳米金抑制血管内皮细胞增殖的分子机制. 中华实验外科杂志，2008，25（11）：1421～1423.

［15］ 潘运龙，邱思远，覃莉等. 纳米金抑制裸鼠肝癌血管生成及肝癌生长. 中华医学杂志，2009，89（12）：800～804.

［16］ 潘运龙，邱思远，孙加升等. 纳米金阻断 VEGF165 信号转导并抑制裸鼠肝癌血管生成. 中国肿瘤临床，2009，36（5）：287～290.

［17］ Melancon M. P，Lu W.，Yang Z.，et al. In vitro and in vivo targeting of hollow gold nanoshells directed at epidermal growth factor receptor for photothermal ablation therapy. *Molecular Cancer Therapy*，2008，7（6）：1730－1739.

［18］ Kim B. Y. S，Rutka J. T，Chan W. C. W. Nanomedicine. *The New England Journal of Medicine*，2010，363（25）：2434－2443.

［19］ 武渊，唐金海，孙蔚莉. 乳腺癌抗血管生成治疗的研究进展. 临床肿瘤学杂志，2010，15（5）：465～471.

［20］ Robert J.，Mayer M. D. Targeted therapy for advanced colorectal cancer —more is not always better. *The New England Journal of Medicine*，2009，360（6）：623－624.

［21］ 卞修武. 对肿瘤血管生成研究之肿瘤微血管构筑表型异质性的思考. 中华病理学杂志，2006，35（3）：129～131.

［22］ Ebos J. M.，Lee C. R.，Cruz－Munoz W.，et al. Accelerated metastasis after short-term treatment with a potent inhibitor of tumor angiogenesis. *Cancer Cell*，2009，15（3）：232－239.

［23］ Winkler F.，Kozin S. V.，Tong R. T.，et al. Kinetics of vascular normalization by VEGFR2 blockade governs brain tumor response to radiation：Role of oxygenation，angiopoietin－

1, and matrix metal proteinases. *Cancer Cell*, 2004, 6 (6): 553 – 563.

[24] Cook K. M., Figg W. D. Angiogenesis inhibitors: Current strategies and future prospects. *CA: A Cancer Journal for Clinicians*, 2010, 60 (4): 222 – 243.

[25] Izumi Y., Xu L., Tomaso E. D., et al. Herceptin acts as an anti-angiogenic cocktail. *Nature*, 2002, 416: 279 – 280.

[26] Batchelor T. T., Sorensen A. G., Tomaso E., et al. AZD2171, a pan – VEGF receptor tyrosine kinase inhibitor, normalizes tumor vasculature and alleviates edema in glioblastoma patients. *Cancer Cell*, 2007, 11 (1): 83 – 95.

[27] Kashiwagi S., Tsukada K., Xu L., et al. Perivascular nitric oxide gradients normalize tumor vasculature. *Nature Medicine*, 2008, 14 (3): 255 – 257.

[28] Tong R. T., Boucher Y., Kozin S. V., et al. Vascular normalization by vascular endothelial growth factor receptor 2 blockade induces a pressure gradient across the vasculature and improves drug penetration in tumors. *Cancer Research*, 2004, 64 (11): 3731 – 3736.

[29] Willett C. G., Boucher Y., di Tomaso E., et al. Direct evidence that the VEGF – specific antibody bevacizumab has antivascular effects in human rectal cancer. *Nature Medicine*, 2004, 10 (2): 145 – 147.

第二章　外科病人的代谢和临床营养治疗

第一节　人体的基本营养代谢

正常人体所需的营养素有碳水化合物、脂肪、蛋白质、水、电解质、微量元素和维生素。在实施肠外营养（parenteral nutrition，PN）治疗前必须明确人体正常营养需要。

一、成人的正常营养需要

人体在不同状态下对营养物质的需求不一。正常人根据饥饱感觉决定进食或停止摄食。疾病状态下则不同，因手术、创伤后的发热、疼痛、恐惧及神经内分泌变化等一系列因素，食欲、味觉和消化功能都受到不同程度的抑制，患者多不思食，此时，应根据生理需要，参考病情，计算并提供营养物质。对一些特殊疾病患者，如肝昏迷者或肾衰竭者等，则应根据其代谢特点提供合适的营养物质。

（一）正常人体能量的需求

机体可利用的能源物质有碳水化合物、脂肪和蛋白质。碳水化合物和脂肪是机体所需能量的主要来源，占总热量消耗的80%～85%，称为非蛋白质能源；其余由蛋白质提供。这些能源物质一方面来自机体储备，另一方面来自摄入的外源性营养物质。

1. 能量的计算

一般情况下，最简易的估计方法是按 105～125 kJ（25～30 kcal）／（kg·d）计算。较经典的测算方法是按 Harris－Bene－dict（简称 HB）公式计算基础能量消耗值（basal energy expenditure，BEE），又称基础代谢率（basal metabolic rate，BMR），所得值的单位为 kcal/d，可按 1 kcal = 4.18 kJ 换算成 kJ/d。

男：BEE（kcal/d）= 66.473 0 + 13.751 3W + 5.003 3 H － 6.775 0 A
女：BEE（kcal/d）= 65.095 5 + 9.563 4W + 1.849 6 H － 4.675 6 A

其中，W：体重，kg；H：身高，cm；A：年龄，岁。

按 HB 公式计算所得的 BEE 是指人体处于安静状态，不受活动、环境温度、食物及精神因素等影响时的能量代谢率，不能代表各种临床状态下病人的能量消耗。近年来多数研究结果表明其结果较我国正常成人实际测量值高出了10%左右，因此，在估计成人的正常能量消耗时需要注意。

2. 碳水化合物需要量

碳水化合物所提供的能量占总能量的50%～60%，占非蛋白质能量的35%～70%。可供人体代谢的碳水化合物包括单糖类（葡萄糖、果糖）、双糖类（麦芽糖）及醇类（山梨醇、木糖醇、乙醇、甘油）。其中，较易获取、最符合人体生理需求和代谢利用的是葡萄糖。但过量提供葡萄糖可导致脂肪肝。胰岛素分泌不足、应激状态或糖尿病病人在应用葡萄糖作为能量来源时，需加用外源性胰岛素，比例为4～10 g 葡萄糖：1 单位胰岛素；同

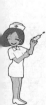

时应根据血糖、尿糖监测结果调整比例。

3. 脂肪需要量

脂类是脂肪和类脂的总称，不溶于水。体内脂肪主要靠外界摄入，或从葡萄糖等转化而来。脂肪的营养价值主要是供能和提供必需脂肪酸。脂肪所提供的能量占总能量的25%~35%，占非蛋白质能量的30%~50%。脂肪的特点是能量密度高，成人每天可承受2 g/kg以下的脂肪，当提供量过多或存在脂肪代谢障碍时，可致高脂血症或脂肪超载综合征。

（二）蛋白质需要量

蛋白质所供能量占总能量的15%~20%，事实上，蛋白质的供能作用是次要的，它的主要功能是作为氮源，是组织细胞生长、更新、修复和系列生物活动所需的物质基础。正常人的蛋白质需要量为0.8~1.0 g/（kg·d），相当于氮量0.15 g/（kg·d）。应激状态、较大手术、创伤后，机体对蛋白质的需要量增加，可达2 g/（kg·d）或更高。但非蛋白热量与氮量的比例一般应保持在（100~150）:1。

氨基酸是蛋白质的基本单位，外源性蛋白质必须先分解为氨基酸，再合成为自身的蛋白质，而体内已有的蛋白质又不断地分解进行更新。由此可见，氨基酸是供给机体最直接、最有效的氮源。静脉内给予的氮应由氨基酸提供，它比蛋白质供氮更合理，因为它可直接参与合成代谢，快而有效，且无异性蛋白的副作用。

蛋白质由20种氨基酸组成，其中8种为必需氨基酸，其余为非必需氨基酸。必需氨基酸不能在体内自行合成，须由外界提供，非必需氨基酸能在体内合成。两类氨基酸比例合适时，才能被有效利用。必需氨基酸与非必需氨基酸的合适比例为1:（1~3）。

但在肝肾功能严重受损时，对蛋白质的利用能力下降，应适当减少供给量，并有所选择。肝功能衰竭时应控制芳香族氨基酸，增加支链氨基酸摄入量，而急性肾衰竭时，应多提供必需氨基酸。

（三）水、电解质需要量

水和电解质在无额外丢失的情况下，可按正常需要量提供。在某些病理状况下，需视病情和检测结果随时调整补给量。

（四）维生素需要量

维生素在机体生长发育、物质代谢和调节生理功能方面起重要作用，均为外源性供给。维生素包括水溶性和脂溶性两大类。水溶性维生素在体内无储备，接受PN的患者容易缺乏，应常规补充。脂溶性维生素在体内有一定储备，长期、持续过量提供可致蓄积中毒，故短期禁食者可暂不提供。

（五）微量元素需要量

人体需要的主要微量元素有9种，分别为铁、锌、氟、铜、硒、锰、钼、碘及铬。微量元素通常从食物或各种输液中摄取，但长期禁食或接受PN者可能出现某些元素缺乏，故应适量补充。

二、蛋白质、碳水化合物和脂肪的代谢与作用

不同途径摄入的营养物质在体内的代谢、吸收过程不完全一致，熟悉这一点将有助于更合理地选择应用肠外营养治疗。

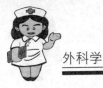

（一）蛋白质的代谢与利用

体内蛋白质（氨基酸）的来源有 3 条途径：外源性摄入，约 70 g/d；体内组织分解后参与再循环的内源性氨基酸，约 140 g/d；由氨基酸前体物质经转氨基或脱氨基反应合成的氨基酸。根据氨基酸在体内的动态，组织中的氨基酸基本上有 3 方面的去处：①合成蛋白质；②合成其他生理活性物质；③通过分解而释放出能量，作为体内能量来源之一。

食物中的蛋白质经胃蛋白酶、胰蛋白酶和来自小肠黏膜的蛋白分解酶作用，最终分解为游离氨基酸和短肽，通过小肠黏膜被吸收。在小肠内的吸收形式有两种：游离氨基酸和短肽。游离氨基酸的吸收需要能量依赖性载体的参与，这些载体对中性、碱性和酸性氨基酸各具特异性。小肠黏膜细胞对肽的摄取和转运机制不同于游离氨基酸。肠黏膜刷状缘和黏膜细胞的胞质中存在肽水解酶，可将肽分解成游离氨基酸，再通过黏膜细胞，最终经门静脉入肝脏。短肽与游离氨基酸的摄入、转运机制虽然不同，但其间并不存在竞争。故短肽，尤其是双肽，可能是蛋白质经消化后被吸收的一种主要形式。

不同的氨基酸有不同的代谢途径，概括起来主要有 3 种：①氨基酸的氨基通过转氨基或脱氨基作用方式而代谢，脱下的氨基通过鸟氨酸循环生成尿素排出体外。②氨基酸碳链的氧化分解。一部分氧化形成乙酰酶 A 或经丙酮酸形成乙酰辅酶 A，进入三羧酸循环；一部分形成三羧酸循环内的中间产物，然后进入三羧酸循环，最后氧化分解。③氨基酸通过脱羧基作用而释放二氧化碳。不同的代谢各自有专一的酶参与，其中大多数代谢反应的酶以维生素 B6 生成的磷酸吡哆醛作为辅酶来完成。

除胃肠道外，肝脏、肾脏和肌肉也是参与蛋白质代谢的主要器官。经门静脉入肝的氨基酸，由肝脏根据机体需要作精确调节。在必需氨基酸中，除 3 个支链氨基酸主要在肌肉中代谢外，其余均在肝脏代谢。进入肝脏的氨基酸中，小部分用作合成肝脏蛋白质而被保留，多数用于合成额外的酶蛋白，另有一小部分用于合成血浆蛋白，还有四分之一进入体循环，多余氨基酸被降解成尿素。肾脏在蛋白质代谢中的作用包括：通过精氨酸—琥珀酸循环，利用氨生成尿素；代谢谷氨酰胺生成氨，调节尿的酸碱平衡；代谢少量其他氨基酸。骨骼肌是体内最大的组织群，其对氨基酸的处理在整个蛋白质代谢中具有相当意义。肌肉是支链氨基酸（BCAA）代谢的主要部位，BCAA 在肌肉中经转氨成为精氨酸和谷氨酰胺。

来自胃肠道和由静脉输入的外源性氨基酸，在体内的氨基酸代谢池中，与体内由组织蛋白质降解而来的内源性氨基酸相混合。池中的氨基酸每天更新几次，其流量取决于由组织蛋白质降解（更新）而来的氨基酸的再循环量。池中氨基酸的转归有三：①合成蛋白质，或经各种转换反应形成小分子含氮物质；②经转氨和脱氨反应转换成酮酸和作为能源氧化，通过转氨基起氨基酸互变的作用，用以补充供应不足的某些氨基酸；③形成尿素，经肾排泄。氨是毒性代谢产物，谷氨酰胺和谷氨酸盐通过形成尿素的方式在氨的排泄及维持血氨于低水平方面起重要作用。氨基酸的这些代谢活动使体内氨基酸代谢池基本上处于动态平衡，血浆氨基酸水平维持相对恒定。

（二）碳水化合物的代谢与利用

碳水化合物被消化成单糖后，经转运系统，包括被动扩散、易化扩散（载体介导）和主动运输三条途径自肠壁进入内脏毛细血管。被动扩散见于单糖的同分异构体和多元醇。有 Na^+ 参与的主动转运机制针对葡萄糖和半乳糖，葡萄糖吸收率与 Na^+ 梯度有关。果糖的

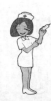

吸收与其他糖类不存在任何竞争，靠易化扩散，其吸收率依赖于肠黏膜刷状缘的果糖浓度。如成人经口摄入 100 g 果糖，可致渗透性腹泻。

通过肠道吸收的糖被运至肝脏，果糖和乳糖也可经肝脏迅速转化为葡萄糖。PN 时，葡萄糖直接进入体循环，参与代谢和氧化供能。进入体内的葡萄糖多数在肝脏磷酸化成为葡萄糖 - 6 - 磷酸（6 - 磷酸葡萄糖，G6P），剩余葡萄糖进入血循环以维持恒定的血糖水平。G6P 经糖酵解过程形成丙酮酸，后者转运至线粒体与辅酶 A（CoA）结合成为乙酰 - CoA，再经三羧酸循环（TCA）解离出氢离子和 CO_2。在有氧条件下，氢离子经氧化磷酸化产生 ATP 和水；氧化不足将阻碍氧化磷酸化过程，最终导致乳酸堆积和乳酸血症。葡萄糖对血糖水平的影响受激素调节。当葡萄糖摄入量较大而致血糖水平升高时，胰岛素分泌增加，促使多余的葡萄糖合成糖原或转化为脂肪作为能量储备。胰高糖素则相反，在血糖水平低下时促使肝糖原分解。

（三）脂肪的代谢与利用

食物中脂肪的消化和吸收过程极为复杂。TG 在脂蛋白酯酶的作用下水解成游离脂肪酸，在餐后 2～4 h 内，摄入的 TG 30% 左右被水解，使餐后胃内容物中包含了 TG、甘油二酯（DG）和脂肪酸（FA）。在 PL 的乳化下，TG 和 DG 位于小颗粒中央，外面裹有单层 PL 和 FA，借助胃动力转运至十二指肠。十二指肠黏膜释放胆囊收缩素（CCK）和促胰液素，后者促使胰液和肠消化酶释放，由于 CCK 的作用，胆汁释放，胆盐与游离 FA 和 MG 作用，形成微粒，经小肠黏膜吸收。当成人消化道内脂肪负荷增加时，远端小肠协助吸收；成人对脂肪吸收的这种最大能力，称为"储备"。老年人对脂肪的吸收能力有限，因老年人胃液分泌减少，使远端十二指肠 pH 较高而限制了脂肪和固醇的吸收。

肠外营养时，由脂肪乳剂替代饮食中的脂肪。脂肪乳剂除含载体外，还包含活性成分（油脂）和乳化剂（磷脂）。脂肪乳剂中的颗粒包括 TG、PL 两种。TG 颗粒由单层 PL 包裹 TG 核心，被称为人工乳糜颗粒。乳化剂的存在对油脂的弥散和维持乳剂的稳定性是不可缺少的。PL 颗粒又称微脂粒。脂肪乳剂中两种颗粒的相对重要性决定了各自的功能、代谢特点和清除。由清除延迟带来的危险性促使临床在输注脂肪乳剂时作常规的脂肪清除检查。并且，间隔缓慢地输入脂肪乳剂及选用含有最小剩余 PL（PL/TG 约为 0.06）的脂肪乳剂可限制脂代谢紊乱和微脂粒的不良作用。

第二节 手术、创伤状态和饥饿状态下的营养代谢

一、手术、创伤病人的代谢特征

手术、创伤等应激状态下机体代谢的特点有：交感神经兴奋性增强；下丘脑—垂体轴活动性增高；高代谢和高分解代谢；高血糖及胰岛素抵抗。

手术后代谢改变可分为分解代谢期和合成代谢期。神经内分泌变化主要表现在促肾上腺皮质激素（adrenocorticotrophic hormone，ACTH）释放、可的松合成增加、交感神经系统兴奋、肾上腺素和去甲肾上腺素分泌增加、醛固酮和抗利尿激素（antidiuretic hormone，ADH）分泌增加。手术、创伤应激后的内环境变化也导致体内葡萄糖、蛋白质和脂肪的代谢改变，尤其是由于逆向调节激素的作用，使三大物质在分解代谢期处于分解增强而合成

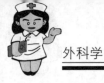

减少的状态。

（一）糖代谢改变

在分解代谢期，肝脏糖原分解增强，空腹血糖升高，胰岛素水平低下，葡萄糖生成基本正常或仅轻度增加。机体处理葡萄糖的能力受到影响，对胰岛素的敏感性减弱，肝脏和骨骼肌成为阻抗胰岛素的组织。手术、创伤后中枢神经系统对葡萄糖的消耗基本维持正常（约 120 g/d），而肾脏对葡萄糖的消耗则增加。

（二）蛋白质代谢改变

手术、创伤后，骨骼肌群呈进行性消耗，尿中 3 - 甲基组氨酸和尿氮排出增加。氮的丢失量除与手术、创伤强度相关外，也取决于原先的营养状况和病人年龄。与选择性手术后变化不同，多发性创伤时的分解代谢更为显著，氮的更新加速，而合成率仅轻度增加，负氮平衡明显。创伤部位释放的精氨酸和谷氨酰胺量增加，但由于手术、创伤后肠道及肾脏对谷氨酰胺的消耗也增加，故可表现为血浆谷氨酰胺水平的下降。

（三）脂肪代谢改变

手术、创伤时，体内储存的脂肪被动员，其氧化利用率增加。此时，即使提供外源性脂肪，也难以完全抑制内源性脂肪分解。

二、饥饿病人的代谢特征

人体在无外源性能量供给的情况下，必须利用自身组织供能。葡萄糖是体内各脏器组织普遍利用的能量物质，但其储备量小，仅能维持 12 ~ 24 h 的代谢需要。因此，饥饿状态下的主要内源性供能物质来自脂肪组织。蛋白质主要为各脏器维持特定功能而存在，并非能源储备。当长期饥饿导致机体蛋白质丧失达一定量时，将影响脏器功能，甚至威胁生命。饥饿状态下机体的代谢特点是：体内储备的糖原迅速消耗；糖异生作用增强；脂肪动员增强；长期饥饿导致器官功能与结构受损。

在两餐间大脑等需用糖作能量的组织，由糖原分解释放葡萄糖以维持功能，同时，胰岛水平下降促使游离脂肪酸提供肌肉代谢的能量。经整夜禁食后，肝糖原几乎耗竭，血糖的维持依赖于来自肌肉和小肠释放氨基酸后的糖异生，同时，由脂肪组织分解而来的游离脂肪酸开始在肝内形成酮体，供机体组织利用。短期饥饿时脑组织利用肌肉释放糖异生物质作为主要碳水化合物能源，而酮体则成为肌肉代谢的主要能源。继之，脑组织将逐步适应利用酮体作为代谢燃料，以此节约葡萄糖，减少糖异生。长期饥饿时肌肉蛋白质会降解，并且释放的丙氨酸和谷氨酰胺以及尿氮排出都会减少。

第三节　营养状态的评价

营养评价是通过临床检查、人体组成测定、人体测量、生化检查及多项综合营养评价等手段，评价机体营养状况，确定营养不良的类型和程度，估计营养不良所致的危险性，并监测营养治疗的效果。

一、临床检查

临床检查是通过病史采集和体格检查来发现有无营养不良存在的。病史包括有无导致营养吸收障碍的病史、精神史、用药史及生理功能紊乱史。体格检查则包括检查有无肌肉萎缩、毛发脱落、皮肤损害、水肿和腹水等。

二、人体测量

人体测量指标包括体重、体质指数、皮褶厚度和臂围等。

（一）体重

体重是评价营养状况的重要指标。体重的测定必须保持时间、衣着、姿势等的一致，住院病人应选择晨起空腹、排空大小便、着内衣裤测定。体重计的敏感性应小于0.5 kg，测定前应先标定准确。短期内出现的体重变化，可受水、钠潴留或脱水的影响，故最好根据患者病前3～6个月的体重变化或实际体重占理想体重的百分比来判断。

实际体重占理想体重百分比（%）＝（实际体重/理想体重）×100%

理想体重：男性体重（kg）＝身高（cm）－105

女性体重（kg）＝身高（cm）－100

当一个月内体重损失率>5%，3个月内体重损失率>7.5%，6个月内体重损失率>10%，或实际体重低于理想体重的90%时，均可能存在蛋白质—热卡营养不良的情况。

（二）体质指数

体质指数是公认的反映蛋白质热量、营养不良以及肥胖症的可靠指标，计算公式如下：

体质指数＝体重（kg）／[身高（m）]^2

WHO推荐的标准为：

正常：18.5～24.9；营养不良：<18.5；肥胖：>30。

（三）皮褶厚度和臂围

（1）三头肌皮褶厚度（triceps skinfold，TSF）：是间接判断体内脂肪储存量的一项指标。低于正常参考值的90%时需考虑存在营养不良的问题。正常范围：男性11.3～13.7 mm；女性14.9～18.1 mm。

（2）上臂肌围（arm muscle circumference，AMC）：用于判断骨骼肌或体内瘦组织群。正常范围：男性22.8～27.8 cm；女性20.9～25.5 cm。测得值低于正常参考值的90%时，需考虑为营养不良。

三、生化及实验室检查

（一）肌酐身高指数（%）

肌酐是肌肉蛋白质的代谢产物，尿中肌酐排泄量与体内骨骼肌群基本成正比，可用于判断体内骨骼肌含量。

男性肌酐身高指数（%）＝[尿中肌酐排泄量（mg/24 h）/（H－100）×23]×100%

女性肌酐身高指数（%）＝[尿中肌酐排泄量（mg/24 h）/（H－100）×18]×100%

其中，H为身高（cm）。

（二）急性相蛋白

机体在饥饿、手术、创伤后，总是先分解骨骼肌用于维持急性相蛋白水平，以保证生命活动和代谢的运转；直至骨骼肌群消耗到相当程度时，才表现出急性相蛋白水平的下

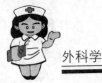

降。故急性相蛋白水平属于能较直接地反映营养状态的指标之一。常用的指标有白蛋白、转铁蛋白、前白蛋白、纤维连接蛋白、视黄醇结合蛋白。

（三）氮平衡

氮平衡用于初步评判体内蛋白质合成与分解代谢状况。当氮摄入量大于排出量时，称为正氮平衡，反之为负氮平衡。

氮平衡（g/d）=24 h 氮摄入量（g/d）− 24 h 氮排出量（g/d）

24 h 氮排出量（g/d）= 24 h 尿的尿素氮（g/d）+ 4（g）

其中，2 g 为粪氮和从汗液中分泌的氮，另 2 g 为尿中的其他含氮物质。

较精确的 24 h 氮排出量可经凯氏微量定氮法测定 24 h 尿、粪便及其他排泄物中氮量。应用 PN 时，可忽略计算粪氮。

（四）免疫功能

机体免疫系统包括细胞免疫和体液免疫两大部分，营养不良时多以细胞免疫系统受损为主。

总淋巴细胞计数 = 周围血白细胞计数 × 淋巴细胞

总淋巴细胞计数是反映细胞免疫状态的一项简易参数，但在严重感染时，该指标的参考价值可受影响。

迟发性皮肤超敏试验：通过迟发性皮肤超敏试验基本能了解机体的免疫能力。一般用 5 种抗原：结核菌素纯蛋白衍生物、白色念珠菌、腮腺炎病毒提取液、双链酶、植物血凝素。分别取 0.1 mL 于不同部位作皮内注射，24 ~ 48 h 后观察反应，皮丘直径 > 5 mm 者为阳性，否则为阴性。有两处以上阳性反应者，表示具有细胞免疫反应能力；阳性反应的减弱或消失，提示其免疫能力减弱或无免疫反应能力。

其他如 T 细胞亚群和自然杀伤细胞活力均可作为判断细胞免疫功能的指标。

四、人体组成测定

人体组成的测定是近年来常用的营养评价方法，其测定方法有多种，临床上常用的有生物电阻抗分析法、双能 X 线吸收法、同位素稀释法和中子活化法。

2003 年，欧洲肠外肠内营养学会（ESPEN）制定了一种新的营养评定方法"营养不良风险筛查方法 2002"（nutrition risk screening 2002，NRS 2002）。NRS 2002 的特点是结合了 4 方面的内容：人体测量（使用 BMI）、疾病结局与营养治疗的关系、近期体重变化以及近期营养摄入变化。NRS 2002 采用评分的方法来对营养风险加以量度。其核心来源于 128 个临床 RCT，这些研究与临床营养治疗对某些疾病的结局的影响有关。对这些 RCT 进行系统评价发现，采用这些指标作营养评定后，判定有营养不良风险的患者，在使用营养治疗后的良性临床结局比例高于没有营养风险的患者。按照所引用的 RCT 报告，按患者是否有营养不良风险分成两类，回归分析发现，NRS 2002 评分大于或等于 3 分的患者，应用临床营养治疗后，患者有良性临床结局的比例较高。因此，NRS 2002 用评分法度量有无营养不良风险时，以评分达到或大于 3 分作为营养不良风险的标准。

中华医学会肠外肠内营养分会（CSPEN）推荐"NRS 2002"为住院病人营养风险评定的首选工具。

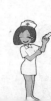

第四节　肠外营养的临床应用

肠外营养治疗在危重病治疗中的作用日益明显，对于一些疾病（如重症胰腺炎、肠瘘）已成为主要治疗手段之一。目前国内一些医院已开展肠外营养治疗，但许多临床医生对营养治疗工作缺乏认识，其中，有些是由于对机体代谢特点缺乏全面了解，以致制定的治疗方针有不妥之处；有些是不熟悉各种营养制剂的特点，未能恰当地选择使用。另外，由于治疗方针不妥，选用制剂不当，以及对各种并发症的防治措施不力，在应用肠外营养治疗时还经常发生副反应和并发症，以致机体受到损害，甚至危及生命。为此，有必要将肠外营养作一全面、系统介绍。

一、肠外营养成分和作用

肠外营养制剂是将人体所需的营养素按一定比例和输注速率以静脉滴注方式直接输入患者体内的制剂，它能供给患者足够的能量，合成和修复组织所必需的氨基酸、脂肪酸、维生素、电解质和微量元素，使患者在不能或不能充分从胃肠道摄取营养的情况下，仍可维持良好营养状况，促进伤口愈合，增强免疫机能，帮助机体渡过危重病程，加速康复。

肠外营养成分包括 7 大营养物质：水、碳水化合物、脂肪、氨基酸、维生素、微量元素及电解质。

（一）水

在正常情况下，成人每天需水约 30 mL/kg 体重。成人每供给 4.184 kJ（1 kcal）能量需 1 mL 水。因此，成人每天需 2 500 ~ 3 000 mL 水。但肾、肺、心功能失代偿时不能耐受此液量。行全肠外营养输液时，应根据病情和液体的丢失量，每天记录出入水量，从而确定每天营养输液的容量。

（二）碳水化合物

可作静脉输注的碳水化合物有单糖类（葡萄糖、果糖）、双糖类（麦芽糖、蔗糖）及醇类（山梨醇、木糖醇、乙醇）。其中只有葡萄糖最符合人体生理要求，能被所有器官利用，有些器官和组织（大脑、红细胞）只能以其为能源物质。由于来源方便、价廉、几无配伍禁忌、输入体内后节氮效果明显，因此它一直是肠外营养的主要供能物质，在临床上应用广泛。市售制剂的浓度有 5%、10%、25%、50% 等，70% 制剂专供肾衰病人应用。

高浓度葡萄糖液渗透压高，应经中心静脉导管输入，否则易致周围静脉血栓性静脉炎，机体利用葡萄糖的能力有一定限度，一般为 6 mg/（kg·min），最大利用率为 750 g/d，但实际用量宜为 300 ~ 400 g/d，因为过量输入后可引起高血糖、糖尿，甚至高渗性非酮性昏迷。过多的糖还可在体内转化为脂肪沉积于器官组织内（如肝脏），影响其功能。葡萄糖的代谢和充分利用必须依赖胰岛素。大量输注葡萄糖，特别是输高浓度葡萄糖液时需补充胰岛素，一般用量可从每 8 ~ 10 g 糖加 1 单位胰岛素开始，再根据监测血糖、尿糖的结果作调整。为避免发生糖代谢紊乱，目前已不主张单以葡萄糖为能源，而是与脂肪乳剂合用，从而减少葡萄糖用量。

（三）脂肪

由于脂肪不能直接输入静脉，否则会发生脂肪栓塞，甚至导致死亡，因此必须制成含

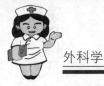

细微颗粒的乳剂才能供静脉滴注。肠外营养用的脂肪乳剂是一种将植物油（大豆油、红花油等）加乳化剂（大豆磷脂、孵黄磷脂等）、等渗剂（甘油等）及水经高压匀化器乳化而成的均匀乳白色液体，具有相当稳定的理化性质，其中的脂肪微粒与天然乳糜相似。它具有下列作用和优点：①含热量高。1 g 脂肪氧化后供热 38 kJ（9.1 kcal），10%脂肪乳剂的含热量是等渗葡萄糖液的 5 倍余，因此这对摄水量受限的肠外营养病人尤为适用。②渗透效应小，能用较高浓度而不刺激静脉内膜，故可经外周静脉输入。③提供必需脂肪酸。在应激状态下其体内利用率增加，可维持体脂的恒定，防治单用糖类供能引起的必需脂肪酸缺乏症。④静脉输入后不会从尿和粪中排出，能全部被机体利用。⑤在创伤、手术等应激状态下，脂肪水解增加，在体内的利用率提高。⑥脂肪代谢后的呼吸商（0.7）低于糖（1.0）和蛋白质（0.9），由于产生的 CO_2 较少，减轻了肺功能负荷。⑦可作为脂溶性维生素的载体，有利于机体吸收利用。

常用的脂肪乳剂，有 10%、20%、30% 不同浓度，20% 乳剂中所含磷脂量与等容量 10% 乳剂相同，而含热量加倍，因此，在提供相同热量时，用 20% 乳剂可使磷脂摄入量减少，避免高磷脂摄入后可能发生的体内脂代谢异常。对入水量受限制者（如心、肾功能不佳及脑水肿病人等），用 20% 乳剂更为合适。脂肪乳剂是安全、无毒的，可长期使用，已在临床安全应用 30 余年，但仍需注意合理应用，否则也可能产生不良反应。严禁直接将高浓度电解质和其他许多药物（如肝素等）注入脂肪乳剂，否则可影响脂肪微粒的稳定性。单独输注脂肪乳剂的速度不宜太快，10%500 mL 或 20%250 mL 乳剂均需输注 6 小时（其渗透压分别为 300 mOsm/L 和 350 mOsm/L，可供热能 550 kcal 和 500 kcal）。

目前临床上应用的脂肪乳剂以长链脂肪酸（LCT）为主，其进入线粒体需有肉毒碱作辅助因子。在高代谢状态下，肉毒碱内源性合成不足和排泄增加，以致 LCT 利用障碍，因此有中链脂肪酸（MCT）问世，其进入线粒体无须肉毒碱，但 MCT 不含亚油酸和亚麻酸，且有神经毒性副反应，所以，新一代脂肪乳剂多以 1:1LCT/MCT 混合而成。为使中链与长链脂肪酸能均匀地使用，可应用结构脂肪乳剂，即在一个甘油三酯的分子结构上，既有长链脂肪酸又有中链脂肪酸。多聚不饱和脂肪酸能直接掺入细胞膜和磷脂成分中，可改变细胞间相互作用及释放调节物质的能力。多聚不饱和脂肪酸可分为 n−3 和 n−6 两类。亚油酸是 n−6 的一种，而 α 亚麻酸属于 n−3。

（四）氨基酸

氨基酸是构成机体蛋白质的基本单位，是合成人体激素、酶类的原料，它参与人体新陈代谢和各种生理作用，在生命中显示特殊作用。人体正常组成蛋白质的氨基酸有 20 种。这 20 种氨基酸有的可以从糖代谢的中间产物转化而来，如丙酮酸可以转化为门冬氨酸；有的则可以从另一些氨基酸得来，如酪氨酸可从苯丙氨酸、天冬氨酸可从谷氨酸转化而来。20 种氨基酸中只有一部分体内不能合成，必须从外界获得，这些称为必需氨基酸（essential amino acid，EAA）。精氨酸、组氨酸是半必需氨基酸，因为在人体内这两种氨基酸能缓慢地从其他物质合成，但合成速度不足以维持机体的正常需要，还需从外界摄入，故又称为非必需氨基酸（nonessential amino acid，NEAA）。所谓必需与非必需不是从营养价值来说，而是从体内能否合成而言，就体内代谢而论，所有的氨基酸都是必需的。非必需氨基酸对机体的重要性并不亚于必需氨基酸，人体摄入非必需氨基酸就可以不必通过必需氨基酸转化获得，从而减轻必需氨基酸的需要量。此外，某些非必需氨基酸具有特殊的

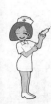

生理功能。根据氨基酸在体内的动态，组织中的氨基酸基本上有三方面的去处：合成蛋白质；合成其他生理活性物质；通过分解而释放出能量，作为体内能量来源之一。

直接输注白蛋白、血浆、全血提供氮源既不经济又不符合生理需求，由于其在体内的半衰期长，在体内利用缓慢而不充分，并有可能诱发某些疾病。肠外营养液中最常用的氮源是结晶氨基酸。只有复方氨基酸液才能提供生理性静脉营养，是理想的氮源，它由 8 种必需氨基酸（EAA）和 6 ~ 10 种非必需氨基酸（NEAA）按鸡蛋白、人乳模式人工配制而成。

目前临床上很重视 NEAA 的作用，平衡的复方氨基酸液应含有较多种的 NEAA 和较多的 NEAA 总量。EAA 和 NEAA 的比率（E/N 比率）一般认为为 1∶（1 ~ 3）为宜。复方氨基酸中含氨量极微，输注后不会产生高血氨症。浓度高的（11.4%）氨基酸液可以较少容量提供较多的氮量。

特别用途氨基酸如下：

1. 肝病用氨基酸液

含有高支链氨基酸（BCAA）、低芳香族氨基酸（AAA）和蛋氨酸氨，用于治疗肝昏迷，能迅速纠正患者血浆氨基酸谱的失调，使 BCAA/AAA 比值接近正常，促使陷入肝昏迷的患者苏醒。

2. 肾病用氨基酸液

大部分肾功能不全的病人需要营养治疗，必需氨基酸在肾病用氨基酸液中必不可少。

3. 严重创伤、感染等应激用氨基酸液

常规营养型氨基酸液不适合高代谢情况下的机体需要。人们试图将新的配方用于严重创伤、感染应激的病人，如富含 BCAA 的氨基酸配方。标准的肠外营养氨基酸液中的 BCAA 通常占全部氨基酸的 20% 左右，在严重创伤、感染等应激病人的代谢治疗中，BCAA 的含量占 45% 较为合适。

4. 肿瘤病人用氨基酸

营养治疗在提供给机体营养物质的同时，也促进肿瘤组织生长，近年来研究证明，缺乏甲硫氨酸的营养治疗可抑制肿瘤生长。

5. 其他

（1）谷氨酰胺（Gln）：研究证明谷氨酰胺能促进氮平衡，保持肠黏膜完整，防止细菌移位和肠道毒素入血。对不能利用肠道的患者，提倡静脉补充谷氨酰胺，则可保护黏膜及淋巴组织，维持肠道内分泌型 IgA 水平，防止或减少细菌移位。谷氨酰胺是肠道黏膜重要的能源物质，是重要的肠道免疫调节物质，可影响巨噬细胞介导的杀灭细菌活性，是当今肠外营养研究的热点之一。对危重病人、需长时间依靠肠外营养治疗的病人，输给含谷氨酰胺的复方氨基酸液可较输给一般平衡型氨基酸混合液获得更好的疗效。由于谷氨酰胺的水溶液不稳定，目前商品氨基酸混合液均不含谷氨酰胺。现已有用于肠外营养的谷氨酰胺浓缩液问世，而肠内营养中一般均含有谷氨酰胺成分。

（2）精氨酸：严重应激的病人自身合成的精氨酸有限，所以必须有外源补充。精氨酸强化的营养治疗可改善肠外营养时肠黏膜形态和功能，减少细菌易位。

（五）维生素

用于肠外营养的维生素注射液为复方制剂，每支所含的各种维生素恰为成人每天的需

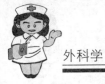
要量，因此，使用十分方便。最常用的复方脂溶性维生素制剂含维生素 A、D、E 和 K，水溶性维生素制剂含维生素 B_1、B_2、B_6、B_{12}、C、H、烟酰胺、泛酸及叶酸。机体内无水溶性维生素储备，行肠外营养者应每天常规给予，处于应激状态（手术、创伤、烧伤）的危重病人，维生素的需要量可显著增加。因多种水溶性维生素在日光照射下可能变性降价，使用时应注意避光。因体内有一定量脂溶性维生素的储备，所以短期禁食者行肠外营养时可暂时不给，长期持续给大量脂溶性维生素可致过量蓄积中毒，故应注意其用量。

（六）微量元素

一般微量元素在各种输液中仅以痕迹量存在而带入体内，对接受全肠外营养 4 周以上的患者必须供给微量元素。虽然人体对微量元素的需要量极少，但它们具有重要的特殊功能，应予补充。常用的复方微量元素制剂内含成人每天对铁、锌、锰、铜、铬、硒、铂、氟、碘的正常需要量。

（七）电解质

用于肠外营养的电解质溶液品种很多，如生理盐水、林格液、10% 氯化钠、10% 氯化钾、10% 葡萄糖酸钙、25% 硫酸镁等，必要时可用碳酸氢钠、乳酸钠、谷氨酸钠、谷氨酸钾等。另外，磷与能量代谢和蛋白质合成密切相关，也是多种酶的主要组成部分，如肠外营养时忽视补充磷可发生低磷血症。常用磷制剂每支 10 mL，供磷 10 mmol，它无一般无机磷制剂可溶出玻璃容器中铝的危险，在配制全合一混合营养液时，也不会与钙发生反应产生沉淀。通常每供能 1 000 kcal 需补磷 10 mmol。

值得强调的是电解质的每天补给量不是固定不变的，除供给肠外营养病人电解质的每天正常需要量和估计的额外丢失量外，应按疾病情况、病程不同，根据血、尿必要时测丢失液定期检查的结果，随时调整电解质的供给量。

二、能源物质的选择

现已从所谓的"静脉高营养"概念转变为"肠外营养"，认识到营养素输入过多和营养素输入不够对患者是同样有害的。外科危重病人营养治疗实施中，提供给患者充足而适当的热卡是个关键问题。热卡平衡与危重病人死亡率直接相关，热卡摄入不足可导致机体衰竭；热卡过剩又导致严重的代谢紊乱，同样对机体不利，目前这一看法已逐渐被认识并得到重视。危重病人营养治疗时，最初的目标不是追求过高的热卡和氮平衡，而是保证适当的热卡和蛋白质以维持现有的机体细胞总体，尽量减少机体蛋白质的丢失。目前认为按机体实测的静息能量消耗值的 1.2～1.5 倍供给热卡即可维持应激病人的能量平衡和改善营养不良者的营养状态。危重病人最佳的热氮比率为 100：1。

在肠外营养治疗中，供给氮源有望维持人体的瘦体组织，但此过程必要要有热量的参与，热量来自碳水化合物和脂肪，主要是葡萄糖和脂肪乳剂两种，葡萄糖制剂来源丰富、价廉，其省氮效应早已被肯定，是临床应用最多的能源物质。但对严重应激状态下的危重病人，特别是合并有多脏器功能衰竭者，使用大量高渗葡萄糖作为单一能源会导致有害结果：①静息能量消耗增加；②高血糖及高渗性并发症；③二氧化碳产生增多，加重呼吸肌负荷；④肝功能损害。

脂肪乳剂是当前被认为较理想的一种能源物质，它具有等渗、能量密度大和富含必需脂肪酸（EFA）等优点，因此临床上应用日趋普遍。但是，全部依靠脂肪乳剂并不能达到

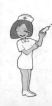

省氮的作用，而脂肪乳剂与葡萄糖合用可提供更多的能量并改善氮平衡，外科危重病人理想的能源物质配方为40%非蛋白热卡由脂肪乳剂供给。

三、肠外营养液的配制

为使输入的营养素能被机体更好地利用，应将各种营养物质同时输入，近年来提倡将各种营养物质先混合置于一大容器中成为"全合一"（all in one）或全营养混合液（total nutrients admixture，TNA）后静脉输注。

（一）全营养混合液的优点

（1）简化了肠外营养步骤，减少输注管道，减轻了监护工作量。

（2）用高分子材料（无毒聚氯乙烯、醋酸乙酯）的大容器（3 L输液袋），输液时无须空气进入容器中，减少了营养液污染，避免了气栓的发生。

（3）各种营养物质混合后相互稀释，浓度降低，减少了与高浓度葡萄糖输注相关的并发症的发生率；胰岛素用量减少，避免了脂肪乳剂输注过速引起的不良反应，增加了经外周静脉行肠外营养治疗的机会。

（4）各种营养物质同时均匀地输入体内，其体内利用更好。

（二）全营养混合液的配制方法

LTNA液的配制按无菌技术操作，在层流装置的超净工作台上进行，如无超净工作台，可以在经紫外线空气消毒后的洁净专用小室内进行。配制应按下列步骤：①将电解质、微量元素、胰岛素加入葡萄糖或氨基酸液中；②将磷酸盐加入另一瓶氨基酸液中；③将脂溶性维生素和水溶性维生素加入脂肪乳剂中；④将含有添加剂的氨基酸、葡萄糖与脂肪乳剂分别经TNA液容器（3 L输液袋）的三个输入口注入，先注入葡萄糖和氨基酸液，最后混入脂肪乳剂；⑤配制应不间断地一次完成，并不断加以摇动使混合均匀。

（三）注意事项

配制好的TNA液应在24小时内使用，暂不使用时置于4 ℃保存。TNA液的配制标准一般为：①氨基酸、葡萄糖、脂肪乳剂的容量比为2:1:1或2:1:0.5；②总容量大于1.5升；③混合液中葡萄糖的最终浓度为10%～20%。

四、肠外营养液的输注方法

（一）持续输注法

将1天中预定输入的营养液在24小时内均匀输注（最好用输液泵）。由于热能、氮源及其他营养物质的供应处于持续均匀状态，胰岛素的分泌较为稳定，如输入速度的变动范围在±15%，血糖值不会有较大波动，不致出现高血糖或低血糖。但由于血清胰岛素持续处于高水平状态，阻止了脂肪分解，促进了脂肪合成和糖原合成，因此可出现肝肿大和脂肪肝，有时还出现肝酶和胆红素水平升高。

（二）循环输注法

将全天的营养液在12～18小时内输入。其优点是预防或治疗持续输注所致的肝毒性，通过恢复患者白天的正常活动从而改善其生活质量。适用于已稳定地接受持续肠外营养及需长期接受肠外营养治疗的病人，尤其是在家实施肠外营养的病人。接受循环输注法病人的心血管功能应能适应输注期间的大量液体容量。由于感染和代谢亢进病人体内的分解代

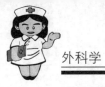

谢持续进行，需不断地补足营养，故不适用此法。

五、肠外营养的输注途径

根据病情和输入肠外营养液的内容，输入途径主要有中心静脉和外周静脉两种。以高渗葡萄糖为主要热源者需经中心静脉输入。用碳水化合物和脂肪乳剂作混合热源者可经周围静脉输入。预计患者只需短期（<2 周）营养治疗或中心静脉置管有困难时宜由外周静脉输入。全合一营养液的应用增加了经外周静脉输入的机会。

（一）中心静脉置管

1968 年美国 Dudric K. 等首先将锁骨下静脉导管技术应用于长期 PN 治疗，由于锁骨静脉导管的末端位于上腔静脉内，即使以 2 ~ 3 mL/min 的速度输注 1 500 mOsm/L 的营养液（为血浆渗透压的 5 倍），亦可被上腔静脉内 2 ~ 5 L/min 的血流所稀释，因而明显地减少了血栓性静脉炎的发生。因此，经锁骨下静脉导管输注营养液，已被认为是进行有效的长期 PN 治疗最为适宜的途径之一。

1. 中心静脉插管（central venous catheter, CVC）

中心静脉指上、下腔静脉。上腔静脉和下腔静脉均可置管输液，但下腔静脉比上腔静脉细、血流量少，易发生静脉炎和静脉栓塞，而且插管入口邻近大腿根部，易被污染。另外，护理不方便，插管侧下肢活动明显受限，故一般不采用。上腔静脉置管途径有锁骨下静脉（穿刺，锁骨上区或锁骨下区）、颈内静脉（穿刺）、颈外静脉（穿刺或切开）等。

上腔静脉是体内最粗的静脉，但由于其位于胸骨后，可通过穿刺其属支静脉到达。最常用的途径为经锁骨下静脉或颈内静脉穿刺，也可采用头静脉切开途径。

锁骨下静脉为腋静脉的延续，向第一肋外缘行至胸锁关节后方，与颈内静脉汇合成无名静脉，右侧无名静脉短而垂直，左侧无名静脉长而水平，两侧无名静脉汇合而成上腔静脉，最后注入右心房。锁骨下静脉位于肋骨—锁骨—斜角肌三角内，其前方为锁骨及锁骨下肌，后方为前斜角肌（锁骨下动脉及臂丛神经位于前斜角肌后方），下方为第一肋及胸膜。锁骨下静脉内径一般为 1 ~ 2 cm。

颈内静脉延续于乙状窦，沿颈内动脉下降，然后沿颈总动脉及迷走神经下行，三者同包被于颈动脉鞘内，颈内静脉位于颈动脉及迷走神经的前外侧。颈动脉鞘位于胸锁乳突肌的后方。

理想的导管原料应具有抗血栓性能优越、质地柔软、组织反应小、长期使用不会变质、价廉等条件。近年来各种聚亚胺脂导管的质量得到改进，其抗血栓性能和耐用性均能令人满意。此外，国外除改善一般（单腔）中心静脉导管的设计性能外，还发展出了多种高质量、多功能的多腔中心静脉导管，导管的每一管腔彼此独立，分别开口于导管的末端，可以同时分别输注多种营养液体或进行药物治疗及取血。常用锁骨下静脉插管的长度不宜超过 25 cm，左侧插入 15 cm，右侧插入 12 cm 左右，以导管末端刚进入上腔静脉为宜。

经锁骨下途经锁骨下静脉穿刺插管：这种方法自从 Aubaniac 等人推荐以来，一直没有根本的变化，因其具有以下优点，使之成为至今临床上应用最为广泛的肠外营养治疗输液途径：①因为穿刺部位在锁骨下方胸壁，该处较为平坦，可以满意地消毒准备；②穿刺导管易于固定，敷料不跨越关节，易于清洁和更换；③不影响患者颈部和上肢的活动，敷料

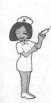

对患者而言是舒适的；④由于上述诸点，利于置管后护理；⑤只要操作者受过一定的训练，本治疗方法是相对安全的。

患者体位：穿刺时患者正确的体位尤为重要。平卧，最好取头低足高位，床脚抬高15°~25°，以提高静脉压，使静脉充盈，床脚抬高的程度应该一直增加到颈外静脉充盈为止，这时才能推测锁骨下静脉也已同样充盈，这一措施同时保证静脉内的压力高于大气压，从而使插管时不易发生空气栓塞的危险，但对重病人不宜勉强。在两肩胛骨之间沿胸椎直放一小枕，借此使锁骨下静脉与肺尖分开。患者面部转向穿刺对侧，但头部略向术者，借以减小锁骨下静脉与颈内静脉之间的夹角，使导管易于向心方向送入，而不致误入颈内静脉。

穿刺点选择：如穿刺右侧锁骨下静脉，一般选择在锁骨与第一肋骨相交处，即大致相当于锁骨内1/3和中1/3交界处，锁骨下缘1~2 cm处，也可由锁骨中点附近穿刺。如果用左侧锁骨下静脉，穿刺点较右侧可稍偏内，可于左锁骨内1/4~1/3处，沿锁骨下缘进针。在该处穿刺，可在较近距离内进入静脉。

穿刺过程：整个穿刺过程严格遵循无菌操作，是降低导管败血症，保持导管长期置留的重要因素之一。有条件者应在手术室进行，如在床旁进行，需于穿刺前清洁病室，移除不必要的家具设备，床旁设立屏风，以创设清静的环境。

穿刺局部皮肤应严格消毒，铺无菌巾，在局部麻醉后，可用注射器做试探性穿刺，针尖指向锁骨内侧上缘，穿刺针与胸壁一般呈30°，不超过45°，以免损伤胸膜引起气胸等并发症。进针时应使注射器内保持轻度负压。一般进针4 cm常可抽到回血（深度与患者的体型有关），这一进针方向与深度，是用导管穿刺时的重要参考。当试穿确定了锁骨下静脉的位置后，即可换用导针穿刺置管。导针穿刺的方向与试探性穿刺相同，一旦进入锁骨下静脉后即可抽得大量回血，此时再轻轻推进0.1~0.2 cm，使导针的整个斜面在静脉腔内，并保持斜面向下，以利导管或导丝的推进。令患者吸气后屏息，取下注射器，以一只手固定导针，并以手指轻抵针尾插孔，以避免发生气栓或失血。然后将导管或导丝自导针尾部插孔缓慢送入，使管端达上腔静脉，退出导针。如用导丝，则导管经导丝引入中心静脉。此时抽吸与导管连接的注射器，如回血通畅，说明管端位于静脉内，则可取下注射器，将导管与输液管连接，起初应使用等渗溶液。导管插入后，应妥善固定，以防导管滑动或脱出。一般单用丝线将导管缝固在皮肤上的方法不够牢固，应用固定夹固定导管，将缝线缝在固定夹上，可以有效地防止导管滑动，在其上用无菌纱布、胶布固定。

插管完毕后，应常规做胸部X线检查，以明确导管位置，并注意有无气肿或大的血肿等并发症。

2. 经外周中心静脉置管（peripherally inserted central venous catheters, PICC）

首先选择插管部位，最常用的是肘正中静脉，其次是腰静脉和头静脉，上臂外展90°，测量由穿刺点至右侧锁骨头再垂直向下到胸骨右侧缘第三肋间隙的长度为拟置入管的长度，局部消毒后，上臂上止血带，穿刺插入引导套管针，拔出针芯后插入选择好的导管至预定长度后拔出导丝，冲洗导管，通畅后固定。

我院近年来对近900例病人进行了PICC操作。通过比较经外周中心静脉置管和中心静脉插管的安全性、有效性和适应证，观察两组患者置管并发症、置管时间、治疗完成率、置管目的、病种构成并进行比较。结果两组置管时间、治疗完成率、置管目的、病种

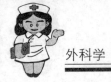

构成均无明显差异，经外周中心静脉置管组无气胸、误穿动脉等严重并发症，但静脉炎发生率高于中心静脉插管组。我们观察了50例经外周中心静脉置管进行肠外营养病例的置管时间、治疗完成率和置管并发症，研究 PICC 进行肠外营养的临床有效性和安全性。结果发现 PICC 平均置管时间、治疗完成率与 CVC 差异无统计学意义。并发症发生率，PICC：18%；CVC：14%。PICC 并发症有血栓性静脉炎、导管堵塞、感染、导管异位、渗血，但无气胸、误穿动脉等严重并发症。因此，我们认为经外周中心静脉置管是一种安全、有效、并发症少的中心静脉置管方法，在临床上可达到与 CVC 相同的目的，在肠外营养时可代替 CVC 成为全营养混合液输注的主要途径。

（二）经外周静脉输注

我们随机选择50例普外科大手术后病人，经外周静脉输注全营养混合液约2周。结果6%（3例）轻度静脉炎，更换穿刺部位后继续营养治疗，2%（1例）严重血栓性静脉炎，终止营养液输注。我们的结论是：通过外周静脉输注全营养混合液进行营养治疗是安全、可行的，适用于需短期进行营养治疗的病人，但需防治血栓性静脉炎。

表2-1 　TNA 不同输注途径的比较

输注途径	使用时间	投入热量	导管置入	对活动的限制及并发症
CVC	长期	能投入高热量	需熟练技术和无菌	比较自由 动脉损伤、血气胸、导管尖端异位、导管感染
PICC	长期	能投入高热量	较容易	比较自由，无须限制肢体活动 血栓性静脉炎、导管堵塞、导管尖端异位
外周静脉	＜2周	有限度	较容易	需固定四肢、限制活动 血栓性静脉炎

六、肠外营养治疗适应证

肠外营养指的是人体所需的营养素不经胃肠道而直接进入循环，以满足维持和修复机体组织的需要。肠外营养治疗的基本适应证是胃肠道功能障碍或衰竭的病人。下面介绍中华外科学会临床营养治疗学组于2004年3月制定的《临床肠内及肠外营养操作指南》中有关肠外营养治疗适应证的内容。

适应证根据肠外营养疗效显著的程度分为三类：

1. 疗效显著强适应证

（1）胃肠道梗阻：贲门癌、幽门梗阻、高位肠梗阻、新生儿胃肠道闭锁。

（2）胃肠道吸收功能障碍：短肠综合征（广泛小肠切除术后）、肠瘘、放射性肠炎；严重腹泻、顽固呕吐 >7 天。

（3）重症急性胰腺炎。

（4）严重营养不良伴胃肠功能障碍。

（5）严重的分解代谢状态：大面积烧伤、严重的复合伤、感染等。

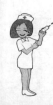

2. 有疗效中适应证

（1）大手术、创伤的围手术期：对严重营养不良的病人可减少术后并发症。严重营养不良的病人需在术前进行营养治疗 7~10 天，预计大手术后 5~7 天胃肠功能不能恢复者，应于术后 48 小时内开始肠外营养治疗。

（2）肠外瘘。

（3）肠道炎性疾病：克隆氏病、溃疡性结肠炎、肠结核等。

（4）严重营养不良的肿瘤病人。

（5）重要脏器功能不全：肝功能不全；肾功能不全；心肺功能不全。

（6）炎性粘连性肠梗阻。

3. 肠外营养治疗的禁忌证

（1）无明确治疗目的，或已确定为不可治愈、无复活希望而继续盲目延长治疗者。

（2）胃肠道功能正常或可适应肠内营养者。

（3）一般情况好、只需短期肠外营养、预计需要的时间少于 5 天者。

（4）原发病需立即进行手术者。

（5）心血管功能或严重代谢紊乱需要控制者。预计发生肠外营养并发症的危险性大于其可能带来的益处。

传统营养治疗的目的是提供充足的能量和氮源，以适应机体的代谢需要，保持瘦肉体（lean body mass），促进病人康复，特别是肠道不能消化吸收营养时，肠外营养可提供必要的营养物质以维持机体所需，有利于继续治疗。但在感染、创伤等严重应激病人的观察和研究中发现，不同危重病人的机体有着不同的代谢改变。在疾病的病理生理改变过程中，其可能会出现高代谢或代谢失代偿的状态，但均可导致对外源性营养的不应性，使营养治疗的难度增大。因此，对危重病人的营养治疗并不是单纯地提供营养，尤其不必强调满足热量的需要，更重要的是使细胞获得所需的营养底物以进行正常或近似正常的代谢，以维持其基本结构。当机体基本功能单位——细胞的营养底物不足时，会加速、增多细胞凋亡，直接参与危重病人器官功能障碍的发生。Cerra 于 1987 年提出代谢支持（metabolic support）的概念，其对象是应激病人，目的是给予适量代谢底物，推动各种代谢通路，维护组织与细胞代谢，保护和治疗器官的结构与功能。代谢支持的要点：供应非蛋白热能不宜过高 $[<610.3 \text{ kJ/ (kg} \cdot \text{d)}]$；减少葡萄糖负荷，避免高血糖；40% 以上的非蛋白质热能由脂肪乳提供，提高蛋白质供应量 $[2.0~3.0 \text{ g/ (kg} \cdot \text{d)}]$，非蛋白质热能：氮 $<100:1$。因此，营养治疗在治疗学中的目的是保持或改善组织、器官的功能及结构，促进病人康复。

在代谢支持的概念后又有人提出代谢调理（metabolic intervention）的概念，其定义是应用药物、生物制剂等抑制体内分解激素或细胞因子的产生、降低分解代谢，目的是降低分解，如通过环氧化酶抑制剂抗炎减轻全身炎性反应综合征（SIRS）；促进合成，如使用促蛋白合成激素、胰岛素、重组人生长激素（rhGH）、胰岛素样生长因子-Ⅱ（IGF-Ⅱ），调节机体的代谢，提高营养治疗效果。

中华医学会肠外肠内营养分会（CSPEN）关于围手术期 PN 的推荐意见：

（1）围手术期有营养风险或有营养不良的患者，由于各种原因导致连续 5~10 天无法经口摄食达到营养需要量的患者，给予 PN 支持。

（2）中、重度营养不良患者，术前给予 7~10 天营养支持。

（3）围手术期有营养风险或有营养不良需要 PN 支持的患者，可添加特殊营养素，如谷氨酰胺。

（4）围手术期有营养风险或有营养不良需要 PN 支持的患者，尤其是危重症患者，可添加特殊营养素，如富含 ω-3 脂肪酸的鱼油脂肪乳。

七、全营养混合液配制举例

病例：男，56 岁，体重 60 kg，因结肠癌行右半结肠切除术，术后第二天，心肺肝肾功能正常，术前已行右锁骨下静脉置管。

1. 配制依据

机体所需热卡：基础能量　　25 ~ 30 kcal/（kg·d）

　　　　　　　中度应激　　30 ~ 35 kcal/（kg·d）

　　　　　　　重度应激　　40 ~ 45 kcal/（kg·d）

机体所需氮质：基础需要　　0.11 ~ 0.16 g/（kg·d）或 8 ~ 11 g/d

　　　　　　　中度应激　　0.16 ~ 0.24 g/（kg·d）或 11 ~ 17 g/d

　　　　　　　重度应激　　0.24 ~ 0.32 g/（kg·d）或 17 ~ 22 g/d

常用葡萄糖和脂肪乳制剂所含热卡：

浓度	容量	热卡
25% 葡萄糖	100 mL	100 kcal
5% 葡萄糖盐水	500 mL	100 kcal
10% 葡萄糖	500 mL	200 kcal
10% 乳化脂肪	500 mL	550 kcal
20% 乳化脂肪	250 mL	500 kcal
30% 乳化脂肪	250 mL	750 kcal

常用氨基酸制剂所含氮量：

浓度	容量	氮质
7% Vamin	1 000 mL	9.4 g
8.5% Novamin	1 000 mL	14 g
11.4% Novamin	1 000 mL	18 g

2. 配制处方

该病例属中度应激，总入水量：3 000 ~ 3 500 mL；总非蛋白热卡：1 800 kcal（25% ~ 40% 由脂肪供给）；NPC：N 约为 100：1；总入氮量：13 g；每 8 ~ 10 g 糖加 1 u 胰岛素。

处方：

25% GS	1 000 mL
10% GS	500 mL
5% GNS	500 mL
20% 乳化脂肪	250 mL
11.4% Novamin	750 mL
Insulin	35 u

根据需要加入电解质、维生素、微量元素混合于 3 L 袋内于中心静脉 24 h 匀速滴入。

八、肠外营养治疗的并发症

肠外营养治疗的并发症可分为中心静脉置管并发症、感染并发症、代谢并发症。

（一）中心静脉置管并发症

穿刺置管的并发症包括气胸，张力性气胸，血胸，水胸，心脏填塞，纵隔积水，臂丛神经损伤，Horner征，膈神经麻痹，颈动脉损伤，锁骨下动脉损伤，锁骨下血肿，动静脉瘘，静脉支气管瘘，空气栓塞，导管不到位误入其他静脉，心脏穿孔，心内膜炎，胸导管裂伤，导管栓塞，锁骨下静脉、无名静脉或上腔静脉血栓形成或化脓性血栓性静脉炎，置管过程或输液期间导管折断或固定不好使折断的导管进入循环等。

某些中心静脉置管的并发症与操作时误伤其邻近的重要器官、组织有关，其发生率与操作者的穿刺经验成反比例关系，因此无论选用哪一种途径行中心静脉穿刺插管术，都需要很好地了解该区的局部解剖关系，严格按照操作要求进行，这是减少这类并发症的重要措施。另一些并发症则与导管感染有关，所以插管时及插管后的护理应注意遵守无菌技术要求，这是降低感染并发症发生率的重要措施。

插管时并发症有：

1. 肺与胸膜损伤

气胸是最常见的插管并发症之一，偶可发生张力性气胸或血胸。插管后常规做胸部X线检查，可及时发现有无气胸存在。少量气胸一般无明显临床症状，不必特殊处理，但应每日复查胸部X线检查结果，如气胸进一步发展，则应及时放置胸腔闭式引流。如患者于插管后迅速出现呼吸困难、胸痛或紫绀等症状，应警惕张力性气胸之可能。一旦明确诊断，即应行粗针胸腔穿刺减压或置胸腔引流管。如气胸经一般处理得到控制，且导管位置正常，则无须拔除导管。

2. 动脉及静脉损伤

锁骨下动脉损伤及锁骨下静脉撕裂伤，可致穿刺局部出血，应立即拔除导针或导管，局部加压5~15 min。如导管质地较硬可穿破静脉及胸膜头端进入胸膜腔。胸腔内输入高渗营养液后，可引起胸痛、呼吸困难甚至休克。本并发症的处理原则为：立即终止输液拔除导管，并视胸腔积液量采取必要的胸腔引流术。

3. 神经损伤

臂丛神经损伤，患者可出现同侧桡神经、尺神经或正中神经刺激症状，患者主诉有放射到同侧手臂的电感或麻刺感，此时应立即退出穿刺针或导管。

4. 胸导管损伤

左侧锁骨下静脉插管可损伤胸导管，穿刺点可有清亮淋巴液渗出，此时应拔除导管。如出现乳糜胸则需放置胸腔引流管。

5. 纵隔损伤

纵隔损伤可引起纵隔血肿或纵隔积液，严重者可造成上腔静脉压迫，此时需拔除导管并行急诊手术，清除血肿，解除上腔静脉梗阻。

6. 空气栓塞

栓塞可发生于插管时，当移去导针上的注射器，将要由导针放入导管的瞬间。此时应嘱患者屏气，防深吸气造成胸腔负压增加，使中心静脉压小于大气压，空气即可通过穿刺

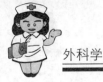

针进入血管。若回拔导管而导针不同时拔出，可致导管割断，导管断端滞留于静脉内则形成导管栓子。导管栓子一般需在透视定位下由带金属套圈的取栓器械经静脉取出。

7. 导管异位

最常见的导管异位是导管进入同侧颈内静脉或对侧无名静脉。插管后应常规行 X 线导管定位检查，发现导管异位后，应立即在透视下重新调整导管位置，如不能得到纠正，则应将导管拔除，再在对侧重新穿刺插管。

8. 心脏并发症

如导管插入过深，进入右心房或右心室内，可发生心律失常，如导管质地较硬，可造成心肌穿孔，引起心包积液，甚至发生急性心包填塞。因此应避免导管插入过深。

鉴于此，实施操作必须一丝不苟、严格执行操作规程和操作要点，熟悉局部解剖，控制好患者体位。置管后进行认真的导管护理，可降低置管并发症的发生率。为比较 CVC 和 PICC 进行肠外营养时的安全性，我们分析了本院 PICC 穿刺案例，发现成功率为 95%，并发症发生率为 6%，无气胸、动脉损伤等重大并发症。可见，PICC 与 CVC 相比更为安全，更适合老年患者，特别是合并肺气肿、肺心病等不适合 CVC 的患者。

（二）感染并发症

感染并发症指肠外营养的病人有发热和感染症状，全身又查不出确定的感染病灶，症状在导管拔除后消失。拔管前从导管抽血进行细菌培养，导管尖端标本细菌培养与血培养结果相一致。

肠外营养感染并发症的主要来源是导管，故又称导管相关感染。感染包括局部感染和全身感染。全身感染被称为导管败血症。导管败血症的诊断需有阳性血培养。拔除导管后培养转为阴性，则诊断更为明确。

导管败血症的发生率据文献报道为 1% 至 30% 不等。由于接受肠外营养治疗的患者多为严重消化道功能衰竭、严重营养不良，或有严重肝、肾功能损害，或由于有恶性肿瘤而行放疗、化疗等，这类患者的免疫能力明显减弱，因此易遭受病原菌的侵袭。另外，导管本身作为一种异物长期保留在静脉内可因组织反应而使导管壁周围形成纤维素油套，病原菌便迅速在导管头端的纤维套内繁殖，当大量细菌释放入血后即可引起严重的导管败血症。

病原菌进入血液在导管头端的纤维素套内繁殖的途径有以下三条：①穿刺点局部细菌繁殖并随导管反复移动被带入体内及导管头端；②营养液在配制过程中被病原菌污染或输液管道系统的连接处密封不严使病原菌进入；③全身其他部位的感染灶将病原菌释放入血，病原菌则可附着于导管头端并在此繁殖。

导管败血症的病原菌常见的有金黄色葡萄球菌、表皮葡萄球菌等，此外真菌（特别是念珠菌等）败血症近年来也得到重视。导管败血症的临床表现有发热、寒战、低血压，精神淡漠等。当接受 PN 治疗的患者出现不明原因的发热时，首先应考虑导管败血症的可能，此时应立即停止营养液的输入，换以等渗葡萄糖溶液，仔细询问病史，并做详细的体格检查，取营养液及患者血、痰、尿标本分别做细菌培养，更换敷料，检查穿刺部位有无炎症表现，并自导管抽取血标本做细菌培养，如经上述步骤明确发热是溶液及导管以外的原因（如尿路感染、肺炎等），则可以恢复静脉营养。如发热是热源反应，则更换等渗溶液后体温会很快下降。如超过 5~12 小时体温不降，而物理检查又找不出发热原因，就应考虑感

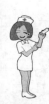

染源来自导管的可能，此时需无菌地拔除导管，并剪下头端 1 cm 做细菌培养，同时由周围静脉输入等渗葡萄糖溶液。

感染并发症的其他原因有：输入液、输入管道的污染；沿导管窦道、裂隙感染；患者原有感染性疾病；肠细菌易位。

（三）代谢并发症

1. 糖代谢异常

糖代谢异常表现为高血糖、糖尿和渗透性利尿，常由于葡萄糖总量输入过多或输注速度过快，也可因为内源性胰岛素不足或外源性胰岛素未能适量补充而造成。此种情况下常伴有脱水和电解质丢失，以及代谢性酸中毒。高渗性非酮性高血糖昏迷，最常见的原因是葡萄糖输入速率过快，一般血糖在 600 mg/dL 以上。

在肠外营养期间也可因胰岛素剂量未能及时调整或突然中止输注高渗葡萄糖而发生低血糖。

2. 蛋白质（氨基酸）代谢异常

谷氨酰胺缺乏，高血氨和高氯性代谢性酸中毒。

3. 肝脏和胆道并发症

肝脏酶谱异常和胆汁淤积：临床表现为黄疸、尿酸增高，血胆汁酸和胆红素浓度、碱性磷酸酶升高，胆囊增大。可能原因：①与原发病有关，如全身性感染、回肠疾病等；②禁食状态下胆囊收缩素、促胰泌素分泌减少，胆囊松弛，胆汁排出不畅，肠黏膜变薄、肠细菌易位作用于肝脏；③营养液成分，如营养液中过多的糖会导致淤胆或使淤胆加重。

4. 脂肪代谢异常

必需脂肪酸缺乏和脂肪超载综合征。

5. 电解质和无机微量元素代谢异常

九、能源物质供给的最佳途径

禁食及肠外营养治疗可明显减少消化液的分泌量，并抑制胃肠道的蠕动，还可导致小肠黏膜明显萎缩及肠功能减退，而肠内营养能维持残余小肠段的代偿性增生反应。能源物质供给的最佳途径是胃肠道。但是，外科危重病人常有严重创伤，需行大手术或处于严重感染状态，经常伴有胃潴留、肠麻痹等症，因此常需要全胃肠外营养治疗。近年来许多研究表明：肠道在应激反应和危重疾病中起着极为重要的作用，在严重感染、创伤、休克等情况下，肠道黏膜通透性增加，肠黏膜屏障功能失调，机体免疫功能低下，肠道细菌过度增生，菌群失调，促使肠道细菌移位和内毒素入血，导致肠源性感染，甚至是引起多器官衰竭的主要因素之一。因此，外科危重病人应激反应后应积极进行肠内营养，它可以保持肠黏膜细胞结构与功能的完整性。目前许多学者认为，创伤后营养物质从肠内途径给予较肠外途径效果佳，且肠内营养开始得愈早愈好，条件允许时最好在创伤后 12 小时内就给予肠内营养。

第五节　肠内营养的临床应用

肠内营养是经胃肠道用口服或管饲来提供代谢需要的营养素基质及其他各种营养素的

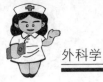

营养支持方式，与肠外营养合称营养支持。目前认为，自然营养摄入不足，经周围静脉不能提供足够的营养，但胃肠道有消化吸收功能的患者可应用肠内营养支持。

肠内营养的作用有：①保护与支持器官的结构与功能；②维持机体的代谢；③参与调控机体的生理功能；④促进患者的康复。

肠内营养具有下述优点：①营养物质经门静脉系统吸收输送至肝脏，有利于内脏（尤其是肝脏）的蛋白质合成和代谢调节；②长期持续应用胃肠道外的营养输入途径会使小肠黏膜细胞和营养酶系的活性退化，而肠内营养可以改善和维持肠道黏膜细胞结构与功能的完整性，从而有防止肠道细菌易位的作用；③肠外营养时，内脏血流和心排出血量增加，因而使代谢营养物质所需消耗的能量增加，而肠内营养无这一问题存在；在同样热量和氮水平的治疗下，应用肠内营养的患者的体重增长和氮潴留均优于PN（完全肠道外营养）；④肠内营养对技术和设备的要求较低，使用简单，易于临床管理，且费用低。

肠内营养的实施难点有：①肠道功能限制，如肠梗阻；②消化功能限制，胆汁分泌、胰液分泌障碍；③吸收功能限制，如短肠综合征、巨结肠。

一、肠道的营养吸收

1. 碳水化合物的消化吸收

成人每天约摄入300 g碳水化合物，至少提供每天总热量的50%。75%的糖在空肠近端70 cm内吸收；淀粉被α-水解，生成α-糊精、麦芽三糖，麦芽糖再转变成单糖，在小肠内被吸收。

临床上应用的肠道营养液含有作为能源的葡萄糖或糊精、淀粉。

2. 蛋白质的消化吸收

外源性蛋白质来源于动、植物性蛋白；内源性蛋白质是指胃、胆、胰和小肠分泌物中的蛋白质，包括糖蛋白、各种消化酶和脱落细胞的蛋白成分。蛋白质首先在胃进行消化，产生少量氨基酸以及大分子肽。小肠黏膜细胞刷状缘有寡肽酶，进一步将肽水解，在回肠，蛋白质被分成游离氨基酸及含2~6个氨基的小分子肽。蛋白质消化后的吸收主要通过两种机制：特异的氨基酸转运系统转运游离氨基酸；独立的未水解的肽的吸收。游离氨基酸的转运与其浓度和载体有关。蛋白质消化的产物以寡肽进入黏膜。寡肽转运的营养意义在于黏膜摄入肽类在蛋白质吸收中占有重要或可能是主要地位。在小肠功能减退时，以肽形式的氨基酸转运保持不变。因此，对严重小肠黏膜功能障碍引起的慢性营养不良，口服寡肽混合剂的效果优于游离氨基酸，在临床上表现为肠道吸收水解蛋白优于游离氨基酸。

3. 脂类的消化吸收

食物中的脂类主要是三酸甘油酯、胆固醇和脂溶性维生素。脂类的消化吸收过程很复杂，涉及酯酶水解的化学过程和脂解产物的微团形成、溶化、弥散等物理过程。弥散作用是脂类吸收的决定性因素，吸收本身是一个被动的过程。中、短链（少于12碳链）脂肪酸大部分直接进入门静脉，长链脂肪酸、甘油一脂和胆固醇在细胞内再酯化，然后进入淋巴系统。

4. 脂溶性维生素的吸收

维生素A、D、E、K是无极性的大分子，吸收依赖微团的增溶作用，胆汁对这些维生

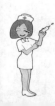

素的吸收起重要作用。目前尚不清楚脂溶性维生素进入细胞的具体过程。主要的转运途径是淋巴系统，但少量的维生素 A 和 E 也可经门静脉系统转运。

5. 水溶性维生素的吸收

维生素 B_6 依赖弥散作用被吸收；维生素 C 涉及钠依赖性的主动吸收性，可在小肠的任何部位被吸收；维生素 B_{12} 在回肠与受体结合被吸收。对其他水溶性维生素的转运过程目前了解甚少。

6. 水、电解质的吸收

成人每天可吸收 15～20 L 水、1 500～3 000 mmol 钠，吸收部位主要在小肠近端 100 cm，回肠、结肠可能只参与最终的保存过程。胃几乎不吸收水和电解质，十二指肠则允许水、电解质自由出入。回肠、结肠的水、电解质的吸收不受营养素或碳酸氢的影响，钠的吸收是一个主动的过程，氯的吸收更快，与碳酸氢进行部分交换有关。整个小肠吸收铁的功能，主要是在十二指肠及近端空肠。铁的吸收受到化学形式、上皮细胞的摄取机制和机体对铁的需要量几方面因素的影响。

二、肠内营养的适应证和禁忌证

1. 经口摄食不足或禁忌

（1）不能经口摄食：因口腔、咽喉炎症或食管肿瘤手术后。

（2）经口摄食不足：营养素需要量增加而摄食不足，如大烧伤、创伤、脓毒病症、癌症及化疗、放疗时。

（3）经口摄食禁忌：中枢神经系统紊乱，知觉丧失，脑血管意外以及咽反射丧失而不能吞咽者。

2. 胃肠道疾病

（1）短肠综合征：由于克罗恩病、肠系膜动脉或静脉栓塞、肠扭转而需要切除小肠的患者，术后应以 PN 作为营养支持，有的甚至需要长期 PN。但有的在适当阶段采用或兼用肠内营养，更有利于肠道发生代偿性增生与适应。

（2）胃肠道瘘：肠内营养适用于提供的营养素不致从瘘孔流出的患者。要素肠内营养较非要素肠内营养更能降低瘘液的排出量，适用于低位小肠瘘、结肠瘘及远端喂养的胃十二指肠瘘。高位胃和十二指肠瘘应由空肠造口给予要素肠内营养。近端至少有 100 cm 功能良好的小肠的小肠瘘，可以由胃内喂养。

（3）炎性肠道疾病：溃疡性结肠炎与克罗恩病在病情严重时，应采用 PN 使肠道得到休息。待病情缓解，小肠功能恢复至可耐受要素肠内营养时，通过谨慎的连续管饲，亦可提供充分的热量与蛋白质。

（4）胰脏疾病：虽然肠内营养是否有助于胰腺炎的治疗尚未肯定，但多数人主张在处理胰腺炎的并发症而需开腹时，或病情不严重的胰腺炎患者在麻痹性肠梗阻消退后，采用空肠喂养是恰当的，因其可减轻胰液外分泌，并给予营养支持。

（5）结肠手术与诊断准备：要素肠内营养无渣，适用于结肠手术或结肠镜检查与放射照相的准备，因其可使肠道干净、菌丛改变并降低感染。

（6）憩室炎，胆盐腹泻，吸收不良综合征及顽固性腹泻。

3．其他

（1）术前或术后营养补充：需要择期手术的营养不良患者，于术前经两周肠内营养，使代谢状况得到改善。在腹部手术后24小时，小肠蠕动及吸收功能逐渐恢复正常。所以，在主要手术完毕后应放置空肠造口喂养管，使术后可及时喂养。

（2）心血管疾病：心脏病恶病质时，如经口摄入的热量不足1 000 cal/d，则需肠内营养补充。如低于500 cal/d，则应采用全份肠内营养以维持其代谢需要。

（3）先天性氨基酸代谢缺陷病。

三、肠内营养的禁忌证

肠内营养的禁忌证有麻痹性和机械性肠梗阻、消化道活动性出血及休克。严重腹泻或极度吸收不良时应慎用EN。

四、肠内营养制剂

（一）肠内营养制剂的成分

1．蛋白质

（1）鸡蛋、牛奶或肉泥等完整的天然蛋白质。

（2）牛奶、大豆或蛋清制成的蛋白分离物。

（3）水解蛋白类，主要为一些肽类和少部分氨基酸。

（4）短链肽。

（5）结晶氨基酸。

氮的有效利用与同时提供的热量多少成正比。如无足够的热量，则蛋白质将作为热源利用。正常人所需的非蛋白热量：氮为300 kcal∶1 g。在疾病和损伤情况下，提高到150 kcal∶1 g。

2．碳水化合物

在肠道营养配方中，碳水化合物是主要热源。选择时应考虑肠道黏膜的消化和吸收能力，多数碳水化合物主要在肠黏膜刷状缘水解、吸收。部分患者体内缺少双糖酶或乳糖酶，使这些不能消化的糖存留在肠腔内，进入结肠后由于渗透作用，大量水进入肠腔，加上细菌作用产生的酸和气体刺激，加速肠道运动，造成腹泻，还可出现肠鸣、肠痉挛和腹胀等症状。腹泻还加重了对其他营养物质的吸收不良。

3．脂肪

脂肪提供的热量高，并可携带脂溶性维生素，补充必需脂肪酸。脂肪的渗透压不高，还能增加食物的香味。多数配方含长链脂肪酸，少数配方中用中链脂肪酸与长链脂肪酸以不同比例混合。由于中链脂肪酸的吸收不依赖胰脂酶或胆盐，有明显消化吸收功能障碍时，低脂或含中链脂肪酸的配方较有利，但肝硬化、门—体分流、有肝性脑病倾向者，慎用中链脂肪酸，因其可使酮体增加，导致酸中毒。此外，还应注意必需脂肪酸的补充。

4．维生素和矿物质

在大多数配方中，大约2 000 mL溶液所含的维生素可达到每日需要量，但在某些疾病或创伤时，某些维生素的需要量可能会增加。

5．水

水也应作为一种重要的营养物质。水的来源主要为饮水、进食、摄入水和体内氧化内

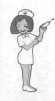

生水，每千克体重成人每天需水 35 mL，儿童为 50~60 mL，婴儿为 150 mL，肠道配方中含水量差别很大，从 70% 至 95% 不等。

6. 残渣

健康成人每天排泄粪便 75~150 g，其中 70% 是水分，其余为各种有机物和无机物以及大量细菌。肠内营养配方大多为低渣或无渣，长期进行肠道营养的患者，若无禁忌，应适当补充一些有渣成分，以改善肠道功能。

7. 渗透压（渗摩尔浓度）

营养液的渗透压主要由小分子物质决定，如糖类、游离氨基酸、电解质对渗透压的影响最大。正常体液的渗透压为 300 mmol/L，当高渗透压的营养液进入胃肠道时，胃肠道将分泌大量水以稀释溶液的浓度，加速肠蠕动，患者出现腹部不适和恶心、腹泻的症状，但也因此逐步建立对高渗透压的营养液的耐受性。然而，等渗配方并不能保证所有患者不出现并发症，在防止并发症方面，喂养技术常常比营养液的渗透压更重要。

8. 肾溶质负荷

肾溶质负荷是指 EN 溶液中需经肾脏排出体外的一些溶质的浓度。这些溶质主要是蛋白质的终端代谢产物尿素以及钠、钾、氯等电解质。肾溶质负荷越重，肾脏的负担亦越大。

（二）肠内营养制剂分类

肠内营养制剂可按不同方法分类，根据临床应用指征可分为：①自然食品制剂；②大分子聚合物制剂；③单体配方制剂；④特殊配方制剂；⑤调节性制剂。根据肠内营养制剂的组成，可将其分为成分制剂、非成分制剂、组件制剂和疾病导向型制剂。现介绍后一种分类方法。

1. 成分制剂

成分制剂所含营养素齐全，包括自然食物中各种营养要素，是一种含有氨基酸、葡萄糖、脂肪、多种维生素和矿物质的治疗饮食。这种食物已精制至可以直接吸收或接近直接吸收的程度，无须消化，几乎全部被利用，已被公认为一种有效的临床营养支持手段。主要有：①氮源为氨基酸混合物：Elental（爱伦多）；②氮源为低聚肽：Pepti-2000（百普素）；③氮源为蛋白质水解物：Nutrison（能全素）、Ensure（安素）、复方营养要素。

2. 非成分制剂

以整蛋白为氮源，渗透压接近等渗。

3. 组件制剂

组件制剂又称不完全制剂，是仅含一种或以一种营养素为主的肠内营养制剂。组件制剂主要包括蛋白质组件、脂肪组件、糖类组件、维生素组件和矿物质组件。它可对完全制剂进行补充或强化。

4. 疾病导向型制剂

兼具治疗与营养支持的双重目的，主要有：①先天性氨基酸代谢缺陷制剂；②肝肾功能衰竭用制剂；③创伤用制剂饮食；④其他（如减肥用制剂）。

五、肠内营养的输入途径

肠内营养的输入途径有口服、咽造口、鼻胃插管、胃造口、空肠造口、经"T"管空

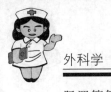

肠置管等多种。临床上应用最多的是鼻胃插管和空肠造口两种途径。

（一）鼻胃插管喂养途径

优点：胃的容量大，对营养液的渗透压浓度不敏感，适应于应用要素饮食、匀浆饮食、混合奶的 EN 支持。

缺点：有反流与吸入气管的危险。

（二）空肠造口喂养途径

肠内营养支持最普遍应用的是空肠造口喂养途径。

优点：①较少发生液体饮食返流而引起的呕吐与误吸，这是 EN 支持最易发生的严重并发症之一；②EN 支持与胃十二指肠减压可同时进行，对胃十二指肠外瘘及胰腺疾病患者尤为适宜；③喂养管可长期放置，适于需长期营养支持的病人；④病人能同时经口摄食；⑤病人无明显不适，机体和心理负担小，活动方便。

空肠置管方法：空肠造口手术可在原发疾病手术的同时附加完成，亦可单独施行。考虑到手术后患者的恢复和营养需要，下述患者在原发疾病手术治疗的同时宜施行空肠造口：①手术时有营养不良的患者；②重大复杂的上腹部手术后需行早期肠道营养灌注的患者；③坏死性胰腺炎患者；④需要剖腹探查的多处创伤患者；⑤准备手术后行放疗或化疗的患者；⑥食道、胃十二指肠手术后，患者宜施行备用性空肠造口，以备发生吻合口瘘等并发症时维持营养用。

由于插入的喂养管径细小，为避免管腔堵塞，对液体饮食的质量要求较高，并需要输液泵提供输注动力。

为了减少腹泻并充分利用小肠功能，插管应在距屈氏韧带 15 ~ 20 cm 处进行。

（三）经"T"管空肠置管喂养途径

这也是空肠喂养途径，但无须在空肠上造口，常用于胆道手术。方法是术中留置"T"管时经"T"管的长臂穿刺置入空肠营养管，经"T"管短臂送入胆总管下端，再经 Oddi 括约肌置入十二指肠远端或空肠内。

（四）经胃造口置管喂养途径

经胃造口置管喂养途径进行肠内营养避免了对鼻腔的刺激，而且可用于胃肠减压、pH 监测、给药等。胃造口可采取手术（剖腹探查术或腹腔镜手术）或非手术方式，经皮胃镜下胃造口术（PEG）无须全麻，创伤小，术后可立即灌食，可置管数月至数年，满足长期喂养的需求。

六、肠内营养的投给方式

（一）一次性投给

将配好的液体饮食用注射器通过喂养管缓慢地注入病人胃内，每次 200 mL 左右，每日 6 ~ 8 次。但多数患者难以耐受，因其易引起腹胀、腹痛、腹泻、恶心与呕吐，有些患者经过几天的适应亦可逐步耐受。此投给方式适用于鼻饲法注入匀浆饮食、肠插管造口患者，不应一次性投给，因其可导致肠管扩张而产生明显的症状。

（二）间歇重力滴注

将配好的液体置输液吊瓶内，经输液管与 EN 喂养管相连，缓慢滴注，每次 250 ~ 500 mL，速率 30 mL/min，每次持续 30 ~ 60 min，每日滴注 4 ~ 6 次。如患者胃肠道正常或病

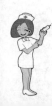

情不严重时，多数可以耐受。此种方式较为常用，其较连续输注使患者有较多的活动时间，并有类似正常膳食的间隔时间。

（三）连续输注

通过重力或输液泵连续12~24 h输注。目前多主张用此种投给方式，特别适用于危重病人及空肠造口喂养病人。输入的体积、浓度、速率必须从低值逐渐调节至病人能耐受的程度。开始时速率为40~60 mL/h，3~5天后逐渐增至100~125 mL/h，此后再逐渐增加浓度、体积，通常需7~10天时间病人才能达到肠内营养需要。

七、肠内营养的并发症及其防治

1. 胃肠道方面的并发症

肠内营养支持中最常见的并发症是胃肠道方面的并发症，这些并发症大都能被及时纠正处理，以恶心、呕吐和腹泻为最常见。发生恶心和呕吐的原因很多，主要有：营养液气味难闻；营养液的高渗透压导致胃潴留；输注速度过快；对乳糖不能耐受；营养液中脂肪比例、含量过高。临床上可作相应处理，以预防或减少恶心、呕吐的发生。适当控制输注速度、浓度和温度亦有助于预防此并发症的发生。因国人一般不喜欢冷食，故使营养液保持一定温度也有重要意义，本院在行肠内营养支持时，在营养液进入人体前使用加热器加温至30 ℃~40 ℃，可减少胃肠道反应。

发生腹泻的主要原因有：①全身情况的改变或乳糖酶的缺乏，影响人体的肠道吸收能力；②外源因素（细菌毒素、泻药、抗生素等）和内源因素（肠腔内胆酸和脂肪酸的改变）；③肠道吸收和分泌功能的异常。为预防腹泻的发生应随时调整肠内营养液的浓度，以改变营养液的渗透压，便于肠道适应。选用无乳糖的营养液，并给患者口服胰酶，这样可以防止因缺乏乳糖酶和脂肪酶而致的腹泻；另外，注意营养液保持适宜的温度也有助于防止患者腹泻。

2. 代谢并发症

代谢并发症包括水、蛋白质、糖、电解质和微量元素代谢异常。

（1）输入水分过多：为避免发生输入水分过多，在肠内营养支持中应从小剂量、低速度开始并加强监测。

（2）非酮性高渗性高血糖：处于糖尿病急性发作期或过去有过隐性糖尿病的患者，有时使用的组件式营养液中葡萄糖的浓度太高、输入速率过快也可能导致非酮性高渗性高血糖。这种并发症亦能引起脱水。

（3）肝功能异常：在进行肠内营养支持时常伴有转氨酶升高，一旦停用肠内营养支持，肝功能即能恢复正常，这种转氨酶升高呈非特异性，这可能是营养液中的氨基酸进入肝内分解，对肝细胞产生毒性所致；亦可能为大量营养液吸收进入肝后，激发增强肝内酶系统新的活性所致。

3. 机械方面并发症

肠内营养支持所致机械方面并发症主要与肠内营养管的大小、质量、位置和输液管的效能有关，也与临床医生置管的经验有关。主要有：①鼻喉部不适；②鼻部糜烂和坏死；③鼻中隔小脓肿；④急性鼻窦炎、中耳炎、腮腺炎；⑤喉部水肿引起声嘶；⑥脑外伤时插管易引起颅内感染；⑦由于管道的压迫、创伤和胃食道返流而易形成食道炎、食道溃疡和气管食道瘘；⑧长期置鼻胃管后有时管道在胃内扭转，不易拔出；⑨胃、空肠造口处理不当有时引起腹膜及管道周围溢出胃肠液，导致腹膜炎和伤口感染；⑩输液泵失去正常工作性能使输液速度不均匀或造成输液管道破损、营养液外溢。以上并发症的预防主要在于加强护理监测、积累临床管理经验，及早发现、及时处理。

4. 感染方面并发症

在肠内营养支持中，发生误吸后，病人会突然出现呼吸道炎症或呼吸功能衰竭，称吸入性肺炎。在临床上若发现患者有呼吸急促、心率加快、X 线表现肺部有浸润影，这是吸入性肺炎的一种表现。老年人由于全身组织结构的萎缩和退行性变，常有吞咽障碍、误吸增加、咳嗽反射减弱，加之老年人胃肠功能逐渐减弱，吞咽肌力下降，食道肌的松弛更易发生胃内容物返流而引起误吸，特别是老年人在睡眠中不易被自己或家人发现，无意中误吸返流的胃内容物而易引起肺部炎症。预防吸入性肺炎的发生最重要的是将患者置于半卧位，使床倾斜 35°，防止胃潴留及返流，同时应经常检查胃潴留情况，若胃内潴留液体超过 150 mL，必要时可停止滴注营养液或减慢速度。对原有呼吸道病变者，可考虑行胃或空肠造口进行肠内营养支持。发现患者误吸后，应立即停用肠内营养，并将胃内容物吸尽，立即从气管内吸出液体或食物颗粒，即使小量误吸，亦应鼓励咳嗽，咳出气管内液体，给予静脉输液及皮质激素消除肺水肿，适当用抗生素治疗肺内感染。

营养液及输送系统器械管道的污染也可导致感染，临床上常用鼻胃管进行肠内营养，这样插管时就可能将咽部细菌带入胃内，在胃内繁殖生长，进而导致肠炎、腹泻，甚至更为严重的全身感染，这可事先进行鼻咽部的细菌培养以供及时监测。营养液和输送管道器械在配液和更换管道时有可能被污染，主要是操作不符合规范所致，另外，局部管道不及时清洗，配成的营养液在空气中暴露时间长也是引起营养液污染的一个重要环节。有时在管道接头处常因营养液留存而导致细菌污染，引起患者肠炎腹泻。

5. 精神心理方面并发症

进行肠内营养支持通常采用置入鼻胃管的方式，部分患者对此不接受，患者自感口渴、失去对味觉的体会或感觉营养液的味道异常，都会引起患者对肠内营养支持耐受力的下降，由于患者失去咀嚼食物、吞咽食物的感觉，限制了咀嚼运动，见到食物后有饥饿感。由于鼻胃管的存在，患者常经口呼吸，引起口干、流鼻涕，对这类患者应及时补充水分。鼓励用鼻呼吸，改进置管的方式和管的质量，在营养液中加一些佐料，使其有一种可口的味道，病情允许时应鼓励患者进行咀嚼运动，多活动，以满足其心理要求。

八、肠内营养的监控

应定期检查血钠、钾、尿素氮、钙、磷、镁、总蛋白、胆红素、血、尿糖和凝血酶原时间，开始时每周 2 次，至 EN 的定量及热卡稳定后改为每周 1 次。定期记录体重、氮平衡、出入量及营养参数。对腹泻、恶心、呕吐、肠痉挛和腹胀等消化不能耐受的症状，应及时记录并给予相应的治疗。

（姜海平）

第三章 腹腔镜外科及其发展

第一节 腹腔镜外科的历史与发展

一、腹腔镜外科的起源与演进

腹腔镜的应用起源于 1901 年俄国妇科医生运用窥阴镜进行的腹腔检查，随后的几十年里，应用于腹腔诊断的器械与方法不断地发展。1980 年，德国妇产科医师 Semm 教授在德国基尔首次成功地用腹腔镜技术施行了阑尾切除术，率先将腹腔镜技术引入外科手术治疗领域。从 1985 年开始，人们即着手进行腹腔镜切除胆囊的动物试验和临床研究。Philipe Mouret，Franco Dubois 及 Jacques Perissat 三位法国人率先开展人体腹腔镜胆囊切除术（laparoscopic cholecystectomy，LC）。1987 年 3 月，法国里昂的妇科医师 Philipe Mouret 在他的诊所为一名 50 岁的女病人因为疼痛性盆腔粘连而施行腹腔镜粘连松解时，应病人的要求，同时为病人切除了有结石的胆囊，成功地完成了世界上第一例临床腹腔镜胆囊切除术，由此 Philipe Mouret 成为现代腹腔镜外科手术的奠基人。电子内窥镜与电视的结合，给腹腔镜手术方式带来了革命，电视腹腔镜胆囊切除术的成功开展，使腹腔镜技术在外科的使用价值真正展现出来，引起广大医生和病人的关注并为他们所接受，使之能够以燎原之势在全球广泛而迅速地开展起来。30 年来，随着腹腔镜技术的不断提高，经验不断积累，腹腔镜设备和器械的不断完善和改进，腹腔镜医师开展工作的信心不断增加，他们已经成功地将腹腔镜手术扩展至胆道、胃肠道、肝脾胰以及大部分开腹性手术，还成功地将手术范围扩展到没有自然腔隙的腹股沟区、腹膜后、颈部、胸前、腋窝，开展了腔镜疝修补术、腔镜甲状腺切除术、腔镜腋窝淋巴结清扫术等。

二、腹腔镜外科在我国的发展

20 世纪 90 年代，LC 除了在欧美开展以外，在亚洲也迅速开展起来。1990 年 5 月，日本东京大学山川达郎等人开展了日本第一例 LC，同年 6 月香港中文大学威尔士亲王医院亦开展了这一手术。1991 年 1 月 29 日，广州医学院第一附属医院邀请香港威尔士亲王医院的外科医师钟尚志表演了 LC 手术，拉开了在中国内地开展这一高新技术的序幕。在国内最先报告电视腹腔镜胆囊切除术的是云南曲靖地区医院的外科医师苟祖武。1991 年下半年，腹腔镜胆囊切除手术在广州、上海、北京、昆明、成都等地相继开展并迅速传播到全国。1992 年，山东的胡三元和成都的张诗诚相继开展了腹腔镜胆总管探查手术。1993 年，上海的郑民华教授率先开展了腹腔镜辅助结直肠手术。1994 年，上海的仇明和郑成竹首先开展了腹腔镜胃切除手术。1994 年，上海的周伟平和广州的王存川相继开展了腹腔镜肝切除术。2001 年，王存川和仇明相继开展了经胸壁进路颈部无瘢痕的腔镜甲状腺手术。2002 年以后，卢榜裕、郑民华、王存川、蔡秀军、许军、苗毅等相继开展了手术难度很高

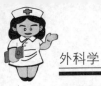

的腹腔镜胰十二指肠切除术。目前我国腹腔镜手术的例数、开展范围及手术效果均处于国际先进水平。郑民华、郑成竹、王存川、仇明、徐大华、胡三元、王秋生、秦鸣放、刘荣、蔡秀军、张寰、周总光、余佩武、李健文等一大批腹腔镜外科的年轻开拓者们对我国腹腔镜外科事业的发展作出了卓越的贡献，正是他们开拓进取的创新精神、不畏辛劳的科学态度以及认真严谨的工作作风，推动了腹腔镜外科的普及，使更多的病人因微创手术而受益。

第二节　腹腔镜外科的现状与简介

一、现代腹腔镜

自 20 世纪 80 年代初，电子内窥镜与电视相结合使医生能够通过二维图像和微创器械完成诸如 LC 等系列手术。随着科技的不断发展，新材料、新方法以及新理论、新理念的出现，推动了腹腔镜外科的革命，使这一领域成为一门崭新的并具有广阔前景的学科。腹腔镜外科手术是依靠光源、腹腔镜摄像机和监视器代替医师肉眼观察手术部位并通过腹壁穿刺口进行的腹腔手术，其目的是在达到开放性手术效果的基础上，减轻手术本身对患者特别是对腹壁组织的创伤，缩短术后的康复时间，并减少并发症的发生。腹腔镜外科发展的历史实际上也是一部腹腔镜手术设备与器械的更新发展史。正是因为有了腹腔镜外科医师用微小创伤完成对疾病诊断与治疗的锲而不舍的追求，有了现代机械学、物理学、光学、信息学等学科的发展，才有了医学与以上学科的结合，有了创新，有了满足患者要求创伤最小化的条件，才有了现代腹腔镜外科的飞速发展。设备与器械的发展受到腹腔镜诊断与治疗需要的影响，而同时又对腹腔镜技术应用领域的不断扩大发挥了不小的推动作用。立志从事腹腔镜外科的医生应先熟悉掌握腹腔镜手术的基本设备与器械的原理和性能，唯有这样，才可能从容、顺利地开展和完成各项腹腔镜手术操作。

（一）腹腔镜手术设备

随着相关科学技术和腹腔镜手术种类的日益增多，腹腔镜手术设备也日新月异。开展腹腔镜手术的设备可分为必须具备的基本设备及开展复杂腹腔镜手术的其他设备。

基本设备包括：腹腔镜、电视摄像系统、冷光源、二氧化碳气腹机。

1. 腹腔镜

现代腹腔镜源自 20 世纪 60 年代 Hopkins 引进的柱状镜头系统，其核心作用是把腹腔内图像聚焦传递给摄像头。

（1）腹腔镜的直径与长度：常用腹腔镜外径有 10 mm 和 5 mm 两种，长度多为 300 ~ 335 mm，10 mm 腹腔镜传递的光线强度比 5 mm 腹腔镜高 5 倍，能提供较大的视野和更好的放大倍数，适合开展较大、较复杂的手术，5 mm 腹腔镜视野相对较小、光线偏暗，但更具微创特点，适合开展腹腔内检查诊断或简单小手术。相信随着光学传感技术的发展，腹腔镜的直径会向更细、更微创的方向发展。

（2）腹腔镜的视角：根据视角不同，腹腔镜有 0°、30°、45°、70°角镜，0°角镜视野小，操作时无须旋转镜身，适合初学者使用；角度镜视野大，利用光线折射的原理将图像传递给摄像头，适合开展比较复杂的腹腔镜手术。

（3）腹腔镜的放大作用：不同直径的腹腔镜和监视器可产生不同的放大效果，腹腔镜放大的倍数与镜头和被观察组织器官间距离成反比（见表3-1）。一般腹腔镜视野深度为 10～100 mm，最佳距离为 10～50 mm。

（4）小儿腹腔镜：小儿外科适合新生儿、婴儿使用的腹腔镜有直径 2 mm、3 mm、4 mm，长度为 180 mm 的小儿腹腔镜。

表3-1　腹腔镜放大倍数

镜头与被观察组织器官间距离（mm）	放大倍数
40	1
30	2
20	4
10	6

2．电视摄像系统

（1）摄像头：摄像头与腹腔镜目镜相接，其作用是将腹腔镜图像通过光导纤维输入到信号转换器。理想的摄像头应具备如下功能：①便携：重量轻，体积小，便于手术操作。②图像质量高：灵敏度、清晰度、分辨率高，利于手术精细解剖操作。摄像机大致经历了单晶片、三晶片、三维图像摄像机几个发展阶段，目前多数腹腔镜手术常用的摄像头为三晶片二维成像系统，其中三晶片数码彩色摄像头分辨率可达 700 线以上，可满足不同的腹腔镜手术要求。

（2）信号转换器：将摄像头输入的电信号转换为视频信号，输出到监视器或录像机上。信号转换器配有色彩调谐和增强功能，术前可通过对白获得最佳图像效果。

（3）监视器：影像链中最后一环，接收摄像头和信号转换器输入的视频信号，最终将术野图像显示于屏幕上，医师通过观察图像进行手术操作。监视器要图像质量好、分辨率高，并应与摄像头相匹配。一般监视器分辨率为 450～900 线，大小为 36～54 cm，目前已有 720P、1 080P 甚至更高像素的高清、超高清宽屏监视器出现。清晰度高的监视器能够显露更加细微的组织，拥有更高的分辨率，对于解剖细小的血管神经等结构具有重要意义。监视器放置高度以与术者目视高度平行或略低为宜，可减轻术者长时间、大手术的疲劳。监视器也可由清晰度较高的电视机代替，但应注意与摄像头的兼容。

3．冷光源

所谓"冷光"，是将一块隔热玻璃插在光源与光缆之间，进入光缆的光含强度很高的照明度而不含热的成分。20 世纪 60 年代以来，现代内窥镜光源都装备了冷光源，其基本设备包括冷光源机和冷光源线。一般用于腹腔镜手术的光源输出功率在 150 W 以上，早期多装备卤素灯，现腹腔镜使用的冷光源多为氙灯。

4．二氧化碳气腹机

进行腹腔镜手术时要求建立必要的手术空间，以提供良好的视野和操作空间，因此人们想到了用气体作膨腹介质。理想的注入气体应该无毒、无色、不易燃、在血中易溶解、对人体生理影响最小。人们先后尝试了用空气、氧化亚氮、氦气、氩气和二氧化碳，最后选中二氧化碳气体。二氧化碳气腹机分为半自动和全自动两种，目前得到普遍使用的是全

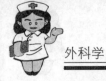

自动二氧化碳气腹机，其连接方式是将二氧化碳钢瓶与气腹机通过高压管连接，二氧化碳气体经气腹机处理后，通过消毒的导管经气腹针或套管注入腹腔。全自动二氧化碳气腹机控制面板均有气体流速、流量表、压力设定开关及压力报警系统。成人手术时压力设置为12～14 mmHg，小儿多设置为8 mmHg，多可满足手术需要。

（二）腹腔镜手术器械

1. 穿刺针

气腹针外径为2 mm，长度有100 mm、120 mm、140 mm三种。针芯前端圆钝、中空且有侧孔，可以通过针芯注水、注气和抽吸。针芯的尾部有弹簧保护装置，穿刺腹壁时，针芯遇阻力回缩针鞘内，针鞘刺入腹腔内落空，阻力消失，针芯因弹簧作用再突入腹腔，圆钝针芯有助于保护腹腔内器官组织。新型的穿刺针，不仅在保护内脏组织方面做了许多改进，而且可让术者在直视下进行穿刺，术者可直接通过穿刺针观察到穿刺针到达腹壁的层次。

2. 套管针与转换帽

套管针有两类：一种为金属套管针，可反复使用，另一种为一次性使用塑料套管针。针芯有圆锥形、多刃型和撑开型。它们各有优缺点：圆锥形穿刺时不易损伤腹壁血管，但较钝，穿刺时较费力；多刃型穿刺时省力，但对腹壁损伤较大；撑开型的原理是用力将腹壁组织撑开，不易损伤腹壁血管，对腹壁损伤更小，但价格较贵。套管针尾端有自行关闭的阀门防止漏气。套管针内径有3～33 mm不等，腹腔镜外科最常用的有5 mm、10 mm和12 mm几种。套管针刺入后，拔出针芯，套管保留，提供腹腔镜及手术器械进入腹腔的通道。转换帽与套管针尾端相接，可在不同外径之间变换，容纳不同外径的手术器械通过。

3. 分离钳、抓钳、手术剪

分离钳有直头与弯头两种。钳杆及柄绝缘，尖头及尾端导电，不通电时作组织分离用，通电时可用作电凝止血。分离钳长330 mm，外径5 mm，一般可作360°旋转，便于操作。抓钳用于固定、夹持组织，根据对组织抓持损伤程度分为有创和无创两类。杆柄可无绝缘层。常用的有锯齿形抓钳、鼠齿形抓钳、匙形咬口抓钳。外径有5 mm和10 mm两种，长度为320 mm，器械手柄处常有棘轮结构状锁扣，有助于减轻手术时手控疲劳。手术剪外径有5 mm和10 mm两种，长度为310 mm，一般带有绝缘层和电极头，可同时止血。常见有直头剪、弯头剪、钩形剪，弯头剪有左弯剪、右弯剪，手术中应灵活选用。

4. 单（双）极高频电刀

1926年，William Bovie制作了世界上第一台现代电外科设备，开创了电外科时代。Mouret完成的世界上第一例腹腔镜胆囊切除术就是用单极电刀完成的，直到目前电刀仍是腹腔镜外科手术主要的解剖止血工具。从某种意义上说，腹腔镜手术较开腹手术更依赖单（双）极高频电刀的电切或电凝功能。高频电刀的工作机制核心是利用电流通过机体所产生的热损害作用进行电凝和电切，其工作温度可达100 ℃～200 ℃，电凝损伤可波及周围5 mm范围。一般电刀输出功率为150～200 W，手术时常用功率为60～80 W，最大输出功率不应超过200 W，以保证病人安全。电刀存在潜在的危险，首先，如手术器械绝源层破坏可导致电流短路，造成腹腔内脏电灼伤；其次，手术医生操作失误，如电极头接触到其他金属器械或者电凝靶器官组织细胞干燥脱水而致阻抗增大时，电流可能流向临近的低阻抗的组织而引起非靶器官组织损伤；再次，电容耦合作用也可以导致腹腔内脏损伤。腹腔镜手术使用高频电刀与开腹手术时类似，又有别于开腹时的情况。因为它是在一密闭体腔内使用电刀，电流运动存在"趋肤效应"，有意外伤及远处器官特别是空腔脏器如肠管等可能，控制较低频率、负极板贴在临近手术部位处有助于避免意外损伤。

电凝钩是腹腔镜手术常用的重要器械，可用于解剖、分离、电切和电凝止血。电凝钩有"L"形和直角形，电凝钩是一种消耗性器械，使用时间久时绝缘层易磨损，应注意定期检查。电凝棒、电针、电铲主要用于创面止血，不过作用面积各有不同。电凝钩的外径一般为 5 mm，长度为 340 mm。

5. 超声刀

20 世纪 90 年代，超声刀被引入腹腔镜外科，随即显示了强大的生命力。超声刀的工作原理是通过超声频率发生器使金属刀头以 55.5 kHz 的超声频率进行机械振荡，使与刀头接触的组织内的水分子汽化、蛋白质氢键断裂、细胞崩解、组织被切开或者凝固、血管闭合，以达到切割组织和止血的目的。而在腹腔镜外科手术中广泛使用的单极电刀的工作原理，是电流通过人体组织时电阻增大引起发热至 100 ℃ ~ 200 ℃ 高温而使组织细胞变性、坏死、干燥皱缩、汽化、碳化、焦痂，以达到止血或切割的目的，对于操作比较简单的腹腔镜外科手术，是一种有效和常用的工具。但是，由于电刀能够凝固的血管比较细，若需要处理大小网膜、肠系膜、粘连带等血管多而粗的组织，电刀就显得不够理想，不但出血多，需要的时间长，而且使用钛夹等也比较多。旧式的超声刀的振荡频率为 24 ~ 35 kHz，只能够切割部分实质性组织，如肝、脑组织，并保留其中的结缔组织。而新的超声刀的振荡频率为 55.5 kHz，能够切割除骨组织以外的任何人体组织，且其凝血效果比较好，可以安全凝固 3 mm 以下的动静脉，甚至可以凝固粗至 7 mm 的血管。与电刀相比，超声刀在腹腔镜外科手术中的应用具有明显的优点，如其精确的切割作用，使它可安全地在重要的脏器和大血管旁边进行分离切割；少烟少焦痂使腹腔镜手术视野更清晰，缩短手术时间；无电流通过人体，刀头温度低于 80 ℃，周围传播距离小于 5 μm，使手术更安全，减少了并发症的发生；超声刀使腹腔镜胃肠道等操作比较复杂的出血量和手术时间明显下降，手术困难度下降，使其推广普及成为可能。

6. 冲洗和吸引管、标本袋、牵开器与腹腔镜拉钩

在腹腔镜手术出血或冲洗时使用，一般外径 5 mm，长度 330 mm，前端钝圆、中空且有侧孔，尾端有控制冲洗及吸引的开关。在某些手术中，冲洗和吸引管还能起到暴露组织的作用。腹腔镜手术标本取出时为避免污染腹腔，需要装进标本袋，便于取出。理想的标本袋应不透水、够结实而不易破损。市面上有不同型号的一次性标本袋，有时也可根据手术标本大小用医用安全套、塑胶手套、一次性尿袋、普通塑料胶袋等自制。腹腔镜手术时，为使某些组织器官显露，人们设计了各种不同类型的牵开器与腹腔镜拉钩。扇形牵开器可用于牵开手术野的肝脏、结肠、大网膜等脏器；带翼牵开器则适合在食管下段或胃近端手术中用来牵开肝左叶。腹腔镜拉钩则以五爪扇形拉钩为代表，拉钩末端有调节旋钮，可控制张开范围及弯曲角度。

7. 持针器、推结器、圈套器

持针器分为直头和弯头两种，一般外径 5 mm，长度 450 mm，不带绝缘层，夹持面有螺纹，持针器可 360°旋转，以利于术者方便地进行腹腔内缝合。推结器可将 Roeder 结推至腹腔并扎紧，一般外径 5 mm，长度 330 mm，尖端有细孔，能容 7 号丝线通过。圈套器

为一次性耗材，可用于结扎胆囊管、阑尾根部、含血管的较大块组织，有成品出售。用可吸收线或者合成线做好一个滑结，套扎拉紧滑结后，在组织液的作用下，线会部分膨胀，从而使线结更紧，不会松脱。

8. 腹腔镜线型切割吻合器和圆形吻合器

腹腔镜线型切割吻合器是腹腔镜手术的重要工具，对于腹腔镜胃肠手术和其他一些复杂腹腔镜手术来讲，没有它，很多手术是不可能在腹腔镜下完成的，如切割和关闭胃与肠管，切割大的血管，行吻合手术等，用于腹腔镜胃切除、肠切除、脾切除、肾切除、子宫切除等。可打出相互咬合成排的钉子，每侧两排或三排互相错开，在钉合时中间的刀片同时将中间切开。钉子的高度为 2.5 mm、3.5 mm、4.8 mm 不等，钉仓的长度有 35 mm、45 mm、60 mm 不等，可根据组织的厚度与宽度灵活选用。部分腹腔镜用线型切割吻合器前端可侧弯 45°。腹腔镜圆形吻合器用于空腔脏器之间的吻合。器械头外径一般有 21 mm、25 mm、29 mm、33 mm 四种可供选择，需配合使用圆形吻合器附件，包括荷包缝合钳、腔内钉仓、把持钳等。

（三）腹腔镜手术技术

自从腹腔镜技术应用于腹部外科手术后，常规的外科技术在腹腔镜外科中已不再适用，这是因为腹腔镜外科医生不能直接触摸欲处理的器官或组织，他必须适应只凭视觉进行手术操作，而且术者所看到的手术野是观察镜摄取并投射到监视器上的，他只有通过学习才能掌握正确的空间想象力，进而完成手术。在电视监视器上，手术野不再是三维而是二维的画面，这些都需要腹腔镜外科医生逐步去适应，逐渐掌握腹腔镜手术的基本操作技术。

1. 体位

在腹腔镜腹部手术中用正确的病人体位以使与手术无关的脏器离开手术野，对手术的显露是十分重要的。大部分的下腹部手术病人需采用特伦德伦伯格氏卧位（Trendelenburg），又称屈氏位，使手术台向头侧倾斜 10°～30°，呈头低足高状态，有利于腹内容物自行移至上腹部；大部分的上腹部手术病人需采用反向特伦德伦伯格氏卧位（reverse Trendelenburg），又称反屈氏位，将手术台向尾侧降低，倾斜 10°～20°，呈头高足低状态，腹内容物在重力作用下移向下腹部，让肠管落入盆腔；病人有时还可以取 Lyold-Davis 体位，双下肢分开，膝部稍屈曲，双腿放在支架上，如低位直肠癌手术的体位一样，两腿分开，吻合器经肛管插入体内吻合，适于做腹腔镜直肠癌前切除。这种体位也适用于行上腹部及甲状腺的腔镜手术。

2. 建立气腹

腹腔镜手术操作的顺利，有赖于气腹产生的良好的手术显露。气体可通过 Veress 针或钝头套管充入。建立并维持气腹的常用气体是二氧化碳，该气体难燃，相对稳定，易于从肺中排出，价格便宜，容易制取，且对病人无严重不良影响。

3. 穿刺套管的插入与定位

腹腔镜手术必须建立入腹通道，包括手术通道、显露通道以及观察镜通道。手术通道供插入电凝钩、解剖剪、超声刀、切割器，是操作的主要通道，又称"主操作孔"。显露通道供插入无损伤抓钳、牵开器，以牵引暴露操作对象，又称"辅助操作孔"。观察镜通道就是供插入腹腔镜的通道。建立入腹通道，首先必须进行穿刺套管的插入。常用的穿刺

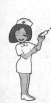

套管有三种基本类型：重复使用的尖头穿刺套管、带安全鞘的一次性穿刺套管、钝头穿刺套管。穿刺套管的定位对于腹腔镜手术的顺利与否有很大的影响。穿刺套管的定位不但要有利于手术，而且要有隐蔽及美容效果。应注意避开腹壁较大神经、血管及膀胱等脏器。穿刺口应尽可能作皮肤横切口，与皮纹方向一致。第一穿刺套管通常供观察镜出入，其位置多选在脐部。经第一套管置入腹腔内的腹腔镜应先做腹腔视诊，根据视诊的结果，再决定其他穿刺套管的定位，具体应根据手术来确定。

4. 腹腔镜的扶持

手术野在监视器上展现的图像质量如何，对腹腔镜手术是非常重要的。它取决于持镜者而不是术者。因此，有关持镜的一些原则，术者和持镜者都应有所了解，以便获得一个良好的手术野图像，并把每个操作动作通过观察镜和摄像头在监视器上展现出来。

5. 结扎、缝合、吻合技术

充分可靠的结扎技术是腹腔镜手术的保障。目前的结扎、缝合、吻合方式有：夹闭法、线环结扎法、打结法、镜下缝合法、缝合器缝合法、线型切割吻合器钉合法、环形切割吻合器钉合法、疝修补钉合器钉合法等。

（四）腹腔镜手术的并发症

腹腔镜手术共有并发症是指与腹腔镜操作有关，而与特定手术无关的并发症，可由手术者对腹腔镜手术知识缺乏或经验不足、手术器械故障或缺陷等原因引起。它包括：特殊体位并发症、人工气腹的并发症、放置穿刺套管的并发症、腹腔镜手术中的内脏损伤、手术野出血、腹壁穿刺孔的并发症、下肢深静脉血栓、腹腔镜手术恶性肿瘤的遗漏、腹腔镜手术与肿瘤种植转移等。通过对手术器械的熟悉、手术操作的熟练、新技术新方法的应用以及采取有效的预防措施可以显著降低上述并发症的发生率。

二、常用的腹腔镜术式

1991 年 9 月初，美国专家来到暨南大学第一附属医院演示手术，仅仅是进行腹腔镜胆囊切除术。从 1995 年 3 月开始扩大腹腔镜外科手术种类，到 1999 年 5 月成立腹腔镜外科，经过 10 年的发展，目前已经开展肝、胆道、胰、脾、胃、十二指肠、小肠、阑尾、结直肠、疝、子宫附件、肾、肾上腺、输尿管、肺等手术 90 余种，在普通外科疾病中已经开展了胆囊切除、术中胆管造影、胆总管切开取石 T 管引流、胆总管切开取石胆管一期缝合、胆道蛔虫取除、胆囊造瘘、胆囊癌根治性切除、胆总管十二指肠吻合、胆管癌切除胆肠吻合、肝部分切除治疗肝内胆管结石；肝活检、肝（段）部分切除、肝囊肿开窗、肝脓肿引流、肝转移癌电凝固化、肝叶切除；胃贯通伤修补、胃十二指肠溃疡穿孔修补、胃迷走神经切断、胃空肠吻合、胃大部切除（B-Ⅰ和 B-Ⅱ）、胃癌根治性切除、胃楔形切除、胃后壁肿瘤切除、胃间隔捆扎减肥术、贲门癌根治术、全胃切除；结肠部分切除、横结肠癌根治、左半结肠切除、Dixon 手术（包括直肠全系膜切除低位保肛术）、右半结肠切除、全结肠切除并直肠子宫附件悬吊、直肠悬吊、Miles 手术、结肠造瘘、移动盲肠固定、先天性巨结肠切除；经腹腔腹股沟疝修补、疝囊高位结扎、完全腹膜外腹腔镜疝修补、腹壁切口疝修补、股疝修补；阑尾切除、阑尾周围脓肿引流、肠粘连松解、小肠部分切除、小肠侧侧吻合、小肠穿孔修补、梅克尔憩室切除、空肠造瘘；脾切除、脾部分切除；腹腔淋巴结活检、腹膜后囊肿引流、膈下脓肿引流、置放腹膜透析管、网膜肿瘤切除；胰头局部

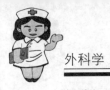

部分切除、胰腺假性囊肿内引流、急性胰腺炎引流；腔镜辅助甲状腺切除、腔镜甲状腺切除、甲状腺癌根治、经腋入路腔镜甲状腺切除、腔镜甲状旁腺肿瘤切除等手术。以下介绍几种常用的腹腔镜术式。

（一）腹腔镜胆囊切除术（laparoscopic cholecystectomy，LC）

自 20 世纪 80 年代法国医生 Philipe Mouret 首次实施人体腹腔镜胆囊切除术以来，LC以其创伤小、恢复快、痛苦小、具美容效果等优点迅速在全世界得以普及、推广和发展。在我国，LC 已经成为普外科最成熟、最常用的腹腔镜手术，它甚至已经成为普外科医师进入腹腔镜领域的入门性手术，各地市医院、乡镇等基层医院都已广泛开展。对单纯胆囊结石、胆囊息肉的 LC 已成为其治疗的"金标准"。腹腔镜胆囊切除术的基本过程是：病人全麻后，在病人腹壁上用特制套针穿 4 个孔，每孔直径 0.5 ~ 1.0 cm，4 个孔分别放入气腹针、冷光源镜头、吸引器及主操作臂。手术时可以由胆囊三角开始顺行切除，也可由胆囊底开始逆行切除，在需切断的胆囊管部位用钛夹或 Hem-lok 夹闭管口，或用丝线、圈套器结扎。切除之胆囊由主切孔取出。

（二）腹腔镜阑尾切除术

腹腔镜阑尾切除术是随着腹腔镜外科技术的发展而兴起的一种新的手术方法，传统的经麦氏切口切除阑尾治疗急慢性阑尾炎已经有 100 余年的历史，虽然该手术是最常见并是最简单的腹腔手术，但它并不是完美无缺的，如部分患者因为阑尾的位置异常导致术中寻找阑尾困难，此外，手术后比较常见的切口感染和肠粘连也是一个令人烦恼的问题。1983年，德国医生 Semm 在行腹腔镜妇科手术的同时成功切除了患者的无急性炎症的阑尾，完成了世界上首例腹腔镜阑尾切除术，较首例腹腔镜胆囊切除术早 4 年。虽然目前其被接受的程度还远远没有腹腔镜胆囊切除术那么高，但近几年来，随着腹腔镜手术的发展与普及，越来越多的医生认识到了它的优越性，如其安全、住院时间短、并发症少、创伤小、疼痛轻、恢复快、腹壁疤痕小、美容效果好、术后肠粘连机会小，以及手术中寻找阑尾容易，并可发现与同时处理其他腹腔疾病等。它的基本过程为：腹腔镜器械进入腹腔并探查，于阑尾系膜根部用超声刀切断阑尾系膜，套圈或丝线结扎阑尾根部，切除阑尾。腔镜阑尾切除术是一种安全、疗效确切的手术，虽然置入气腹针及导管针时有损伤内脏的危险，但小心而仔细地操作即可避免。除费用高外，腹腔镜阑尾切除术在手术时间、术后疼痛、术后肠功能恢复及住院时间、并发症方面均优于开腹阑尾切除术，而且腹腔镜阑尾切除术疤痕小，美容效果非常明显。

（三）腔镜甲状腺切除术

腔镜甲状腺的手术径路随着时代发展经历了不同的发展模式。起初的手术方式为颈部入路，以后相继出现多种不同的入路，主要是为了生物—医学—社会发展模式的需要，尽量减少或避免暴露部位的手术疤痕，更好地满足美容的需求。目前，由王存川教授首创的经乳晕入路的腔镜甲状腺切除术因其微创及很好的美容效果而成为腔镜切除甲状腺的主流术式。其基本过程如下：于右侧乳晕置入腹腔镜头，操作器械分别于左右乳晕外侧置入，于颈阔肌深面建立操作空间，分离至颈前肌并切开，根据病情行甲状腺全切除或次全切除。术毕置引流管于切口引出并接负压。

（四）腹腔镜疝修补术

腹腔镜疝修补术出现的时间还不长，人们对它远不如对腹腔镜胆囊切除术那样热情，传统的开放式疝修补术因不需要全身麻醉和手术并发症少等优点而给人颇佳的印象，目前腹腔镜疝修补术在人们心目中的地位还很难超过开放式手术，但它的美容效果好，术后痛苦小，恢复也快，外科医师还能在腹腔镜下诊断出另一侧的隐匿性疝。目前常用的术式有腹腔腹膜前网片修补术（transabdominal preperitoneal repair，TAPP）和完全腹膜外腹腔镜疝修补术（totally extraperitoneal，TEP）。因腹腔镜的应用，人们对疝的认识和理论有了新发展，足够大的人工材料补片修补并固定于耻骨肌孔的周围被认为是防止疝复发的有效措施（图 3 - 1 为 TAPP 中腹腔内所见）。TEP 因其具有不进入腹腔的优点，从而避免了腹腔的粘连，其基本手术过程为：于脐下切口 1 ~ 2 cm，于腹膜前建立空间，将补片置于膀胱前及腹股沟后间隙覆盖耻骨肌孔，有效地修补了内环、股环及 Hesselbach 三角。可用缝线或钉枪固定补片。手术原理比经前路无张力疝修补更科学，从腹壁内用大张补片修补腹壁缺损，同时修补加强了直、斜和股疝的易发区，更符合工程学的原理，复发率更低。国外大宗文献报道，腹腔镜腹股沟疝修补术后复发率随着技术的熟练已逐渐低于传统手术和经前路无张力疝修补术。

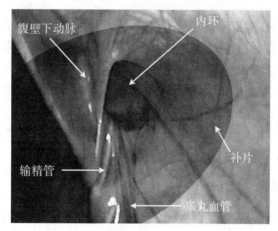

图 3 - 1

（五）腹腔镜胃旁路手术（laparoscopic roux-en-y gastric bypass，LGBP）

肥胖症已经日益成为发达国家和发展中国家面临的最严重的公共健康问题，它和糖尿病以及伴随而来的代谢性疾病对人们的健康造成了严重的威胁。1994 年，美国医生 Allan Wittgrove 和 G. Wes Clark 首次完成了腹腔镜下胃旁路手术。2004 年，暨南大学附属第一医院王存川教授开展了我国首例腹腔镜胃旁路手术。在欧美，BMI≥40 或者 BMI≥35 合并有严重代谢并发症是 LGBP 的适应证，在我国，有专业人士建议这两个指数分别为 35 和 32。具体方法为：①断胃：残胃 15 ~ 20 mL；②距 Treitz 韧带 25 ~ 60 cm 处切断空肠，Roux 肠袢约 100 ~ 150 cm；③空肠远端与残胃后壁吻合，近端与距胃肠吻合口 100 ~ 150 cm 空肠行端侧吻合（如图 3 - 2）。胃旁路手术具有持续而显著的减肥效果，过去 30 年的资料显示 90% 的肥胖症患者 EWL（额外体重下降）≥50%。该术式对 Ⅱ 型糖尿病亦有良好的治疗效果，是目前临床研究的热点。

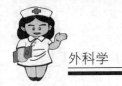

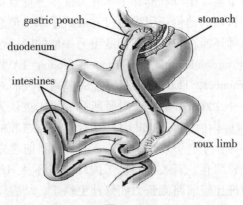

图 3 - 2

第三节 腹腔镜外科的进展与前景

腹腔镜外科领域自建立起便迅速地发展和完善着。我国大陆地区腹腔镜外科始于1991年年初，经过 20 年的发展，目前全国各个省都开展了这项技术，据不完全统计，拥有相关设备的医院已经超过 3 000 家。广东等一些经济比较发达的省，许多乡镇级医院也有了该项技术，但是发展水平还很不平衡，有的医院手术种类已经近百种，在普通外科，几乎所有的腹部外科手术都有在腹腔镜下或腹腔镜辅助下完成的报道，少部分医院腹腔镜手术已经成为部分腹部疾病的常规手术，技术水平和国外差距不大。在此基础上，新的器械、新的术式、新的理念不断涌现。

一、单孔腹腔镜技术（LESS）

LESS 因切口小于传统腹腔镜手术，切口感染及切口疝等并发症的发生率降低，术后恢复快，住院时间缩短，但对器械及术者熟练程度的要求较高。针对传统腹腔镜手术器械的局限性，国内外进行了大量研究，并取得一定的成果，促进了单孔腹腔镜胆囊切除术手术的推广。国外在穿刺装置方面研究成果较多，目标是在保证多器械进入腹腔操作的同时，其活动度增加。如 Uni - X、Gel - Port、Triport system 及 Trans - Enterix system 等，器械方面产品包括带活动关节的腹腔镜、抓钳、持针器、手术剪等，令器械变长、直径变小，这样就减少了相互的干扰。我国研发的三通道套管装置有三个操作通道，可置入一个 5 mm 的腹腔镜及两个 2.8 mm 的软性器械进行操作。另外，考虑到专用器械价格昂贵，有的学者利用已有材料制作穿刺器械，如利用一次性橡胶手套设计多种穿刺装置减少器械间的相互干扰，操作灵活，经济上能为更多患者所接受。

二、NOTES（natural orifice transluminal endoscopic surgery）

2007 年 4 月，法国斯特拉斯堡大学医院 Marescaux 领导的小组完成了世界首例腹部无瘢痕的经阴道腔镜胆囊切除术。手术中除了在脐部插入气腹针维持气腹外，腹部无任何手术切口。这是人类第一次完成的真正意义上的临床 NOTES 手术，是 NOTES 的一个里程碑。此后，经阴道入路 NOTES 开展较多，但也存在阴道后穹隆穿刺部位愈合不良，甚至

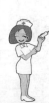

形成粘连、瘢痕狭窄，影响患者的性生活质量及生育能力等缺点；经胃 NOTES 胆囊切除术已有较多动物实验研究报道，但较少人体实验报道，胡三元等于 2009 年 4 月为 1 例老年男性患者施行了临床 NOTES——胃间质瘤切除及胆囊切除术；经直肠入路 NOTES 因肠管的菌群较多，可能会引起较严重的腹腔感染、肠瘘等并发症的发生。目前还有研究提出经膀胱途径、经复合途径（经胃＋经阴道）等入路，这都是研究的热点。NOTES 是外科技术的又一次突破，具有巨大的潜力，越来越多的国家报道了 NOTES 动物实验及临床应用。NOTES 目前存在的障碍是入路选择的安全性和合理性、内脏穿刺孔的闭合及防止内脏损伤，以及预防感染等。

三、手术机器人

随着微米/纳米材料、微电子机械、微型机械电子系统（MEMS）等技术的迅速发展，手术机器人更加微型化、微观化。近年来日本、美国、西欧等内镜领域较为领先的国家研究出第一代微型机器人系统，在胃肠道系统具有检查、诊断和治疗功能，又能自动平稳地插入体内官腔并自律柔顺地适应其弯曲形状。2000 年 7 月 11 日，da Vinci 通过美国 FDA 市场认证成为世界上首套可在医院腹腔手术中使用的机器人手术操作系统。da Vinci 系统完成机器人辅助的腹腔镜手术，其立体图像、精细智能的操作及远程控制手术等优势完全超出了普通腹腔镜手术，进一步延长了人手所能达到的范围。在使用 da Vinci 进行胆囊手术时，在病人的腹部切开了三个切口，其直径还没有铅笔的直径大。这三个切口用于插入三个不锈钢杆。这三个杆由三个机器人手臂固定。一根杆装置了照相机，另外两根杆装配了外科仪器，可以解剖和缝合组织。与传统的外科手术不同，这些仪器不用医生的手直接接触（见图 3-3）。外科医生坐在控制台边，这里离手术台几十厘米远，透过探视镜向里看，来研究病人体内的照相机发送的 3D 图像。图像显示的是手术点以及两个固定在上述

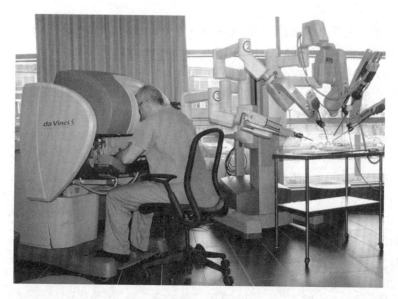

图 3-3

引自：互动百科. http://tupian. hudong. com/a0_13_65_
0130000086254112740765268 2038. jpg. html

两根杆端点上的手术仪器。像操纵杆一样的控制手柄，位于屏幕的正下方，是外科医生用来操作手术仪器的。每次操纵杆移动时，计算机就向仪器发送电子信号，仪器就和外科医生的手同步移动。手术机器人手术相对于腹腔镜来说具有高分辨率3D成像、更加灵活的操作臂及更加平稳的手术动作等优点，但缺点也是显而易见的，如性价比低、结构复杂、维护费用高等。

21世纪的医学，是微创手术、器官移植、基因治疗的时代。以腹腔镜为代表的微创技术开启了微创外科的新时代。腹腔镜外科是一门新兴的科学技术，一些复杂的腹腔镜外科手术，特别是恶性肿瘤的腹腔镜手术目前还没有完全被学术界公认，还处于探索中，腹腔镜手术是否明显优越还需要时间观察，很多医生特别是不会腹腔镜技术的医生还处于观望和怀疑中，从事腹腔镜外科的也大多是一些中青年医生，但是腹腔镜外科光明的前途是谁也不能够否认的。随着其手术种类的逐渐扩大，手术技术也会逐渐完善、成熟，加上新的器械与技术的不断加入，该技术将进一步普及，更重要的是熟练掌握该技术的医生将不断增加。腹腔镜外科手术将逐步取代绝大部分传统开腹手术，而后者的比例将逐渐萎缩为腹腔镜外科手术的一种补充手段。随着腹腔镜微创手术种类和范围的不断拓宽，展望未来，我们有理由相信，21世纪的绝大部分普通外科手术将逐渐被微创手术取代。

（王存川）

参考文献：

[1] Sam K. The endoscopic intra-abdominal suture. *Geburtshilfe Frauenheilkd*, 1982, 42: 56–57.

[2] Duhois F., Berthdot G., Levard H. Cholecystectorny per eoehoseopy. *Nouv Presse Med*, 1989, 18: 980–982.

[3] 王晨曦，王存川. 腹腔镜 Roux–en–Y 分流胃旁路手术的现状及进展. 国外医学·外科学分册，2004，31（5）：288～290.

[4] 中国肥胖病外科治疗指南. 中国实用外科杂志，2007，27（10）：759～762.

[5] 程远，潘明新. 单孔腹腔镜胆囊切除术及其新进展. 广东医学，2011，32（3）：389～390.

[6] Marescaux J., Dallemagne B., Perretta S., et al. Surgery without scars: Report of transluminal cholecystectomy in a human being. *Arch Surg*, 2007, 142（9）：823–827.

[7] 胡三元，张光永，李峰. 我国首例临床 NOTES 手术成功实施. 腹腔镜外科杂志，2009，14（4）：320.

[8] 王宇翔. NOTES——普外科手术的新方向. 同济大学学报（医学版），2011，32（1）：101～104.

[9] 安妮，顾小飞. 微型机器人应用于经自然腔隙穿腔内镜手术的研究现状与展望. 临床医学，2010，30（2）：117～118.

[10] Kim V. B., Chapman W. H., Albrecht R. J., et al. Early experience with telemanipulative robot—assisted laparoscopic cholecystectomy using da vinci. *Surg Laparosc Endosc Percutan Tech*, 2002, 12（1）：33–40.

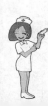

第四章　胆系癌的研究现状与展望

第一节　胆系癌的诊治现状

胆系癌是继肝细胞癌之后的第二大肝胆系统癌肿，每年均有为数不少的新增病例。在美国，每年约有 7 500 例新增病例，其中胆囊癌 5 000 例，胆管癌 2 000～3 000 例。胆囊癌是胆道系统最常见的恶性肿瘤，我国胆系癌的发病率呈逐年增高的趋势。90%的胆囊癌病人发病年龄超过 50 岁，平均年龄 59.6 岁，女性发病率约为男性的 3～4 倍，胆管癌发病年龄多为 50～70 岁，男女比例约 1.4 : 1。

胆系癌指胆囊癌与原发于胆管的癌肿（包括肝内、肝门周围和远端肝外胆管的癌肿）。其中上段胆管癌又称肝门周围的胆管癌，位于左右肝管至胆囊管开口以上部位，占 50%～70%，肝门周围的胆管癌按 Bismuth 的分类可分为四型：Ⅰ型，指肿瘤位于左右肝管汇合处以下；Ⅱ型，指肿瘤已累及汇合处；Ⅲa 和Ⅲb 型，肿瘤占据总肝管和右或左肝管；Ⅳ型，肿瘤为多中心或已累及左右肝管的汇合处及左右肝管本身。还有一些更为详细的分类，但未被广泛采用。中段胆管癌位于胆囊管开口至十二指肠上缘，占 10%～25%；下段胆管癌位于十二指肠上缘至十二指肠乳头，占 10%～20%；病理组织类型以腺癌、乳头状癌和粘蛋白癌多见，而鳞癌、小细胞癌和间质肿瘤仅占 5%弱。虽然不同国家和地区胆系癌的发病数不尽相同，但约 2/3 的胆系癌位于肝门周围，1/4 位于远端肝外胆管，其余的位于肝内。除胚胎性横纹肌肉瘤以外，所有类型的胆系癌的发病率都会随年龄的增大而增加。胆囊癌更多见于女性，可能与女性胆结石的发病率较高有关；除胆囊结石外胆囊癌的发病危险因子还有肥胖、高碳水化合物摄入、胆汁有细菌感染（例如伤寒杆菌，不伴结石存在时，80%的病例将发生胆囊癌，若合并结石存在，则为胆囊癌发生的强烈危险因子）、息肉（直径 >1 cm）、胆囊壁钙化（瓷胆囊）、胆总管囊肿等，胆囊结石至发生胆囊癌可长达 10～15 年；直径 3 cm 的胆囊结石发生胆囊癌是无结石的 13.7 倍，直径 3 cm 的结石发病是 1 cm 的 10 倍。

胆管癌则略多见于男性，这可能与男性更多患原发性硬化性胆管炎有关。从诊断原发性硬化性胆管炎至胆管癌发生需 1～25 年，但至少有 1/3 的胆管癌是在两年内发生的。患有溃疡性结肠炎或长期存在胆管内结石者发生胆管癌的危险也见增加。在东南亚，感染寄生虫（如华支睾吸虫等）可使胆管癌发生的危险增加 25～50 倍。较为少见的胆管癌发病危险因子尚有胆管腺瘤、多发性胆管乳头瘤病、胆总管囊肿、Caroli's 病（肝内胆管囊性扩张）等。尽管已经知道有这么多危险因子存在，然而很多胆管癌的发生还是找不出明显的诱发证据。出现 Vater 壶腹部腺瘤，尤其是呈绒毛形态时，已知这是一种癌前期病变；患家族性腺瘤样息肉病的病人发生壶腹部腺癌的危险比正常人高 100 倍。胆管癌的发病机制目前仍不甚清楚，深入研究胆管癌的发生机制，有可能为胆管癌的非手术治疗提供新的突破口，近年研究结果显示，胆系癌的发生与某些基因的突变有关。

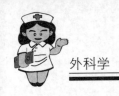

一、诊断方面

典型的症状与体征已为众人所熟悉，一般教科书里都有详细描述，胆囊癌早期无特异性症状，典型的症状与体征出现时往往已到晚期，值得注意的是，在年老病人中，胆囊炎常是胆囊癌的首发表现，有时胰腺炎是壶腹周围癌肿的首发表现，不可不慎。胆管癌因为部分患者可在较早病期出现黄疸，能够被较早诊断。胆系癌的异常实验室检查大致可表现为胆汁流被肿瘤阻断后的变化和异常产生的分泌两大方面。前者大多表现为血清中碱性磷酸酶、胆红素、γ - GT 和胆汁酸的中度至明显升高，而转氨酶水平仍为正常或仅有轻度升高。总肝管或胆总管的长期梗阻可导致脂溶性维生素的缺乏和凝血酶原时间延长。后者则表现为癌标志物分泌入胆汁或血清。其中近代广泛采用的是 CA19 - 9，它特别用于由原发性硬化性胆管炎演变的胆管癌的诊断上。血清 CA19 - 9 > 100 u/mL（正常为 < 40 u/mL）时，对胆管癌诊断的敏感性为 89%，特异性为 86%，如与 CEA 结合使用，其正确率可达 86%。CA19 - 9 尚可用于评价治疗效果和确定癌肿是否复发。其他癌标志物也已被研究，但不如 CA19 - 9 有价值。大多数胆汁郁积或右上腹疼痛病人的首选检查方法是肝和胆囊的超声检查。如发现肿块，胆囊癌或肝内胆管癌的诊断当可确定。肝门周围、肝外胆管和壶腹周围的癌肿，则常难用超声影像显示肿块，尤其当肿瘤较小时，但可根据一些间接征象进行推断。最为常见的间接征象是受梗阻的整个肝段的管道扩张，管径突然变细处可能即肿瘤所在部位。彩色多普勒检查可用于观察门静脉和肝动脉受肿瘤压迫、包裹或血栓形成的情况。超声检查的敏感性和特异性随肿瘤类型、设备质量和检查医生的经验而异，在最佳情况下，至少 50% 的胆囊癌可被确诊，而胆管癌的确诊率可高达 86%。CT 扫描可显示胆囊腔内肿块以及肿块是否已侵犯到肝或其他邻近组织。肝内肿块和肝内胆管扩张最易为 CT 所辨认，但如欲了解肝门周围或门静脉、肝动脉的情况，则需用螺旋 CT 增强扫描。肿瘤缓慢侵及肝的单叶和同侧的门静脉时，则表现为该叶肝内胆管的扩张与对侧叶的肿大；双叶的肝内胆管扩张但胆囊和胆总管正常或瘪陷，提示为肝门周围的肿瘤。胆囊膨胀但无肝内或肝外胆管的扩张，可能为胆囊管结石或肿瘤，但如伴有肝内和肝外胆管扩张则是典型的远端肝外胆管癌、Vater 壶腹癌、胆总管结石或胰腺癌。由肝细胞癌脱落的肿瘤栓子、转移性结直肠癌和肝内胆管癌则是引起肝门周围或远端肝外胆管梗阻较为少见的原因。CT 尚可显示胰腺周围、十二指肠周围、门静脉周围、腹腔和肠系膜淋巴结。CT 和超声均可作为细针活检的导引。MRI 可很好地观察到肝实质、胆管树和血管结构等的异常。当与氧化铁等连用时，可得到 CT + 胆管造影 + 血管造影相仿的结果，故在胆管癌术前估计上可用 MRI 代替 CT 和血管造影。在估计肿瘤可否切除上，胆道造影是近代一大进展，可选用经皮穿刺或 ERCP。一般而言，近端和硬性肿瘤可选用经皮经肝穿刺胆管造影，而远端肝外胆管和单纯肝内周围的病变最好选用 ERCP。壶腹周围的肿瘤则可用带侧窗的内窥镜进行观察与活检。肿瘤生长的近、远端范围应仔细看清，以帮助外科医生决定是否可作根治性切除。值得注意的是，胆管系统的弥漫性异常，有可能是原发性硬化性胆管炎的表现，需注意鉴别。胆道造影时一旦发现胆系树有异常，可同时获取胆汁标本或刷取细胞甚至进行活检。30% ～ 40% 的胆管癌病人的胆汁中含有癌细胞，刷取法则可提高发现率达到40% ～ 70%。可惜活检有时可能出现误诊，因为这类肿瘤具有促结缔组织生成的特性，从而影响活检结果。在穿刺或 ERCP 的同时，还可放置支撑管，以减轻症状，改善肝功能，

此法可为手术探查时扪摸胆管结构提供标志。血管造影可正确显示出血管被肿瘤包裹情况以及门静脉和肝动脉的通畅情况，但大多数病例术前并无常规做此项检查的必要。在大多数病例中，当与胆管造影连用时，可正确预示出肿瘤可否被切除。但如前所述，MRI可取代血管造影的功效。近代的一些新技术已被用于临床。内窥镜下超声影像检查可用于详细观察远端肝外胆管树、胆囊和局部淋巴结的情况。内窥镜检查时，借助线形超声的导引，可用细针对肿瘤或异常淋巴结进行穿刺活检。PET可用于估计胆管上皮的代谢，借助［18F］氟－2－脱氧－D葡萄糖在胆管癌细胞与肝细胞内被磷酸化的程度的不同，通过该葡萄糖类似物在胆管癌细胞中累积形成的"热点"以及信号对背景比率的增强等特征来进行诊断。据某些小型报告称，PET能确认直径仅1 cm大小的胆管癌。其他目前使用尚不广泛的新诊断方法如胆管内超声影像、经内窥镜或经皮穿刺的纤维胆管镜检查以及放射性核素标志的抗体或配位子的影像检查，也可适当采用。已直接扩散至邻近器官或腹腔的晚期胆系肿瘤，可用超声影像、CT、MRI或内窥镜超声影像检查协助诊断。胆囊癌早期容易发生远处转移，而肝门周围和远端肝外胆管癌则较少发生远处转移，即便发生也往往是在疾病的晚期。肺和骨是最常受累及的组织，可经胸片、CT或骨扫描而确诊。

二、治疗方面

（一）手术

Ⅰ期胆囊癌已可经腹腔镜切除胆囊而得到有效的治疗，但这部分患者多为因胆囊切除标本病理检查而意外发现患有胆囊癌；影像学发现的胆囊癌多为Ⅱ期以上的胆囊癌，所以腹腔镜切除胆囊很少用于胆囊癌的治疗。Ⅱ期胆囊癌虽也可经腹腔镜得到根治，但若开腹作更广泛的清除，则存活率更高。对于大多数Ⅱ、Ⅲ和Ⅳ期的胆囊癌可作扩大或根治性胆囊切除。除切除胆囊之外，邻近的肝组织和区域淋巴结也应切除；根据肝脏受累范围可选作次段、双段、叶或扩大性叶切除。只有日本的学者报告局限于黏膜层、肌层或黏膜下层的胆囊癌，作扩大性胆囊切除后，5年存活率可达75%～80%。然而，当胆囊癌已侵及十二指肠、胰腺、结肠或肾窝时，其死亡率与并发症率均高，因此，除Ⅰ期的病人外，存活率是令人沮丧的，而包括各期在内的胆囊癌的综合5年存活率只有5%～10%。肝内胆管癌一般只用肝切除治疗。肝门周围的胆管癌的手术治疗，取决于Bismuth分级。大多数研究者报告称约1/3病例可作根治性切除，但也有人指出可高至2/3。Bismuth Ⅰ型和Ⅱ型肿瘤推荐作肝外胆管和胆囊的大块切除、区域淋巴结清扫和肝空肠Roux-en-y吻合术；而Ⅲ型肿瘤则尚需加作肝叶切除，切除时至少应距肿瘤边缘5 mm。由于Ⅱ、Ⅲ型的肿瘤常累及尾叶的胆管，所以推荐作尾叶切除，以改善局部控制与存活率，文献报道肝门周围的胆管癌的姑息切除手术治疗疗效优于单纯的引流术，因此应尽可能对肝门周围的胆管癌行手术切除。远端肝外胆管癌和Vater壶腹癌首选的手术为胰十二指肠切除术，通常采用保留幽门的Whipple术。存活率直接与病期有关。肝内胆管癌没有累及肝门者，其中位存活期为18～30个月，而肝门周围的胆管癌则较差，仅12～24个月。只有日本的研究报告结果较好，两组病人的5年存活率为10%～45%。另据报道，远端肝外胆管癌与壶腹周围癌的5年存活率分别为15%～25%和50%～60%。不能切除的肝内或肝门周围的胆管癌，在没有肝外病变情况下，先作全肝、胆总管以及肝门淋巴结的切除，然后作原位肝移植，还有获得治疗的一线希望。由原发性硬化性胆管炎演变而来的肝内或肝门周围胆管癌因手

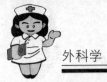

术效果常令人失望，也可考虑选用原位肝移植治疗。由于肿瘤很快复发，所报道的原位肝移植的早期结果均令人失望。不过在 Mayo Clinic，由于选择作原位肝移植的标准十分严格，术前还要进行一系列的放射线内、外照射以及持续的全身化疗等处理，据初步结果，所有接受治疗的病人都已延长无瘤存活。姑息手术只用于有选择性的病人。切除胆囊可预防胆囊癌病人发生急性胆囊炎。而所有类型的胆管癌，作胃空肠转流对治疗或预防胃出口的梗阻有所帮助。腹腔神经丛阻断可减轻病人的疼痛。有报告称第 Ⅲ 段或第 Ⅴ 段肝空肠吻合术可缓解症状和提高生活质量。至于因远端肝外胆管癌造成的胆汁郁积，也可经胆总管空肠吻合或肝管空肠吻合术得到缓解。

（二）放疗

胆系癌只用外照射放疗很难达到局部控制。然而外照射或与 5 - FU 连用，还是可缓解疼痛和减轻肿瘤对胆道的压迫的。完全切除但切缘阳性的病人，使用外照射或补充性经导管近距离放疗或与 5 - FU 连用，似乎可延长存活期，少数病例尚可获得长期存活。姑息性内支撑连用化疗的病人其中位存活期为 6 ~ 8 个月，如再追加外照射放疗，则可提高到 12 ~ 19 个月。但其他学者并未发现这项措施有明显的效果。据报道，放疗剂量逐步增加可提高存活率，随着放疗设备和技术的改进，放疗的疗效逐步提高。

（三）化疗

术前或术后化疗并不能显著改善胆系癌患者的存活率或生活质量。大多数制剂如 5 - FU、丝裂霉素、氨甲喋呤、依托泊苷（VP - 16）、阿霉素以及顺铂等，不论单用或连用，已被证实并无明显效用，据报道仅 10% ~ 20% 的病例可获得几周到几个月的部分反应，近来有报道称健择加草酸铂对胆系癌有较好的效果，一些新的 5 - FU 制剂如希罗达、替吉奥与健择加草酸铂联合应用也显示有较好的疗效。

（四）其他姑息治疗

大多数不是手术适应证的病人，经内窥镜或经皮穿刺放置塑料或金属的支撑管可缓解胆汁郁积及其所引起的症状。塑管易发生闭塞，需每 3 个月左右更换一次，金属管则因其内腔直径较大，可保持较长时间的通畅。支撑管放置之后一般很少发生迁徙，近代已被广泛采用。另据近代报告，采用血卟啉衍生物作为一种致敏剂，在腔内被光激活后，可获得较长时间的胆道减压和改善生活质量。疼痛剧烈者，可口服或注射麻醉剂镇痛，必要时可作腹腔神经丛阻滞。

第二节　胆囊癌分子生物学的研究进展

胆囊癌是胆系肿瘤中恶性程度最高的一种，早期诊断率和手术切除率均较低，预后差。因此胆囊癌的分子生物学研究日益受到人们的重视，人们希望能够从分子水平上阐明胆囊癌的发生、发展、转移和转归，提高胆囊癌的早期诊治水平。近年来，由于分子生物学发展迅速，国内外学者对多种与胆囊癌相关的分子生物学标记物进行了研究，人们从胆囊癌的癌基因与抑癌基因、胆囊癌的分子转移机制以及胆囊癌的激素依赖性等方面进行了研究，取得了一定的进展。

一、与胆囊癌发生相关的分子

（一）Bcl.2 基因

Bcl.2 基因是从 B 细胞淋巴瘤白血病的 18 号染色体上分离出来的，也是被人们所发现的第一个凋亡抑制基因，基因的蛋白产物定位于线粒体膜、核膜和内质网上，可与 bax 形成异源性二聚体，从而加强细胞凋亡的发生[1]。Bcl.2 表达可抑制细胞凋亡，延长细胞寿命，增加细胞其他基因突变机会或使突变基因在细胞内积聚，导致细胞恶性转化，Bcl.2 还可通过抑制细胞凋亡，增加肿瘤细胞数，导致肿瘤的发生和发展。在淋巴瘤、乳腺癌、神经母细胞瘤等多种肿瘤中均发现 Bcl.2 呈高表达。冯云等[2]研究发现 Bcl.2 的表达在不同分级的胆囊癌之间差异有统计学意义，随着组织学分级的增加其阳性表达率呈增加趋势，并且与细胞凋亡率呈负相关，提示 Bcl.2 的表达增加是抑制胆囊病变组织中细胞凋亡的机制之一，与胆囊癌的分化程度有密切的关系。Bcl.2 蛋白表达与胆囊癌患者的性别、年龄、肿瘤的大小无关，而阳性率在组织分化程度、不同 Nevin 分期组间差异有显著性[3]。

（二）c.myc 基因

c.myc 基因定位于 8 号染色体，编码为 p62 的核内蛋白，对正常细胞的生长和分化起重要作用，在细胞静止期几乎不表达，它能通过与 DNA 特异性结合，直接参与 DNA 复制，激活与生长有关基因的转录，抑制细胞的凋亡。近年来发现 myc 蛋白可与一种结构相似的max 蛋白形成异二聚体，结合到 DNA 复制起始位点，激活靶基因；不饱和脂肪酸可以阻碍此二聚体与基因的形成[4]。最新研究报道胆囊癌的形成、发展及转移可能与 c.myc 基因的激活有关。推测 c.myc 可能通过促进 survivin 的表达来抑制胆囊癌细胞凋亡，真相是否如此，有待于通过更多的实验加以证实[5]。

（三）p53 基因

p53 基因是 80 年代发现的定位于 17 号染色体短臂上的片段，被誉为管家基因。它通过调节细胞生长，监护细胞 DNA 完整性，诱导 DNA 损伤且不能修复的细胞发生凋亡而发挥抑癌作用[6]。被认为是与人类肿瘤相关性最高的基因，也是发现较早的抗癌基因之一，在肿瘤的发生、发展中起重要作用[7,8]。大量研究表明，p53 与胆道肿瘤密切相关，有较高的阳性表达率，p53 的检测有助于胆道肿瘤的诊断[9]。智绪亭等[10]研究发现 p53 的表达与胆囊癌的 Nevin 分期、分化程度、病人年龄、性别、肿瘤大小无相关性，而与淋巴结转移呈正相关，表明 p53 在胆囊癌的肿瘤发生、发展中起重要作用。本研究还提示 survivin和 p53 突变对凋亡抑制的协同作用可能在胆囊癌的发生、发展过程中起重要作用。但其作用机制有待进一步研究。

（四）p16 基因

p16 基因是 Kamb 于 1992 年在黑色素瘤细胞中运用染色体杂合性丢失（LOH）分析时发现的一种新型抑癌基因。p16 基因定位于染色体 9p21 上，编码 p16 蛋白，与 cyclin－D 竞争结合细胞周期蛋白依赖性激酶 4（CDK4），抑制其介导的 Rb 蛋白的磷酸化，阻止细胞从G1 进入 S 期。目前已知 p16 基因缺失及突变在人类恶性肿瘤中普遍存在。p16 基因突变与失活，并不是发生于胆囊癌的早期，而是发生于胆囊癌的中晚期。p16 基因的失活是胆囊癌细胞因失控而加速，尤其在肿瘤发生晚期的这种机制更明显，故 p16 基因可成为肿瘤进展的重要指标之一[11]。研究显示 p16 基因表达阳性率与胆囊癌的组织类型、分化程度无

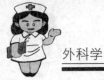
相关性，而与浸润深度、淋巴结转移和预后有显著相关性[12]。

（五）survivin 基因

survivin 基因（SVV）是凋亡抑制蛋白（IAP）家族中结构独特的新成员，是迄今发现的最强的凋亡抑制因子，在已检测的几种肿瘤组织中表达上调，主要通过 caspase 依赖和 caspase 非依赖两条途径来发挥抗凋亡作用[13]。SVV 和端粒酶逆转录酶（hTERT）在肿瘤细胞凋亡与增殖失控的机制中发挥了重要作用，参与多种肿瘤的发生发展过程[14, 15]。SVV 和 hTERT 蛋白表达于大多数人类的常见肿瘤，而正常组织中则多不表达；两者均有可能成为肿瘤诊断与治疗的潜在靶位[16, 17]。谷化平等[18]在对胆囊癌的研究中发现 SVV 表达与胆囊癌患者的发病年龄、性别和肿瘤大小无关，而随着胆囊癌的分化程度减低、浆膜浸润和转移程度的加深，SVV 蛋白阳性表达率增高。李洪波等[19]研究表明 SVV 的表达与组织学分级、淋巴结转移和临床分期有关，提示 SVV 高表达可能与胆囊癌的恶性进展有关。但调控 SVV 表达的机制及 SVV 调节细胞凋亡的具体环节尚待证实。随着对 SVV 及细胞凋亡和肿瘤发病机理的不断研究，胆囊癌基因治疗的前景将非常广阔。

二、与胆囊癌转移相关的分子

（一）nm 23

nm 23 是 Steeg 等于 1988 年发现的转移抑制基因，定位于染色体 17q21.3 上，有 H1、H2 两种不同类型。对人体多种肿瘤的研究表明，nm 23 的低表达与肿瘤的淋巴结转移、高复发率、患者预后及低生存率显著相关。Suzuki 等[20]研究发现了结肠癌细胞中 nm 23 - H1 能通过调节肌球蛋白轻链磷酸化程度降低细胞体外迁移能力和肝脏转移潜力，这可能是 nm 23 调控结肠癌转移的机制之一。nm 23 的表达率在有淋巴结转移的胆囊癌组织中明显低于无转移组，说明 nm 23 与胆囊癌的转移密切相关。郝继辉等[21]针对胆囊癌的研究表明，在胆囊癌的发生、细胞恶性转化、侵袭和转移过程中，nm 23 - H1 与胆囊癌患者的发病年龄、性别和肿瘤大小无关，而随着胆囊癌的分化程度减低、浆膜浸润和转移程度的加深，nm 23 - H1 蛋白阳性表达率降低。表明 nm 23 - H1 的表达与胆囊癌的发生、细胞恶性转化密切相关，在胆囊癌的转移过程中起着重要的抑制作用，在临床病理活检中，检测其基因蛋白表达可作为评价肿瘤生物学行为的客观指标。

（二）CD44

CD44 是一组细胞表面糖蛋白，包括标准型 CD44（CD44 standard，CD44s）和变异型 CD44（CD44 variant，CD44v）。其中 CD44v 与肿瘤的转移关系密切，可使细胞之间的黏附力下降，促进肿瘤细胞离开原发部位而转移。CD44s 在正常胆囊黏膜和胆囊肿瘤组织中均有高表达，而 CD44v3、CD44v6 只在中度或高度去分化的肿瘤组织中表达较高，两者与患者的预后均无显著相关性[22]。近年来越来越多的研究表明变异型 CD44 分子（CD44v）与癌细胞的侵袭转移行为有着密不可分的关系[23]。CD44v 通过 v 区外显子选择剪接产生多种不同的变异体，与许多恶性肿瘤的浸润和转移密切相关[24]。国内已有 CD44v3 在胆囊癌中的表达与肿瘤组织的分化、生长、转移相关的报道[25]。郑核等[26]在对胆囊癌的研究中发现 CD44v5 与胆囊癌的分化程度无明显相关性、CD44v6 与胆囊癌的分化程度有关。伴有淋巴结转移的胆囊癌中 CD44v5 阳性表达率（74.4%）、CD44v6 阳性表达率（79.6%）明显高于无淋巴结转移者（30.0%），分别有显著或高度显著性差异（P < 0.05，P < 0.01）。

CD44 分子是黏附分子与肿瘤侵袭和转移关系研究中的热点，但许多研究还处于初始阶段，还有待更详尽的研究和更大量的资料积累。

（三）KAI1 基因

KAI1 基因是新发现的一个肿瘤转移抑制基因。1995 年 Carl Barrett 实验室首先发现 KAI1 基因在动物体内可抑制前列腺癌转移。随后 Dong 等分离了该基因，表达产物为 CD82，命名为 KAI1（取自中文抗癌 kàng ái）基因。KAI1 基因蛋白尚处于试验研究阶段，它是 TM4SF（transmembrane 4 superfamily）或称 TST（tetraspanins transmembrane）家族成员[27]。TM4SF 家族调节肿瘤的浸润和转移，可能通过以下两个机制：①与整合素结合在细胞表面形成大的复合体，通过调节整合素的功能，从而影响细胞的黏附；②直接调节细胞黏附。KAI1 基因产物和其他 TM4SF 成员是互相结合在一起的[28]。KAI1 基因在前列腺癌转移中的肿瘤转移抑制作用已经得到公认。不仅如此，在肺癌、胰腺癌、乳腺癌、胃癌、结肠癌、膀胱癌等亦有相同报道。姜文霞等[29]发现，在 35 例原发性胆囊癌中其病理组织学分化程度高的胆囊癌 KAI1 基因蛋白阳性表达率占 92.86%（13/14），而在分化程度低的胆囊癌中 KAI1 基因蛋白阳性表达率占 18.18%（2/11）。结果显示 KAI1 基因蛋白的阳性表达率与病理组织学分级（从高到低）呈正相关。术后三年存活者 19 例中 KAI1 基因蛋白阳性表达率占 89.47%（17/19），而术后三年死亡者 16 例中 KAI1 基因蛋白阳性表达率占 25.00%（4/16）。KAI1 基因蛋白的高表达预示着胆囊癌患者有较好的预后，KAI1 基因蛋白对反映胆囊癌的预后有价值。

三、胆囊癌的激素依赖性

激素在致癌过程中的作用日益引起人们的关注。了解胆囊癌的激素依赖性特点对胆囊癌的临床内分泌治疗及预后估计具有非常重要的意义。刘会春等[30]报道雌激素受体（ER）及孕激素受体（PR）在胆囊癌组织中的阳性表达率分别为 37.5%、30%，且认为 ER、PR 阳性表达与胆囊癌的分化程度、临床分期及淋巴结转移有关（P < 0.05），但与性别、年龄无关。ER 与 PR 呈显著正相关（P < 0.01），这表明 ER、PR 在胆囊癌的发生、发展中起一定作用。其具体机制和能否用于临床基因治疗有待进一步研究。

四、小结

总之，目前胆囊癌的分子生物学研究虽然取得了一定的进展，但与胃癌、大肠癌和胰腺癌相比仍显得不够深入。由于条件不同、组织标本来源不同，以及样本大小不同等原因，导致研究的实验结果也不完全相同，结论还不很明确，胆囊癌的分子生物学特性并不完全清楚。另外，胆囊癌的发生是多基因协同作用、多因素参与、多阶段综合发展的结果，但它们在肿瘤发生发展过程中如何起作用、如何相互关联还远未完全清楚，需进一步研究这些基因的结构、功能及其之间的相互关系，特别是寻找并研究癌变的早期基因及其他分子生物学标记物，逐步阐明致癌的分子机制。相信随着对胆囊癌多种分子生物学标记物研究的不断深入，胆囊癌的早期诊治水平一定会上一个更高的台阶，并可作为诊断、预后判断和评价肿瘤生物学行为的客观指标，尤其是对指导临床采用基因治疗提供依据具有更重要的意义。

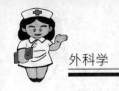
第三节 胆系癌的诊治展望

提高胆系癌病人的存活率将不再是单纯依赖更积极、更先进的手术或放疗来获得，而是应该将努力直接放在预防、早期发现和基于科研所取得的新的治疗上。戒烟和减肥的普遍好处是明显的。应查清高危人群，包括原发性硬化性胆管炎、胆管内结石、胆道系统的囊性病变、胆囊结石伴伤寒菌感染、肝吸虫病以及家族性腺瘤样息肉病等疾患的病人，以便为他们提供预防性策略和预防性（或早期）的治疗，例如患有原发性硬化性胆管炎的病人，如在刷取细胞学检查中发现有不典型细胞，即应每年做血清 CA19 - 9 测定和 ERCP 检查；对有胆囊癌高危的胆囊息肉和胆囊结石病人行胆囊切除，先天性胆总管囊肿行胆总管囊肿切除、肝管空肠 Roux-en-y 吻合术。需要发展新的更为有效的早期筛选方法，如简易可行的检测血清、胆汁或粪便中肿瘤标志物的方法，可早期发现病变的非侵袭性放射技术，如已得到开发的 PET 技术等。还应开发某些可用于预防的化学制剂。对不能手术切除的病人，需研制新的药物，要求其作用只针对肿瘤细胞而不损害正常组织，如血管生成抑制剂、法呢酯转移酶。此外，直接对抗肿瘤特殊抗原的免疫治疗也可能很快进入临床研究。最后，一旦搞清胆道细胞由正常转变为恶性过程的分子病理学，那么可以预期，对恶性表型负责的突变基因的修复将成为可能。

（曹明溶）

参考文献：

［1］De Falco M. , De Luca L. , Acanfora F. , et al. Alteration of the Bel. 2 : Bax ratioin the placenta as pregnancy proceeds. *Histochem J*, 2001, 33（7）：421 –425.

［2］冯云，詹菊辉，邱正伦等. 原发性胆囊癌组织中细胞凋亡及相关基因蛋白产物的表达. 中国医师进修杂志，2006，29（12）：7 ~8.

［3］冯立民，孙宪春，李刚等. 凋亡相关基因 survivin、Bel. 2 及 caspase – 3 在胆囊癌中的表达及意义. 临床消化病杂志，2007，19（3）：179 ~182.

［4］Chung S. , Park S. , Yang C. H. Unsaturated fatty acid sbind Myc – Max transcription factor and inhibit Myc Max DNA complex formation. *Cancer Lett*, 2002, 188（1 –2）：153 –162.

［5］崔勇，陈玉丙，翁公羽等. survivin 和 c – myc 在胆囊癌组织中的表达及意义. 中国煤炭工业医学杂志，2007，10（8）：888 ~889.

［6］Hofseth L. J. , Hussain S. P. , Harris C. C. p53：25 years after its discovery. *Trends Pharmacol Sci*, 2004, 25（4）：177.

［7］Shukla V. K. , Chauhan V. S. , Kumar M. , et al. Telomerase activation—One step on the road to carcinoma of the gallbladder. *Anticancer Res*, 2006, 26（6）：4761 –4766.

［8］Legan M. , Luzar B. , Ferlan – Marolt V. , et al. Cyclooxygenase –2 expression determines neo-angiogenesis in gallbladder carcinomas. *Bosn J Basic Med Sci*, 2006, 6（4）：58 –63.

［9］Murata T. , Nagasaka T. , Kamiya J. , et al. p53 labeling index in cholangioscopic biopsies is useful for determining spread of bileduct carcinomas. *Gastrointest Endosc*, 2002, 56（5）：

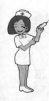

688－695.

［10］智绪亭，李亮，张宗利等. Survivin 在胆囊癌中的表达及其与 p53 相关性研究. 中华肝胆外科杂志，2006，12（12）：844～846.

［11］金志明，罗志谋，马爱国等. 胆囊良恶性肿瘤中 p16 蛋白表达及临床意义. 中华医学研究杂志，2006，6（8）：847～849.

［12］许元鸿，欧阳兵，于国志等. PTEN、p16 表达与原发性胆囊癌病理生物学行为及预后的关系. 世界华人消化杂志，2007，15（11）：1247～1314.

［13］Liu T., Brouha B., Grossman D. Rap idinduction of mitochondrial events and caspase.. ind ependent apoptosis in survivin.. targeted melanoma cells. *Oncogene*，2004，23（1）：39－48.

［14］Janknecht R. On the road to immortality：hTERT up regulation in cancer cells. *FEBS Letters*，2004，564（1－2）：9－13.

［15］Johnson M. E., Howerth E. W. Survivin：A bifunctional inhibitor of apoptosis protein. *Vet Pathol*，2004，41（6）：599－607.

［16］Pallini R., Sorrentino A., Pierconti F., et al. Telomerase inhibition bystable RNA interference impairs tumor growth and angiogenesis in glioblastoma xenografts. *Int J Cancer*，2005，118（9）：2158－2167.

［17］Tsuji N., Asanuma K., Kobayashi D., et al. Introduction of a survivingene-specific small inhibitory RNA inhibits growth of pancreatic cancer cells. *Anticancer Res*，2005，25（6B）：3967－3972.

［18］谷化平，尚培中. Survivin 和 nm 23－H1 及 PTEN 蛋白在胆囊癌组织中的表达及其相关性研究. 中国现代普通外科进展，2007，10（4）：283～286.

［19］李洪波，胡三元. survivin 和 VEGF 在胆囊癌中的表达及其与肿瘤微血管密度相关性研究. 山东医药，2007，47（26）：50～51.

［20］Suzuki E., Ota T., Tsukuda K., et al. nm 23－H1 reduces in vitro cell migration and the liver metastatic potential of colon cancer cells by regulating myosin light chain phosphorylation. *Int J Cancer*，2004，108（2）：207－211.

［21］郝继辉，俞鸣，焦振山等. VEGF、nm 23 在胆囊癌中的表达及与淋巴结转移相互关系的研究. 天津医药，2003，31（2）：80～81.

［22］Yanagisawa N., Mikami T., Mitomi H., et al. CD44 variant overexpression in gallbladder carcinoma associated with tumor dedifferentiation. *Cancer*，2001，91（2）：408－416.

［23］Jothy S. CD44 and its partners in metastasis. *Clin Exp Metastasis*，2003，20（5）：195－201.

［24］Lee L. N., Kuo S. H., Lee Y. C., et al. CD44 splicing pattern is associated with disease progression in pulmonary adenocarcinoma. *J For 2 mos Med Assoc*，2005，104（8）：541－548.

［25］周文策，李玉民，张熙等. p16、CD44v3 在胆囊癌中的表达及临床意义. 兰州大学学报（医学版），2005，31（4）：1～4.

［26］郑核，苗雄鹰. CD44v5，CD44v6 在胆囊癌组织中的表达研究. 中国现代手术学

外科学

杂志，2006，10（3）：189~192.

[27] Liu W. M., Zhang X. A. KAI1/CD82, a tumor metastasis suppressor. *Cancer Lett*, 2006, 240（2）：183 – 194.

[28] Zoller M. Gastrointestinal tumors：Metastasis and tetraspanins. *Zeitschrift for Gastro-enterologie*，2006，44（7）：573 – 586.

[29] 姜文霞，宋伯根，汤如勇等. 肿瘤转移抑制基因 KAI1 在原发性胆囊癌中的表达及其临床意义. 第二军医大学学报，2006，27（10）：1101~1104.

[30] 刘会春，鲁贻民，谈燚等. 雌激素受体、孕激素受体、c－erbB 2、p53 和细胞增殖核抗原在胆囊癌中的表达及意义. 中华实验外科杂志，2005，22（12）：1532.

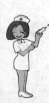

第五章 骨质疏松症

第一节 骨质疏松诊治策略和临床药物选择

全球人口老龄化进展迅猛，我国的情况亦是如此，中国人口已进入快速老龄化阶段。据报道，2004年年底中国60岁以上老龄人口已达1.43亿，占世界老龄人口的1/5，据估计，到2050年中国的老龄人口将达4亿。

人口老龄化的挑战——骨质疏松症是一种年龄相关性疾病，人口老龄化愈高发病率愈高。

一、骨质疏松症的定义[1]

WHO（1994）：骨质疏松症是一种以骨量低下，骨微结构破坏，导致骨脆性增加，易发生骨折为特征的全身性骨病。

NIH（2001）：骨质疏松症是骨强度下降导致骨折危险性升高的一种骨骼疾病。骨强度主要由骨密度和骨质量来体现。

骨密度降低，骨质量（结构、转换率、损伤累积、矿化程度、基质）下降，从而导致骨强度变弱，最终引发骨折。

二、治疗骨质疏松的意义

（一）骨质疏松易并发骨折

其中以椎体、髋和前臂骨折最常见。以髋部骨折为例，1年内死亡率为20%（男＞女），其余有50%致残。同时，医疗费用巨大。其中美国每年用于骨质疏松骨折的费用约为150亿美元，英国为14亿美元，而澳大利亚为70亿美元。

（二）骨质疏松导致骨折明显增加老年人死亡率和致残率

骨质疏松性骨折后1年内男性死亡率为31%，女性死亡率为17%，男性是女性的两倍，而骨质疏松性骨折后，59%的男性患者丧失行走能力[2~4]。

骨质疏松性骨折具有严重的危害性。以骨松性髋部骨折为例，有调查显示，髋部骨折发生一年后，有20%的患者出现对侧髋部骨折，20%的患者死亡，30%的患者永久残疾，40%的患者不能独立行走，而高达80%的患者不能完成至少一项日常活动。

骨质疏松（os teoporosis，OP）严重降低患者的生活质量，如活动受限、社会职能降低、依赖他人；同时患者的精神状态也会出现异常，如抑郁增加、自尊心降低、容易出现焦虑等。

总之，骨质疏松症具有严重的危害性，对于患者而言，由于发生骨折，出现疼痛、脊椎变形、身高变矮等，进而情绪压抑，患者的生活质量会明显下降。而对于家庭与社会而言，将付出大量的时间、精力和经济对其进行照顾和支持，因而造成沉重负担。因而，具备有效安全的治疗方法来治疗骨质疏松症、减少骨折的危险显得非常重要。

三、WHO 骨质疏松症的诊断标准

表 5-1　骨质疏松症的诊断标准

	与健康成人骨峰值比较	T 值
正常	BMD > -1 SD	> -1
骨量低下	-2.5 SD < BMD ≤ -1 SD	-2.5 ~ -1
骨质疏松症	BMD ≤ -2.5 SD	≤ -2.5
严重骨质疏松症	骨质疏松症 + 骨折	

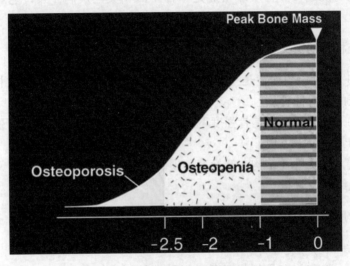

图 5-1　骨质疏松症诊断标准示意图

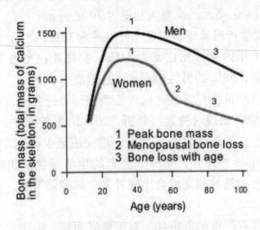

图 5-2　峰值骨量与年龄变化的关系

四、骨质疏松症的易感因素

1. 不可控因素
（1）人种（白种人、黄种人危险高于黑人）。
（2）高龄。
（3）女性绝经。
（4）骨质疏松家族史。
2. 可控因素
（1）低体重/BMI。
（2）吸烟、过度饮酒、咖啡及碳酸饮料。
（3）体力活动（户外活动）缺乏。
（4）饮食中钙和维生素 D 缺乏。
（5）服用和应用影响骨代谢药物，如糖皮质激素等。

五、临床危险因素评估——谁需要测 BMD

（1）女性 65 岁以上和男性 70 岁以上，无其他危险因素。
（2）女性 65 岁以下和男性 70 岁以下，有 1 项危险因素。
（3）有脆性骨折史或/和脆性骨折家族史的男、女成年人。
（4）各种原因引起的性激素水平低下的男、女成年人。
（5）有影响骨矿代谢的疾病和药物史者。
（6）X 线摄片已有骨质疏松改变者。
（7）接受骨质疏松治疗进行疗效监测者。

六、骨密度的检测方法

1. 单光子骨密度仪（single photon absorptiometry）
仅能用于浅表部位，如桡骨和跟骨。
2. 双光子骨密度仪（dual photon absorptiometry）
可用于深部部位，如脊柱、髋部。
3. 双能 X 线骨密度仪（dual-energy X-ray absorptiometry，DEXA）
优点：
（1）精确测量相关部位的骨密度值。
（2）放射量较低。
缺点：
（1）便携性差。
（2）价格较昂贵。
4. 定量超声波骨密度仪（quantitative ultrasound，QUS）
优点：
（1）无放射性。
（2）良好的便携性。

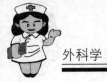

缺点：不能提供精确的骨密度值。

5. 定量 CT（quantitative computerized tomography，QCT）

优点：

（1）与 DEXA 一样可对骨密度进行精确测量。

（2）对椎体骨折的预测更加准确。

缺点：

（1）比 DEXA 更加昂贵。

（2）可重复性较差（变异大）。

（3）放射量较大。

目前，双能 X 线骨密度仪是测量 BMD 的"金标准"，它具有明显的优势，如可同时测量"中轴"和"肢体"部位的骨密度（spine and hip & wrist）。大量的流行病学数据研究显示，在 in-vitro 研究中与骨强度有良好的相关一致性，且应用价值被大量的临床试验所证实。

七、骨质疏松症的临床表现及诊断

（一）骨质疏松症的临床表现

（1）疼痛：患者可有腰背酸痛或周身酸痛等现象，负荷增加时疼痛加重或活动受限，严重时翻身、起坐及行走都有困难。

（2）脊柱变形：骨质疏松严重者可有身高缩短和驼背。椎体压缩性骨折会导致胸廓畸形，腹部受压，影响心肺功能等。

（3）骨折：轻度外伤或日常活动后发生骨折为脆性骨折。发生脆性骨折的常见部位为胸、腰椎、髋部、桡、尺骨远端和肱骨近端。其他部位亦可发生骨折。发生过一次脆性骨折后，再次发生骨折的风险明显增加。

（二）骨质疏松症的诊断

1. 临床诊断

（1）脆性骨折：脆性骨折是骨强度下降的最终体现。在临床上即可诊断。

（2）骨密度（BMD）测定：骨矿密度（BMD）简称骨密度，是目前诊断骨质疏松、预测骨质疏松性骨折风险、监测自然病程以及评价药物干预疗效的最佳定量指标。骨密度仅能反映大约 70% 的骨强度。骨折发生的危险与低 BMD 有关，若同时伴有其他危险因素会增加骨折的危险性。

2. 实验室检查

（1）一般检查：根据鉴别诊断需要可选择检测血、尿常规，肝、肾功能，血糖、钙、磷、碱性磷酸酶、性激素、25（OH）D 和甲状旁腺激素等。

（2）骨形成和骨吸收指标：根据病情的监测、药物选择及疗效观察和鉴别诊断需要，有条件的单位可分别选择下列骨代谢和骨转换的指标（包括骨形成和骨吸收指标）。这类指标有助于骨转换的分型、骨丢失速率及老年妇女骨折的风险性评估、病情进展和干预措施的选择与评估。临床常用检测指标有：血清钙、磷、25 - 羟基维生素 D 和 1，25 - 双羟维生素 D。骨形成指标有：血清碱性磷酸酶（ALP），骨钙素（OC），骨源性碱性磷酸酶（BALP），Ⅰ 型前胶原 C 端肽（PICP）、N 端肽（PINP）；骨吸收指标：空腹 2 小时的尿钙/肌酐比值，或血浆抗酒石酸酸性磷酸酶（TPACP）及Ⅰ型胶原C端肽（S–CTX），尿吡啶啉（Pyr）和脱氧吡啶啉（d–Pyr），尿Ⅰ型胶原C端肽（U–CTX）和N端肽（U–NTX）等。

3．其他方法

（1）定量超声测定法（QUS）：对骨质疏松的诊断也有参考价值，但目前尚无统一的诊断标准。在预测骨折的风险性时有类似于DXA的效果，且经济、方便，更适合用于筛查，尤其适用于孕妇和儿童。但监测药物治疗反应尚不能替代对腰椎和髋部骨量（骨矿含量）的直接测定。

（2）X线摄片法：观察骨组织的形态结构，是对骨质疏松所致各种骨折进行定性和定位诊断较好的一种方法，也是一种将骨质疏松与其他疾病进行鉴别的方法。常用摄片部位包括椎体、髋部、腕部、掌骨、跟骨和管状骨等。受多种技术因素影响，用X线摄片法诊断骨质疏松的敏感性和准确性较低，只有当骨量下降30%时才可以在X线摄片中显现出来，故此对早期诊断的意义不大。由于骨质疏松症患者常缺乏明显症状，所以很多人是在体检或因其他目的摄片时才被发现的，如椎体骨折。如果腰痛加重、身高明显缩短，则应该进行椎体X线摄片（定量超声、X线摄片）。

八、骨质疏松症诊疗策略

骨质疏松症的防治目标：预防首次骨折，预防再次骨折。

表5-2　谁需要关注（一）

50岁后骨折	骨折危险因素	骨密度	治疗	目的
–	–	正常	基础措施	预防OP
–	√	低下／骨松（T≤–1）	基础措施 药物治疗	预防OP、首次骨折
√			基础措施 药物治疗	预防再次骨折

表5-3　谁需要关注（二）

绝经后骨折	骨密度	治疗决策
有	骨质疏松：T≤–2.5	治疗
有	骨量低下：–2.5＜T≤–1	治疗
无	骨质疏松：T≤–2.5	治疗
无	骨量低下：–2.5＜T≤–1	酌情

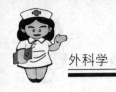

九、防治骨质疏松药物

表 5-4　常用防治骨质疏松药物种类

基础补充剂	抑制骨吸收药物	促进骨形成药物	其他药物
	双膦酸盐		活性维生素 D
钙剂	降钙素	PTH	维生素 K
维生素 D	SERMs	锶盐	中药等
	雌激素		

1. 钙和维生素 D

WHO：钙是预防骨质疏松的基本措施，不能单独作为骨质疏松治疗药物，仅作为基本的辅助药物。

NIH：钙是提高骨峰值和防治骨质疏松的重要营养素。

FDA：作为食品补充，不作为药物管理推荐，应与治疗骨质疏松的药物同用。

表 5-5　钙剂服用推荐剂量

钙剂服用推荐剂量	Daily calcium intake
Adolescents	1 200 ~ 1 500 mg
Non pregnant adults	1 200 mg
Postmenopausal women	1 200 mg
Women and men over 65	1 500 mg

2. 维生素 D

维生素 D 对肠道吸收钙质具有重要作用。对于阳光照射少、老年人及摄入维生素 D 少的人群尤为重要。推荐剂量：400 ~ 800 IU/d。

（1）维生素 D 是预防骨质疏松的基本措施。

（2）提高 BMD 证据不充分。

（3）活性维生素 D 能预防脊椎骨折。

（4）非脊椎骨折证据不充分。

（5）普通维生素 D 用作维生素 D 缺乏的补充治疗。

美国国立卫生研究院（NIH）、美国国家骨质疏松基金会（NOF）、北美绝经学会（NAMS）、中华医学会骨质疏松和骨矿盐疾病分会的指南：各种骨质疏松治疗方案均须以钙和维生素 D 的充足摄入为基础措施。

3. 激素替代治疗（hormone replacement therapy）

适应证：预防和治疗绝经后骨质疏松症。

作用机理：抑制破骨细胞活性。

优点：

（1）增加骨密度（1% ~ 5%），减少骨折风险（25%）。

（2）绝经症状改善。

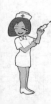

（3）泌尿生殖道萎缩改善。

（4）预防老年痴呆。

（5）价格相对便宜。

缺点：

（1）停用后可能加快骨丢失。

（2）增加患子宫癌的风险。

（3）增加血栓性栓塞事件发生的风险。

（4）可能增加患乳腺癌的风险。

激素替代治疗的原则：

（1）绝经早期开始使用。

（2）明确的适应证和禁忌证。

（3）最低有效剂量。

（4）个体化。

（5）加强安全性监测：定期体检。

4. 选择性雌激素受体调节剂（selective estrogen receptor modulators，SERMs）

特点：

（1）不是雌激素、孕激素或其他激素。

（2）结合在雌激素受体上。

（3）在某些组织上有雌激素样作用。

（4）在某些组织上有阻断雌激素的作用。

适应证：预防和治疗绝经后的骨质疏松症。

作用机理：抑制破骨细胞活性。

剂量：Raloxifene（Evista）60 mg/d

Raloxifene 对骨的作用（Raloxifene 60 mg/d 减少风险）：

（1）首次及相继发生的脊椎骨折。

（2）新发生的脊椎骨折（↓68%）。

（3）多发脊椎骨折（↓93%）。

（4）骨量低下妇女脊椎骨折（↓47%）。

（5）曾有严重脊椎骨折者发生非脊椎骨折（↓47%）。

Raloxifene 对骨以外的作用，如心血管方面：

（1）尚没有增加心血管事件的证据。

（2）在心血管病高危妇女中减少心血管事件 40%。

（3）增加静脉血栓的危险（与 HRT 和三苯氧胺相似）。

5. 双膦酸盐（bisphosphonates）

适应证：用于预防和治疗绝经后的骨质疏松症，包括由于应用糖皮质激素导致的继发性骨质疏松症。

作用机理：抑制破骨细胞活性。

作用：

（1）增加 BMD。

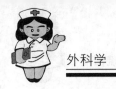

（2）预防椎体骨折。

（3）预防非椎体骨折。

用法：

Alendronate（Fosamax）：70 mg/week

Zoledronic Acid Injection（唑来膦酸注射液　密固达）：5 mg/year

6. 降钙素（calcitonin）

来源：Peptide from Thyroid C cell。

作用机制：直接抑制破骨细胞的功能。

剂量：Salmon Calcitonin（鲑鱼降钙素）100 IU/day。

特点：

（1）主要对松质骨起作用，对皮质骨的作用较弱。

（2）鲑鱼降钙素有效增加 BMD。

（3）有效改善骨质量。

（4）降钙素能预防脊椎骨折。

（5）可能预防非脊椎骨折。

（6）快速有效缓解骨痛。

表 5-6　绝经后骨质疏松药物治疗

	骨内作用				骨外作用	
	BMD	椎体骨折	骨微结构	非椎体骨折	益处	风险
雌激素	+	+	−	−	绝经症状	乳腺癌，血栓
鲑鱼降钙素	+	+		+	快速止痛	
雷洛昔芬	+	+	−	+	乳腺癌心血管病	血栓，潮热
双膦酸盐	+	+	−	+		上消化道刺激
PTH	+	+	−	+	身高	

第二节　骨质疏松性骨折诊疗指南

当患骨质疏松症时，骨量降低，骨微结构破坏，骨脆性增加，骨强度下降，导致骨折风险增大。

骨质疏松症导致骨密度和骨质量下降，骨强度减低，受到轻微暴力发生的骨折，骨质疏松性骨折是骨质疏松症最严重的后果。

一、骨质疏松性骨折的特点及治疗的难点

（1）骨质疏松性骨折并卧床后，将发生快速骨丢失，会加重骨质疏松症。

（2）骨折部位骨量低，骨质量差，多为粉碎性骨折，复位困难，不易达到满意效果。

（3）内固定治疗稳定性差，内固定物及植入物易松动、脱出，植骨易被吸收。

（4）骨折愈合过程缓慢，恢复时间长，易发生骨折延迟愈合甚至不愈合。

（5）同一部位及其他部位发生再骨折的风险明显增大。

（6）多见于老年人，常伴发其他器官或系统的疾病，全身状况差，治疗时易发生并发症，增加治疗的复杂性与风险性。

（7）致残率、致死率较高，严重威胁老年人的身心健康、生活质量和寿命。

二、骨折制动患者全身骨丢失严重[5]

急性制动后，患者每周骨丢失约占骨总量的1%，相当于正常情况下一个人一年的"生理性骨丢失量"。

钙吸收负平衡，以150～200 mg/d的速度丢失骨钙，骨吸收率短期迅速升高，并伴随骨形成受到持续抑制，导致骨丢失更加严重。研究显示，骨质疏松使骨折处骨密度降低[6]。

三、骨质疏松性骨折愈合时间较非骨质疏松性骨折延长

非骨质疏松性骨折：纤维骨痂→软骨骨痂→骨性骨痂。

骨质疏松性骨折：纤维骨痂→软骨骨痂→→→骨性骨痂。

原因：软骨骨痂向骨性骨痂转变缓慢。

四、骨质疏松患者骨折愈合延迟引发多种严重并发症

1. 卧床时间延长
（1）增加褥疮、感染、下肢静脉血栓形成等并发症。
（2）引发全身及局部骨丢失，加剧骨折愈合延迟。
2. 骨质量降低
（1）内固定与植入物松脱危险性增高。
（2）再骨折危险增加。
3. 肢体功能及全身体能康复延迟
（1）肌肉萎缩。
（2）关节僵硬。
（3）体能恢复延缓。

五、骨质疏松性骨折临床表现

既有骨折表现，又有骨质疏松表现。

1. 影像学检查
（1）X线。
（2）CT。
（3）MRI。
2. 骨密度检查：DXA
3. 实验室检查
（1）血、尿常规，肝肾功能，血糖、钙、磷、碱性磷酸酶、性激素、25（OH）VitD、甲状旁腺素。

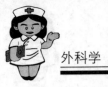

（2）骨代谢和骨转换指标：低骨密度、高骨转换率提示骨折风险增加。

六、鉴别诊断

与继发性骨质疏松骨折鉴别。

七、骨质疏松性骨折治疗的基本原则

复位、固定、功能锻炼和抗骨质疏松治疗是治疗骨质疏松性骨折的基本原则，理想的治疗方法是上述四者的有机结合。

八、治疗原则

（1）以尽早恢复伤前生活质量为目的，强调方法简单、安全有效。

（2）不强求骨折的解剖复位，着重于组织修复和功能恢复。

（3）尽量选择创伤小、对关节功能影响小的方法。

九、治疗方法

治疗方法包括非手术治疗和手术治疗，手术治疗根据骨折部位、类型、骨质疏松程度和全身状况决定。

1. 手术治疗注意事项

鉴于骨质疏松骨质量差、愈合缓慢的特点，应注意以下几点：

（1）特殊内固定材料。

（2）应力遮挡低的内固定。

（3）特殊的内固定技术。

（4）内固定强化技术。

（5）骨缺损者考虑应用骨填充物。

（6）酌情应用外固定。

2. 重视预防和治疗并发症

（1）深静脉栓塞。

（2）坠积性肺炎。

（3）泌尿系感染。

（4）褥疮。

3. 脊柱骨折

脊柱骨折最常见，其中胸腰段骨折占90%，骨折类型分为椎体压缩和爆裂性骨折。

治疗方法：

（1）保守治疗适用于椎体高度丢失<1/3、疼痛轻的患者。

（2）手术治疗适用于椎体高度丢失>1/3、疼痛明显的患者。

微创手术：推荐方法

经皮椎体成形术（percutaneous vertebroplasty，PVP）

经皮椎体后凸成形术（percutaneous kyphoplasty，PKP）

开放性手术：

后路手术（posterior long instrument）

前路手术（anterior intervertebral body reconstruction）

4. 髋部骨折

髋部骨折有致残率高、康复慢、病死率高等弊端。

（1）股骨颈骨折。

非手术治疗：卧床，骨牵引或皮牵引。骨折移位轻或嵌插骨折、一般情况差。

手术治疗：

内固定：适用于股骨颈基底部骨折，选用材料包括空心加压螺钉、动力髋螺钉（DHS）、股骨近端锁定钢板、股骨近端髓内钉（PFNA）等。

人工关节：适用于股骨颈头下型骨折，包括人工股骨头置换术（单极头、双动头）、人工全髋关节置换术。

（2）转子间骨折。

非手术治疗：卧床，骨牵引或皮牵引。适用于骨折移位轻，或一般情况差的患者。

手术治疗：

内固定：动力髋螺钉（DHS）、股骨近端锁定钢板、股骨近端髓内钉（PFNA）。适用于绝大多数需手术治疗患者。

人工关节：人工股骨头置换术（单极头、双动头）。仅适用于少数患者。

5. 桡骨远端骨折

桡骨远端骨折多为粉碎性骨折，累及关节面，骨折愈合后易残留畸形和疼痛，影响腕部和手部功能。

治疗：

手法复位：适用于大多数患者，手法复位后用石膏或小夹板固定4~6周。

外固定和手术治疗：适用于骨折累及关节面，骨块移位严重，手法复位效果欠佳者。手术治疗可用桡骨掌侧或背侧锁定钢板固定。

6. 肱骨近端骨折

非手术治疗：骨折无明显移位骨折，注意拍X线片时应包括肱骨近端正位及穿胸位片。治疗可用三角巾悬吊固定或肩关节外展支架固定。

手术治疗：移位骨折，包括内固定和人工肱骨头置换术。内固定尽量选用肱骨近端解剖型锁定钢板。对于骨折严重粉碎者，可考虑行人工肱骨头置换术。

十、骨质疏松性骨折的药物治疗

1. 药物治疗的必要性

骨质疏松性骨折源于骨质疏松症，因此采用有效药物治疗骨质疏松症是治疗骨质疏松性骨折的必要治疗基础。

骨折后若未进行骨质疏松治疗则骨折再发率高。有临床观察研究显示[7]：390名50~91岁曾发生过骨折的中老年妇女，其中肱骨骨折82人，脊柱骨折176人，髋骨骨折132人，骨折后未经正规骨质疏松治疗，随访1月至7年，统计随访期间再发骨折的发生率分别为16%、16%和21%，可见其骨折再发生率是非常之高的。

2. 药物治疗的目的

（1）抑制快速骨丢失、改善骨质量。

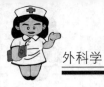

（2）提高骨强度。

（3）减轻疼痛症状。

（4）减少再骨折的发生率。

（5）在不妨碍骨折愈合的前提下治疗骨质疏松症。

3. 常用治疗药物介绍

（1）双膦酸盐（bisphosphonates）。

双膦酸盐能抑制破骨细胞介导的骨吸收作用，降低骨转换，有较强的抑制骨吸收及增加骨量的作用。

循证医学研究表明，双膦酸盐可提高腰椎和髋部骨密度，降低椎体及髋部等部位骨折发生的风险。

（2）降钙素（calcitonin）。

降钙素能适度抑制破骨细胞的生物活性和减少破骨细胞的数量。

循证医学证据表明，降钙素可抑制骨吸收，提高腰椎和髋部骨密度，降低椎体骨折的风险，且具有较好的中枢镇痛作用。

（3）选择性雌激素受体调节剂（SERMs）。

在骨骼及心脏中有雌激素样作用，但在乳房及子宫中起阻断雌激素的作用。

SERMs对骨的作用在于针对雌激素受体发挥类似雌激素样作用，抑制破骨细胞的活性。该药只适用于绝经后女性患者。

（4）盐类（strontium）。

在抗骨吸收的同时也有促进成骨的作用，有助于恢复骨转换的动态平衡，可改善骨质量，提高骨强度，降低椎体及髋部骨折的风险。仅适用于绝经后女性患者。

一般剂量为雷奈酸锶2 g（袋）/d，睡前服用。常见不良反应为头痛、恶心、腹泻、稀便、皮炎、湿疹等。有静脉栓塞病史者慎用。

（5）雌激素（estrogen）。

雌激素治疗骨质疏松症的机制包括对钙调激素的影响、对破骨细胞刺激因子的抑制及对骨组织的作用，仅适用于绝经后女性患者。

（6）甲状旁腺激素（PTH1-34）。

甲状旁腺激素具有促进骨形成、增加成骨细胞分泌胶原、促进基质形成及基质矿化等作用。

（7）中草药制剂。

能够改善患者的相关症状、增加骨矿密度、减少骨丢失、降低脆性骨折发生率的中草药制剂可以酌情选用。

十一、骨折后抗骨质疏松用药建议

1. 合理使用钙剂

钙吸收主要在肠道，故钙剂补充以口服较佳，最好分次补充。

应充分考虑骨质疏松性骨折患者的快速骨丢失，故此阶段补钙剂量应酌情加大。

钙剂选择要考虑其安全性和有效性，避免过量摄入后发生肾结石或心血管疾病。

2. 活性维生素 D_3

活性维生素 D_3 不仅能够增进肠钙吸收，促进骨形成和骨矿化，而且有助于增强肌力，提高神经肌肉协调性，防止跌倒。

建议老年骨质疏松性骨折患者补充活性维生素 D_3，一般成年人剂量为 0.25～0.5 $\mu g/d$。

临床应用时应注意个体差异和安全性，定期监测血钙或尿钙。

3. 降钙素

降钙素能够提高骨密度、改善骨质量、增强骨的生物力学性能，对降低骨质疏松性骨折发生率有明显作用。

骨质疏松性骨折患者早期应用降钙素既可以止痛，又能改善或防止急性骨丢失。

常规剂量对骨质疏松性骨折的修复与重建未见不良影响。

一般剂量为鲑鱼降钙素皮下或肌肉注射 50 IU/d，鼻喷剂 200 IU/d。

4. 双膦酸盐

双膦酸盐可提高腰椎和髋部骨密度，降低骨折风险及再骨折发生率。

推荐使用的双膦酸盐包括阿仑膦酸钠、利塞膦酸钠、唑来膦酸钠等。目前阿仑膦酸钠有口服 70 mg（片）/week 和/或 10 mg（片）/d。应在当日首次就餐前 30 分钟用一杯清水（不少于 250 mL）送服，为减低药物对胃与食管的刺激，患者服药后至少 30 分钟内避免躺卧。对卧床患者应慎重考虑使用该类药物的依从性。

双膦酸盐类药物主要不良反应是胃肠道反应，如恶心、呕吐、腹痛、腹泻等。

5. SERMs

SERMs 在提高骨密度、降低绝经后骨质疏松性骨折发生率方面有良好疗效。

一般剂量为雷洛昔芬 60 mg（片）/d，服药时间不受饮食影响。

少数患者服药期间会出现潮热和下肢痉挛症状，潮热症状严重的围绝经期妇女不宜使用，有静脉栓塞病史及血栓倾向者（如长期卧床、久坐）禁用。

十二、长期治疗

骨质疏松症属慢性骨代谢疾病，骨质疏松性骨折患者为治疗骨质疏松症及防止发生再骨折，应在医生的指导下坚持长期药物治疗。

（王 晶）

参考文献：

［1］ The NIH consensus development panel on osteoporosis prevention，diagnosis，and therapy. *JAMA*，2001，285（6）：785－795.

［2］ Poór G.，Atkinson E. J.，Lewallen D. G.，et al. Age-related hip fractures in men：Clinical spectrum and short-term outcomes. *Osteoporos Int*，1995，5（6）：419－426.

［3］ Forsén L.，Sogaard A. J.，Meyer H. E.，et al. Survival after hip fracture：Short-term and long-term excess mortality according to age and gender. *Osteoporos Int*，1999，10（1）：73－78.

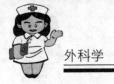

［4］Center J. R. , Nguyen T. V. , Schneider D. , et al. Mortality after all major types of osteoporotic fracture in men and women: An observational study. *Lancet*, 1999, 353 (9156): 878 – 882.

［5］Tsakalakos N. , Magiasis B. , Tsekoura M. , et al. The effect of short-term calcitonin administration on biochemical bone markers in patients with acute immobilization following hip fracture. *Osteoporos Int*, 1993, 3 (6): 337 – 340.

［6］Wang J. W. , Li W. , Xu S. W. , Yang D. S. , et al. Osteoporosis influences the middle and late periods of fracture healing in a rat osteoporotic model. *Chin J Traumatol*, 2005, 8 (2): 111 – 116.

［7］韦永中，范卫民，王美莲等. 中老年妇女骨折后再骨折的观察. 中国骨质疏松杂志，2005，11 (1): 77 ~ 79.

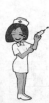

第六章　胸心外科的最新进展

近十余年来，随着医学领域科学技术的快速发展，新仪器设备的不断涌现，在胸心外科学科出现了许多新技术，获得了许多令人鼓舞的新进展。我们把这些新进展归纳为胸心外科范围内的两大技术革命，即微创外科技术和器官植入技术。

第一节　微创外科技术的历史背景

16 世纪，拿破仑的军医 Ambroise Parc 率先以"清凉油膏"涂抹伤口，而不是用沸油去淋伤口，从此建立了爱护组织、减少创伤的观念，也许这就是"微创"外科的开始。

19 世纪后期，美国 Johns Hopkins 医院的外科医师 William S. Halsted 在当时的肿瘤外科观念的指导下，提倡经典乳腺癌根治术，该术式造成一些患者术后胸部和肢体在外形与功能上的障碍。随着对乳腺癌转移等生物行为特点和辅助治疗保护措施的了解，1951 年 Auchincloss 提出了保留胸大、小肌的改良式乳腺癌根治手术。该术式大大地减轻了手术造成的组织创伤，因而迅速取代了经典根治术。目前国内、国际上乳腺癌手术应用最多的就是保留乳房的改良式乳腺癌根治术。

1980 年 9 月，德国的妇产科专家 Kurt Semm 在基尔成功地施行了世界首例腹腔镜阑尾切除术，成为"腹腔镜外科之父"。

将微创外科推至高潮的标志性之举，当推 1987 年 3 月，法国开业医师 Philipe Mouret 在里昂利用腹腔镜技术为一名患者同时施行盆腔粘连松解术和胆囊切除术。手术的成功标志着腹腔镜外科技术的成熟并成为微创外科历史发展的里程碑。

经过一段时间的经验积累和高新技术的促进，腹腔镜手术被迅速用于多个脏器的治疗。近年来，该技术在遵循传统外科原则的前提下，不仅手术疗效满意，且因其切口小、创伤轻、痛苦少、术后恢复快而深受广大患者和临床医师的欢迎，并得到广泛推广和应用。如今该技术已渗透到普通外科、心脏外科、胸外科、泌尿外科、脑外科、骨科等各临床专科，动摇着并逐渐替代已沿用百余年之久的经典的传统外科手术方式。

如今，许多医师把最小切口手术、腹腔镜手术和微创外科视为相同的概念。其实微创外科具有比单纯的小切口更深的含义，因为创伤对人体是一种恶性刺激，它影响个体的生存。严重创伤之后，患者虽然可以暂时生存，但会出现严重的并发症，甚会危及生命，成为限制重大手术实施的"瓶颈"。因此，微创外科学应有一个新的概念，这就是要扩大视野，使外科治疗的微创化包括减轻患者对创伤的不良反应和使患者从创伤中快速康复。

今天，微创外科不仅引发了外科学领域的一场新技术革命，而且正在结合自动机械技术，远程通信和计算机技术开创了一个机器人外科的新天地。

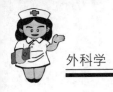

第二节　微创技术在胸心外科的进展情况

一、微创技术在胸外科的应用

在微小切口或无切口下完成与常规开胸手术同等质量的胸部手术一直是外科医师努力的方向。

电视胸腔镜手术（video-assisted thoracoscopic surgery，VATS）是始于 20 世纪 90 年代初的一种全新的胸外科技术。该技术创伤小、痛苦轻、术后恢复快、疗效可靠，切口符合美容要求，众多的优点使其深受广大患者的欢迎。与传统胸腔镜检查不同的是，它更多地用于胸部疾病的治疗。同时，该手术需要在全麻双腔管插管及健侧单肺通气下进行。

近年来，电视胸腔镜手术已发展为一门成熟的手术学科，成为胸外科常用的手术方法，其临床应用改变了一些胸外疾病的治疗概念，被认为是自体外循环问世以来胸心外科领域的又一重大技术革新。

电视胸腔镜胸部外科手术能治疗的胸部疾病包括自发性气胸、胸腔积液、漏斗胸、手汗症、重度肺气肿、食管癌、肺癌、胸腺瘤合并重症肌无力等。

广义的胸外科微创技术还包括电视胸腔镜辅助下的中、小切口胸部手术。

（一）治疗自发性气胸

自发性气胸是指胸内脏器因肺癌、肺炎、肺大泡等原因出现了破损，气体进入胸腔引起的气胸。手术的目的就是清除产生气胸的根源，如切除肺大泡，再修补肺部表面。传统的开胸手术的切口很大，常需作大于 10 cm 的后外侧胸切口，而微创胸腔镜手术只需要切开 3 个 1 cm 左右的切口，称纽扣式切口。胸腔镜可将胸内的图像放大很多倍，任何部位都可以清楚地看到，方便发现病变，术中借助可经小切口进入胸腔的腔内直线切割缝合器，可同时切除病灶和缝合肺部表面，效果与开胸手术基本相同。

（二）治疗胸腔积液

胸腔积液分为漏出液和渗出液两种。胸膜病变或胸内淋巴引流被阻塞时发生的胸腔积液为渗出液，渗出性胸腔积液病因较多，最常见的为结核性胸腔积液，其次为恶性肿瘤引起的胸腔积液。渗出性胸腔积液在治疗前应首先明确病因。而仅凭胸水化验和细胞学检查有时很难得出诊断，致使许多胸腔积液久治不愈，成为医学难题。但是在电视胸腔镜技术出现后此种情况已大为改观。通过在胸壁上作两个长 1～2 cm 的切口，放入胸腔镜设备，可以直接观察整个胸腔，包括纵隔、膈肌表面以及肋膈角等较隐蔽处，能全面观察胸膜有无病变，以及病变的部位、形态、大小、颜色等特征。能在直视下对病变进行多方位取材，确保了病理诊断的准确性。

目前公认的最为有效的方法是在胸腔镜直视下于胸膜表面均匀喷洒滑石粉，造成化学性胸膜炎、胸膜粘连胸腔闭锁，其控制恶性胸腔积液的成功率在 80% 以上，使患者生活质量明显提高，生存期得以延长。

（三）治疗漏斗胸

漏斗胸是一种先天性的遗传性疾病，体征主要表现为胸骨体下端、剑突根部及其相应的两侧第 3～6 肋软骨向内凹陷，致使前胸壁呈漏斗状。严重的漏斗胸下陷的胸骨和肋骨会压迫心脏、肺等胸腔内脏器，引起相应症状。手术治疗是治愈该疾患的唯一手段。传统的 Ravitch 手术是切断胸骨两侧的多根肋软骨，行胸骨的抬举或胸骨的反转手术，手术时间长、出血多、创伤大，手术后胸前留有终身的纵行长疤痕，严重影响美观。1998 年，美国外科专家 Nuss 博士发明了微创漏斗胸矫形系统（Nuss）手术，该手术在胸腔镜的辅助下将 Nuss 钢板送入胸骨下段的后方，将下陷的胸骨抬举，并且仅在胸壁两侧作一个 2 cm 的小切口，具有手术时间短、创伤小、术中出血少、术后恢复快、胸前无疤痕、保持了术后外形的美观等优点，经多年的临床应用已取得极好的治疗效果。

（四）治疗手汗症

手汗症是一种由外分泌腺引起多汗的疾病，其病因尚未完全明了。该病虽对身体健康无大碍，但由于手掌、足底及腋下经常多汗，且往往淋漓不止，致患者手掌经常湿冷，不敢与人握手和牵手。腋下的出汗常伴有狐臭，足底多汗常使女孩子不敢穿高跟鞋，怕脚滑摔跤，这些症状给患者的生活和工作带来难堪与不便。手汗症的非手术治疗方法包括给予收敛剂、止汗剂、镇静剂、抗胆碱能药物等，还有催眠疗法、心理疗法、电子透入疗法、针灸等。以上治疗方法除了抗胆碱能药物治疗一项外其他均无明确疗效，而抗胆碱能药物因其副作用大也使应用受到限制。近年来开展的胸腔镜胸交感神经切除术只需要在腋下胸壁作两个 0.5 cm 的隐蔽小切口就可解决问题，手汗立刻消失，效果立竿见影，是目前治疗手汗症唯一有效且作用持久的方法。

（五）治疗重度肺气肿

重度慢性阻塞性肺气肿的肺组织，因为长期过度通气，肺泡壁变薄，致肺泡相通、融合，肺容积异常增大，导致正常肺组织被压迫、肺泡减少。肺组织被压迫后致排痰不畅，长期痰液淤积致肺组织炎症产生，气道黏液分泌异常、黏液纤毛清除系统受损害，黏液进一步淤积加重了气道狭窄，最后使患者出现通气不良和呼吸障碍。黏液纤毛清除系统损伤与气道炎症之间形成恶性循环，如此反复发作和反复加重，使肺功能进行性地下降，最后常因心肺功能衰竭而死亡。

肺容积减少术（lung volum reduction surgery，LVRS）为部分重度慢性阻塞性肺病（COPD）病人提供了一种全新的治疗方法，并已取得较为确切的临床效果，近年来受到广泛关注。胸腔镜下施行的 LVRS，创伤小，可两侧同期进行，配合腔内直线切割缝合器和专用的牛心包材料可有效防止肺切缘漏气，有利于按需要尽量切除气肿化的没有功能的肺组织，从而取得较理想疗效，且术后并发症少、恢复快。缺点是由于必须使用较多的一次性腔内直线切割缝合器和专用的牛心包材料，费用较高。

（六）治疗食管癌

1991 年，Collard 和 Gossot 首先开展了电视胸腔镜食管癌切除术[1~2]。VATS 下食管癌切除手术克服了传统胸部长切口手术使患者创伤大、术后恢复慢、并发症多等诸多缺点，特别是新一代电视胸腔镜的出现，为在微创条件下安全地切除病变食管和清除纵隔淋巴结提供了更好的视野及照明条件，可达到肿瘤外科学根治的要求。手术时先在胸腔镜下游离胸内食管，然后开腹开颈，胃上提经胸入颈与食管残端进行吻合。该技术比传统开胸手术失血量减少，术后早期和长期的疼痛减少，对术后肺功能的损害较轻，减少了术后呼吸道并发症，胸部无影响美观的长疤痕。

目前存在的不足之处主要是手术时间稍长，手术费用昂贵，胸腔粘连严重时无法操

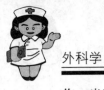

作，尚不能确保清除效果切实达到肿瘤外科学的原则要求。

（七）治疗肺癌

胸腔镜手术适用于早期肺癌的诊断和根治切除以及晚期肺癌的诊断和姑息治疗，是近年肺癌外科的一项重大进展。

在该技术应用初期，是否用微创进行解剖性肺叶切除甚至全肺切除仍有较大争议。随着微创手术技术的不断提高、经验的积累、手术器械的完善，现阶段有关的争议已趋于平息。

目前对于肿瘤小于 3 cm 且位于肺周边，肺功能不能耐受肺叶切除术的肺癌可用胸腔镜行肺楔形切除术治疗。通常用内镜缝合切割器按"V"形或"剥香蕉法"将肿瘤切除，后者更常用。切除的标本放入标本袋中取出。胸腔镜肺楔形切除术亦是诊断困难的周围型肺癌的最佳确诊手段之一。

Ⅱa～Ⅲa 期肺癌：随着手术技术的提高和手术器械的完善，目前已能在胸腔镜辅助下为部分 Ⅱa～Ⅲa 期肺癌施行肺叶和全肺切除术。后者对血管和支气管的处理方法同肺叶切除术。

Ⅵ期肺癌：对于原发肿瘤为 T_1 但伴有脑或其他器官可切除单发转移的肺癌，可考虑用胸腔镜行肺楔形切除或肺叶切除，同时或先后处理原发灶。

胸腔镜还可用于肺癌的分期，肺癌的治疗前分期和开胸术前肿瘤切除的可行性评估是胸腔镜在肺癌临床中的又一贡献。手术时病人取侧卧位，手术侧胸壁放置三个胸壁套管，首先了解胸膜有无侵犯或转移，然后探查肺内肿瘤部位、大小、侵犯情况等。最后纵行切开纵隔胸膜探查，根据情况分别切除或切取多组淋巴组（左侧：2～10 组；右侧：2～4 组和 7～10 组）送病理检查。

（八）治疗胸腺瘤合并重症肌无力

重症肌无力是一种自身免疫性疾病，80% 以上与胸腺异常增生有关。胸腺切除术作为治疗重症肌无力的主要方法之一，其经典的手术方式是经胸骨正中切口行胸腺切除。随着微创外科的发展，近年来电视胸腔镜已逐渐应用于胸腺切除[3~4]。该治疗方法具有创伤小、恢复快的优点，手术维持了胸廓的完整性、稳定性和顺应性，对术后肺功能恢复影响小，降低了重症肌无力术后发生危象的风险，避免了术后患者发生胸骨感染、胸骨不愈合的情况，符合现代外科手术学及康复医学的要求。

二、微创技术在心脏外科的应用

微创技术在心脏外科的应用仅十余年的发展历史，随着心脏外科手术技术的提高、经验的积累以及麻醉技术的进展，微创伤心脏外科已逐渐成为一个热门的临床及实验室课题。由于心脏外科本身较为复杂，手术的靶器官在不停地跳动，如果要在心脏上进行精确的操作，需要一个安静及无血的手术野，这就给微创技术带来更多的挑战性难题。与传统的心脏外科手术相比，电视胸腔镜心脏外科手术具有很多优越性，在保证了手术效果的前提下，可以最大限度地减少创伤、减轻术后疼痛、缩短术后恢复时间、降低手术费用、减少术后疤痕，深受广大患者的欢迎。

就心脏外科而言，微创伤手术的目的是尽量减少病人术后生理功能的紊乱和尽快使病人从各种创伤中康复。由于体外循环常对行心脏直视手术的病人机体造成一系列不良影响，因而微创伤心脏外科的概念应包括免除体外循环的创伤和小切口显露两方面的含义。目前国内外已能在全腔镜下进行动脉导管未闭结扎术、心包开窗引流术、心肌激光打孔血运重建术、心脏起搏器安装、冠状动脉旁路移植术、简单的先天性心脏病微创手术、瓣膜修复及置换术以及房颤治疗等手术。而现行的微创心脏手术还包括开胸心脏不停跳下多支冠状动脉搭桥术、开胸后复合式心脏外科手术（hybrid 技术）等。

（一）微创冠状动脉旁路移植术

1. 小切口直视冠状动脉旁路移植术

该术式目前分成两类：不停跳心脏手术（beating heart surgery）和小切口开胸加胸部打孔体外循环（port access bypass surgery via minithoracetomy）。微创措施还包括腔镜下的乳内动脉游离、大隐静脉和桡动脉的分离采取。

微创小切口直视下冠状动脉旁路移植术（minimally invasive direct CABG，MIDCABG），目前一般是指不同于传统正中大切口开胸的小切口下常温心脏不停跳的冠状动脉旁路移植术（CABG）。其中根据手术径路的不同分左侧开胸（经典的 MIDCABG）、右侧开胸、胸骨小切口（上段和下段）和剑突下小切口等。

经典的 MIDCABG 经过左胸前外侧小切口在心脏跳动下将左乳内动脉与左前降支吻合。这种手术仅限于冠状动脉病变局限于心脏前壁的患者。目前，适合采用这种手术的患者不到冠状动脉旁路移植术的 2% ~3%。

2. 非体外循环冠状动脉旁路移植术

常规体外循环冠状动脉旁路移植术（conventional coronary artery bypass grafting，CCABG）用以治疗多支冠状动脉病变已有 30 多年历史。然而，升主动脉上的操作所导致的神经系统损伤和与体外循环有关的全身性炎症反应是术后出现并发症的主要原因。

现今，一种新的冠心病治疗方法——非体外循环冠状动脉旁路移植术（off-pump coronary artery bypass grafting，OPCABG）已被广泛接受。最近的研究进一步证实了 OPCABG 的安全性和有效性。心脏机械稳定器和定位装置可使 OPCABG 用于多支冠脉病变患者。该方法有降低高危患者手术风险和减少术后并发症等优点，尤其对于年龄大于 80 岁的老年人优势更加突出。但也有研究认为 CCABG 长期生存率和生存质量要优于 OPCABG[5]。

3. 机器人辅助下的冠状动脉旁路移植术

机器人辅助下手术是微创 CABG 的下一步发展方向。机器人系统应用内镜技术在有限的视野范围内可进行冠状动脉吻合操作。目前有两类这种系统在进行临床实验：Intutive Surgical 公司的达芬奇（da Vinci）系统和 Computer Motion 公司的宙斯（Zeus Microsurgical）系统。这两套系统都包括高质量的图像传送显示器、医师手控的计算机辅助手术器械、能翻译和传送外科医师手部动作的网络以及支撑移动该系统机械臂的活动支架。在手术中，医师都是坐在控制台前，观察病人体腔内三维图像，利用操作手柄"扶镜"和控制执行手术操作的三只机械臂完成外科手术。只不过"宙斯"的"扶镜"手是声控的，而"达芬奇"的手术器械头端增加了"手腕关节"，扩大了活动范围和灵活性。

机器人技术使内视镜下通过局限的显露视野完成心肌再血管化成为可能。近期，研究的重点是研制能使心肌再血管化的手术术野发生革命性变化的无缝线吻合技术，以期微创冠状动脉旁路手术能得到更广泛的接受。现在，外科医师可以不用传统的缝线进行近端和远端吻合的新技术已经出现，如"U"形夹吻合装置、对称"旁路系统"和磁性血管吻

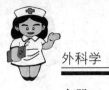

合器。

机器人辅助冠脉搭桥术的优点是创伤小、美容效果好；既提高了手术精度也提高了速度和安全性；外科医生可坐着操作，减少了手术疲劳；通过网络和卫星可实施远程操作。

（二）电视胸腔镜下治疗先天性心脏病

以往传统的先心病手术治疗如房间隔缺损修补需要切开患者胸骨进行，由此造成的手术伤口较大，手术疤痕长，影响美观，患者恢复时间也相对较长。目前利用微创技术，仅在患者身上作 3 个小切口，通过电视胸腔镜及手术器械就可顺利实施修补手术，大大减轻了患者的痛苦，术后美容效果好。

（三）微创心脏瓣膜置换术

微创心脏瓣膜置换术包括小切口开胸加胸部打孔体外循环下的瓣膜置换术和经皮主动脉瓣膜置换术的发展。

2006 年，加拿大 Ye J. 等报道了世界首例经左心室途径微创不停跳下进行带压缩支架的主动脉瓣手术。此后，在欧洲的一些研究中心也开始进行类似的临床研究，其适应证主要是那些常规体外循环下主动脉瓣置换风险很大的高龄者，以主动脉瓣狭窄为主。然而这些全新可撑开式瓣膜的应用，同样给外科医师提供了新的机遇。对于二尖瓣和主动脉瓣病变，瑞士和美国学者已经尝试在大型动物模型上开胸后经右房或心尖途径植入可撑开式瓣膜。这些实验进展有可能对未来瓣膜外科产生深远的影响。这种术式特别适用于髂血管存在狭窄、纤细和扭曲无法进行股动脉逆行操作者。

（四）hybrid 技术（开胸后复合式心脏外科）

hybrid 技术因在很大程度上避免了体外循环，且在实时影像学的指引下可以实时评估手术疗效，所以很可能成为未来微创心脏外科学发展的主要方向。由于开胸后实施介入治疗，所以没有经皮途径对球囊和输送鞘管大小的限制，同时由于直视下操作，可以同期对合并的心脏病变进行矫治。

hybrid 技术可采用在实时的 X 线或超声的引导下实施各类先天心脏病手术。常用于：开胸后房间隔缺损、室间隔缺损封堵；开胸后双侧肺动脉捆绑 + 动脉导管支架置入 + 房间隔球囊扩大术 I 期治疗新生儿左心发育不良综合征；合并房间隔缺损的冠心病（经房缺损封堵 + 非体外循环下冠脉搭桥）；婴儿重度肺动脉瓣狭窄肺动脉扩张术等。

（五）心房颤动的外科微创治疗

治疗心房颤动的经典外科手术是考克斯（Cox）提出的迷宫手术，尽管疗效满意，但因手术操作复杂一直难以推广。在近年来介入消融治疗房颤的启发下，房颤的外科治疗进入了一个新时代。刚开始，房颤的外科治疗主要在瓣膜外科中同期开展。北京安贞医院报告了 238 例在瓣膜手术中同期接受射频消融治疗患者的临床结果，在为期 1 年半的随访中，患者窦性心律维持率为 83%。美国的克利夫兰医疗中心则对 27 例难治性房颤患者直接在胸腔镜下对双侧肺静脉和左心耳进行游离和射频消融，半年的随访结果显示，患者窦性心律维持率为 91%[6]。鉴于房颤患者群庞大，外科手术在房颤治疗领域有着广阔的前景。

第三节　胸部器官植入技术的历史背景

1963 年，美国 Hardy 实施了首例同种人体肺脏移植术，1967 年，南非 Barnard 也实施了首例心脏移植术，1968 年，美国 Cooley 实施了首例心肺联合移植术。目前，全世界每年有数千人接受心脏和/或肺脏的移植手术，与其他器官移植手术一样，在实施首例移植术后一段很长的时间，因为移植后器官的排斥反应和供体、受体选择标准等一系列问题得不到很好的解决，使心、肺移植工作的开展停滞不前。直到 1981 年，由斯坦福大学开始将环孢素（cyelosporme）应用于临床，移植效果才有了显著提高。目前，心、肺移植术可有效地延长患有终末期心肺疾病病人的生命，如大约 80% 的心脏移植者术后可存活 2 年。如果移植排斥反应得到控制，病人的存活期可达 10 年以上。

中国的胸部器官移植手术研究起步较晚，第一例人体心脏移植手术于 1978 年由上海瑞金医院张世泽等医师完成，患者存活了 109 天。1979 年，辛育龄教授在北京结核病研究所开展了首例肺移植。近年来我国的心脏移植无论从数量上还是质量上都有了长足的发展，特别是难度较高的心肺联合移植获得了成功。

一直以来，由于心脏器官供体存在严重的短缺以及心脏病发病率的不断攀升，心脏移植已远远不能满足病人的需要，寻求新的心脏来源，成为医学家们研究的重点。人们是否可以用人工心脏暂时或者长期代替自然心脏的功能来维持生命呢？答案是肯定的。1953 年，人工心肺机（见图 6 - 1）首次用于心内直视手术获得成功，由此拉开了人工心脏研究的序幕，自那时起，研制出耐用、低价、安全的人造心脏，一直是生物医学工程追求的目标之一。功能完善的人造心脏的出现将给人类心脏医学带来巨大的突破。

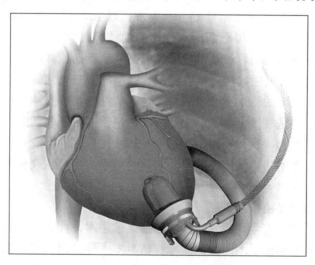

图 6 - 1　人工心脏辅助装置

第四节　胸心外科器官植入技术的进展情况

一、心脏器官移植技术进展

心脏移植术是最普遍的器官移植手术之一，每年在美国有超过 1 500 名病人进行心脏移植手术。一直以来，供体心脏取出后，传统的处理方法是将心脏保存于低温保护液中冷冻起来，然后在 4 ~ 6 小时内进行器官移植。这样做非常容易导致待移植的器官受到损伤。对此，美国波士顿 TransMedics 公司开发出一种名为 Organ Care System 的移植器官护理系

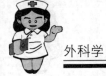
统，该系统能使离体心脏器官在模拟供体的生理环境下保持含氧温血灌注及营养供应，使离体心脏器官在转运过程中保持跳动，借此实质性地提高供体保存质量并有效地延长供体离体耐受时间。2006 年，英国剑桥郡帕普沃斯医院的医生首次成功地将一颗一直处于跳动状态的心脏移植到了一名 58 岁的患者体内，此举堪称移植技术的革命性进展。实验表明，利用这种新技术可维持心脏跳动 8～12 小时。

心脏器官移植技术进展还包括手术方法的改善，术后移植器官早期排异反应的监测手段的无创化和多样化以及选择更加合理有效的免疫抑制方案等。例如手术方法选择双腔静脉吻合的术式代替传统标准术式，该方法能够减少因心脏十字结构扭曲引起的关闭不全，去除了受体自身的右房后壁和窦房结，从而降低了心律失常发生的可能，保留了右房结构的完整性，且房室结功能保持较好。

二、肺脏器官移植技术进展

在首次施行人体肺移植后 20 年，全世界多个医院共进行了 40 余例的肺移植手术，可惜术后效果不尽如人意，全部患者无一长期存活。死亡的主要原因有移植肺失功能、排斥反应、支气管愈合不佳及感染等。随着环孢素 A 的问世和肺移植技术的进步，肺移植术的效果有了显著的改观。

目前全世界等待肺移植手术的患者中，最多的是肺气肿病人。肺移植术后患者的呼吸功能得到很大改善。5 年生存率大约在 50%。但由于肺气肿患者数量多，供体来源不足，供需矛盾突出。不少病人在等待肺移植手术中常因呼吸衰竭加重而身亡。为缓解这一矛盾，德国学者 Fischer 在 2003 年研制出一种简易的体外膜氧合装置——NovaLung。目前，这种新技术已在欧洲开始应用。该技术操作简单，采用股动、静脉插管的方式，不用人工血泵，它只需将体内部分血引出体外氧合。氧合效率高，二氧化碳清除完全，收到比较好的效果。它的出现使更多的终末期呼吸衰竭患者成功过渡到接受肺移植。另外，另一种扩大供体肺来源的方法就是放松供体肺的选择标准，包括选用一些已无心跳的供体肺和某些带有轻度病变的所谓"边缘肺"，用于补充供体来源的不足。手术方法的创新措施方面也有一些进展，例如，手术切口从传统的横断胸骨的前胸长切口，改良为在电视胸腔镜辅助下的微创双侧前胸小切口等。

三、心肺器官联合移植技术进展

心肺联合移植手术是当今胸心外科领域的最高端手术，被认为是终末期心肺疾病的有效治疗方法。心肺联合移植手术同其他器官移植手术一样，面临的最大挑战仍然是排斥反应和感染。心肺移植手术处理难度较大，操作复杂。肺组织内富含的大量组织相容性抗原，可刺激机体产生强烈的排斥反应。由于心脏和肺两大器官的排斥反应可能不同步发生，给术后的监测和对症治疗增加了不小的困难。同时肺脏作为开放器官，比其他器官移植更容易发生感染，给患者长期生存带来极大困难。目前，心肺联合移植手术只限于一些设备条件较好，有一定移植经验的中心开展。20 世纪 80 年代迄今，全球心肺联合移植手术病例数约为 3 000 例，国内手术病例数为 20 余例。较新的心肺联合移植技术进展主要还是通过手术技术方案的改善、免疫抑制剂和抗感染药物的合理规范应用以及加强术后管理等手段，提高了手术成功率和患者的远期生存率。

四、人工心脏和心脏辅助装置的技术进展

所谓人工心脏和心脏辅助装置，主要是指采用人造血泵代替或帮助自然心泵。人工心

脏可全部代替心泵，而心脏辅助则是代替部分心泵功能，两者本质上都是高性能的血泵，所以一般不作严格区别。人工心脏的来源不会像人类的自然心脏供体那样受到严格的法律和道德限制，因此，如能造出性能完善的血泵，心功能衰竭的治疗问题将被最终解决。到目前为止，世界各国科学家所作的努力正在接近这一目标。2009 年，英国纽卡斯尔的 Freenman 医院为 13 岁的 Andrew Ames 进行了人工心脏辅助装置安装手术，这是全球患者年龄最小的手术病例。

由于器官捐献存在严重短缺以及心脏病发病率不断上升，研制出耐用、低价、安全的人造心脏，一直是生物医学工程的目标之一。目前全世界有 30 多种的人造心脏辅助装置，主要应用于终末期心脏衰竭，包括已经广泛在临床应用的主动脉球囊反搏、左心辅助装置、右心辅助装置等。目前正向小型化、电驱动、完全植入体内可以长期进行辅助的方向发展。

全人工心脏（totalartificialheart，TAH）是指能够支持肺循环和体循环的双心室机械辅助装置，原位植入患者胸腔（心包腔）内，方式与心脏移植时供体植入相似。它按照驱动源方式分为气动和电动两类。电动式人工心脏在 20 世纪 90 年代被成功地植入实验动物体内，近期已应用于临床。

近年来国际上较广泛开展了心室辅助技术，该技术可应用于急、慢性心脏衰竭的治疗，在心室辅助装置的帮助下可逐渐恢复病人的心脏功能或者作为一个过渡桥梁，为需要进一步进行心脏移植的病人赢得时间。

2010 年，来自意大利罗马 Bambino Gesu 儿童医院的 Dr. Antonio Amodeo 医师近期成功为 1 名 15 岁的男孩进行了机械心脏永久置换手术。该患儿患有杜氏营养不良综合征，这种疾病往往伴有心肌发育的问题。进行植入手术前，患儿已经处于濒死的边缘，Dr. Antonio Amodeo 历时 10 小时，将一个重量仅有 60 克，长 6.5 cm 的人工机械心脏置入了患儿的胸腔。这种人工心脏完全置于胸腔内，可以避免发生感染。充电则通过置于患儿左耳后的一个小插头进行，晚上可以像手机那样进行充电。截至 2010 年年底，这种手术还未在成人中开展。

五、展望心胸外科的未来发展

21 世纪心胸血管外科发展的主要趋势是组织器官移植、微创外科、危重病监护和围术期处理以及包括生物工程技术和智能化工程技术等多学科紧密合作的综合治疗。

远程医疗技术也是未来医学进步的一种趋势。2001 年 9 月 7 日，位于美国纽约的外科医师看着电视屏幕操纵机械手，通过横跨大西洋的高速光纤电缆，远程遥控位于法国斯特拉斯堡医院手术室里的"宙斯"机器人为一位 68 岁的女性病人成功地施行了腹腔镜胆囊切除术。这次手术的成功也给我们带来这样的信息：未来在世界上任何一个角落的心胸外科疾病患者，如希望得到世界上某一位顶尖专家亲自操作的手术治疗，这种梦想将不会很难实现。

心胸外科是一门综合多学科的复杂精细的学科，如果没有内科、呼吸科、心血管科、影像学科、麻醉科、放疗科、化疗科、检验科、病理科、腔镜、体外循环灌注和 ICU 等科室和部门的密切合作，就不可能取得学科的进步和发展。在未来，心导管介入治疗等交叉学科将成为心胸外科的重要伙伴，其合作范围将随着各自学科的发展需要而进一步扩大。

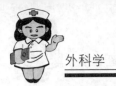

随着科技的进步，人工心脏的发展将在未来十数年间突飞猛进。在可以预见的未来，人工心脏不仅可取代心脏移植成为挽救终末期心衰病人生命的方法，而且可能成为非晚期心衰病人的治疗选择，其应用潜力巨大。但是，目前摆在学者面前的问题还有很多，如机械装置对血液成分的破坏问题、充电问题，如何保证机械装置丝毫不差地运行等。对于儿童来说，还存在一个生长性的问题。我们相信，科技的进步会将我们目前看起来很难实现的梦想转变为现实。

（洪　丰）

参考文献：

［1］Collard J. M., Lengele B., Otte J. B., et al. En bloc and standard esophagectomies by thoracoscopy. *Ann Thorac Surg*, 1993, 56 (3)：675 – 679.

［2］陈海泉，周建华，曹勇等. 微创食管切除术. 中国癌症杂志，2006, 16 (5)：385 ~ 387.

［3］Popescu I., Tomulescu V., Ion V., et al. Thymectomy by thoracoscopic approach in myasthenia gravis. *Surg Endosc*, 2002 (16)：679 – 684.

［4］李剑锋，王俊，张克录等. 电视胸腔镜治疗胸腺瘤和重症肌无力. 中华胸心血管外科杂志，2003 (19)：77 ~ 79.

［5］On-pump versus off-pump coronary-artery bypass surgery shroyer AL, for the veterans affairs randomized on/off bypass (ROOBY) study group［Northport Veterans Affairs (VA) Med Ctr, NY; et al］. *N Engl J Med*, 2009 (361)：1827 – 1837.

［6］胡盛寿. 2005 年临床医学进展回顾　心血管外科. 中国医学论坛报，2006, 32 (1).

第七章 胸交感神经与多汗症

第一节 交感神经解剖生理概要

交感神经的节前纤维发源于脊髓胸 1 ~ 腰 3 的侧柱神经元，随脊髓前根出脊髓后终止于交感神经节。交感神经的周围部包括交感干、交感神经节，以及由节发出的分支和交感神经丛等，根据交感神经节所在位置不同，又可以分为两种：①成对排列于椎骨两侧交感链上的椎旁神经节（每侧 22 ~ 25 个）；②不成对的椎前神经节，包括腹腔神经节及肠系膜上、下神经节和腹下神经节。除支配肾上腺髓质的以外，所有节前纤维都在这两种神经节中之一转换神经元。颈部通常有 3 ~ 4 个神经节，即颈上神经节、颈中神经节及颈下神经节。其中颈上和颈中神经节常有变异，有时缺如；颈下神经节与胸 1 神经节组成较大的星状神经节（部分不融合），其节后纤维形成与椎动脉伴行的椎神经再进入颈 4 ~ 7 神经。

每一个交感干神经节与相应的脊神经之间由交通支相连，分白交通支和灰交通支两种。白交通支主要由有髓鞘的节前纤维组成，呈白色，故称白交通支；节前神经元的细胞体仅存于脊髓 T_1 ~ T_{12} 和 L_1 ~ L_3 节段的脊髓侧角，白交通支也只存在于 T_1 ~ L_3 各脊神经的前支与相应的交感干神经节之间。灰交通支连于交感干与 31 对背神经前支之间，由交感干神经节细胞发出的节后纤维组成，多无髓鞘，色灰暗，故称灰交通支。

交感神经节前纤维由脊髓中间带外侧核发出后，经脊神经前根、脊神经、白交通支进入交感干后，有 3 种去向：①终止于相应的椎旁节，并交换神经元。②在交感干内上行或下行后终于上方或下方的椎旁节。一般认为来自脊髓上胸段（T_1 ~ T_6）中间带外侧核的节前纤维在交感干内上升至颈部，在颈部椎旁神经节换元；中胸段者（T_6 ~ T_{10}）在交感干内上升或下降，至其他胸部交感神经节换元；下胸段和腰段者（T_{11} ~ L_3）在交感干内下降，在腰骶部交感神经节换元。③穿过椎旁节后，至椎前节换神经元。

交感神经节后纤维也有 3 种去向：①发自交感干神经节的节后纤维经灰交通支返回脊神经，随脊神经分布至头颈部、躯干和四肢的血管、汗腺和竖毛肌等。31 对脊神经与交感干之间都有灰交通支联系，脊神经的分支一般都含有交感神经节后纤维。②攀附动脉走行，在动脉外膜形成相应的神经丛（如颈内、外动脉丛，腹腔丛，肠系膜上丛等），并随动脉分布到所支配的器官。③由交感神经节直接分布到所支配的脏器。

胸交感干位于肋骨小头的前方，每侧有 10 ~ 12 个（以 11 个最为多见）胸神经节。胸交感神经节发出下列分支（见图 7 - 1）：①经灰交通支连接 12 对胸神经，并随其分布于胸腹壁的血管、汗腺、竖毛肌等。②从上 5 对胸神经节发出许多分支，参加胸主动脉丛、食管丛、肺丛及心丛等。③内脏大神经，由穿过第 5 或第 6 ~ 9 胸交感干神经节的节前纤维组成，向下方行走中合成一干，并沿椎体前面倾斜下降，穿过膈脚，主要是腹腔神经节。④内脏小神经，由穿过第 10 ~ 12 胸交感干神经节的节前纤维组成，下行穿过膈脚，主要终于主动脉肾神经节。由腹腔神经节、主动脉肾神经节等发出的节后纤维，分布至肝脾肾等实质性脏器和结肠左曲以上的消化管。⑤内脏最小神经，不经常存在，自最末胸神经节发出，与交感干伴行，穿过腹腔，加入肾神经丛。

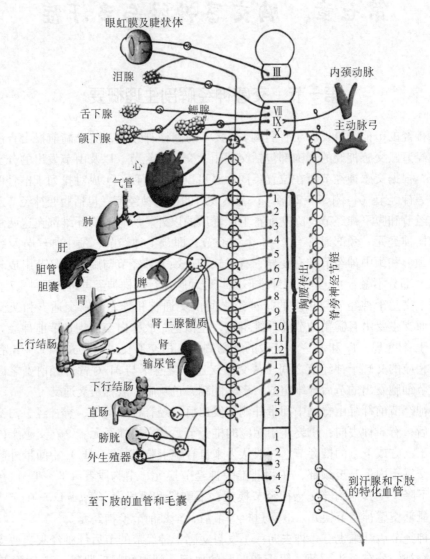

图 7-1　人的自主神经系统

面部和眼睑汗腺由 $T_1 \sim T_4$ 胸脊髓交感神经支配，上肢皮肤汗腺由 $T_2 \sim T_8$ 胸脊髓交感神经支配，躯干汗腺由 $T_4 \sim T_{12}$ 胸脊髓交感神经支配，而下肢皮肤汗腺由 $T_{10} \sim L_2$ 胸、腰脊髓交感神经支配。出汗神经调节通路起源于下丘脑视前区，经由脑干侧索内侧区下行至脊髓内侧柱神经节前神经元突触。胆碱能交感神经纤维能够支配调节体表 200 ~ 400 万个外分泌性汗腺。

第二节　多汗症的分类

多汗症（hyperhidrosis）是指在非炎热状态、非大运动量和未服用发汗药物等情况下由于交感神经过度兴奋引起汗腺过多分泌的一种疾病。由于中枢神经系统调节功能紊乱使交感神经系统发出过多、过强的兴奋刺激，通过乙酰胆碱（Ach）介质指令汗腺大量分泌汗液。晚间入睡后大脑进入抑制状态，不发出神经冲动而停止出汗。所以多汗症病人的汗腺在数量和结构上并无改变，只是功能亢进的结果。

多汗症按不同情况有不同的分类方法。

一、按病因分类

1. 原发性多汗症

原发性多汗症病因未明，一般认为与精神心理因素有关。病人在精神紧张和情绪激动时，大脑皮质促使下丘脑泌汗中枢兴奋，从而引起躯体对应部位的出汗增多。须排除器质性疾病所致的多汗症。

2. 继发性多汗症

继发性多汗症多见于某些精神神经疾病、代谢性疾病、内分泌紊乱、肿瘤、中毒和药物等，主要是由于原发疾病导致交感神经功能亢进，乙酰胆碱分泌增多，进而引起小汗腺分泌过多，故需针对原发病治疗。

二、按部位分类

1. 全身性多汗症

全身性多汗症常常表现为阵发性皮肤湿润冰冷，而且有阵发性的出汗可以是一种过度的生理性反应，可以为某些疾病如甲状腺功能亢进、糖尿病、慢性感染等疾病的症状表现。

2. 局部性多汗症

交感神经损伤或异常使乙酰胆碱分泌增多，导致小汗腺分泌过多的汗液。局部多汗常见于手掌、足跖、腋下，其次为鼻尖、前额、阴部等。多在青少年时期发病，患者常伴有末梢血液循环功能障碍。

三、按病理生理特点不同分类

（一）神经性多汗症

精神紧张、情绪激动、恐怖、神经损伤可使乙酰胆碱分泌增多而产生多汗。

1. 皮层性多汗症

皮层性多汗症是指大脑皮层活动与多汗相关，包括情绪性多汗症、掌跖多汗症、腋窝多汗症（axillary hyperhidrosis）、有皮层多汗症的其他疾病（other disease with cortical hyperhidrosis）。

（1）情绪性多汗症：由于受情绪刺激，乙酰胆碱分泌增多而产生多汗。性刺激后发生的皮层性或情绪性出汗是一种特殊类型。

（2）掌跖多汗症：可见于各种族人群，无明显性别差异，大多数患者有阳性家族史，常在婴儿期或儿童期开始发病，掌跖多汗不发生在睡眠和安静时，也不受热源刺激。掌跖多汗的病人可出现心电图异常，可有心动过速或尖波出现，这可能与血管舒缩不稳定有关。一般无局部性或系统性伴发病。

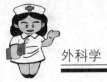

（3）腋窝多汗症：腋窝多汗症除热源刺激外，还有情感刺激而出现多汗，多与掌跖多汗症并发，但腋部出汗一般无臭味，男性较女性出汗量大。

（4）有皮层多汗症的其他疾病：掌跖角化病、先天性厚甲症、隐性遗传型大疱性表皮松解症、先天性鱼鳞病样红皮病和甲髌综合征均可出现皮层性手足多汗症。

2. 下丘脑多汗症（hypothalamic hyperhidrosis）

下丘脑是中枢神经系统内的主要自主神经中枢，控制调节出汗。下丘脑造成多汗可见于以下几种疾病：

（1）霍奇金病（Hodgkin'disease）：以发热、盗汗和体重减轻三联征为特征，疾病早期出现盗汗，睡眠时体温突然下降且大量盗汗，以后出现波动热。

（2）压力和体位性多汗症（pressure and postural hyperhidrosis）：是指体位改变和侧卧时一侧身体受压所产生的出汗反应。

（3）特发性单侧局限性多汗症（idiopathic unilateral circumscribed hyperhidrosis）：是一种常见于面部或上肢的发作性局限性出汗。热、精神和味觉刺激均可促发，但以前者多见，出汗机制不明。

3. 髓性多汗症

由于传出刺激常涉及味觉感受器，故髓性多汗症（medullary hyperhidrosis）又称味觉性出汗（gustatory sweating），可分为生理性和病理性髓性多汗症两种类型。

（1）生理性髓性多汗症（physiologic medullary hyperhidrosis）：许多人在进食辛辣和香味食物及饮料后发生局部性出汗，以面部多见，特别是上唇和颊部单侧或双侧，以及头皮和膝部，一般在数分钟内出现，出现部位常伴有血管扩张，好发于年轻人，炎热气候多发，有家族遗传倾向。

（2）病理性髓性多汗症（pathologic medullary hyperhidrosis）：常累及一侧的耳前或耳下区域，程度不等。有3种临床类型：腮腺局部创伤或疾病所致；中枢神经疾病所致，如脊髓空洞症或脑炎；胸交感神经干损伤所致。髓核在3种类型中均起作用，但传入和传出弧有一定变异，从而产生不同的临床表现。

（二）非神经性多汗症（non-neural hyperhidrosis）

非神经性多汗症不受交感神经系统支配，而是腺体对热敏感的显性出汗，胆碱能、肾上腺素能等药物直接刺激汗腺而引起显性出汗，以及一些器官样痣（organoid nevus）和痣样血管瘤损害，Maffucci 综合征、动静脉瘤、Hippdl-Trenaunay 综合征、血管球瘤、蓝色橡皮疱痣综合征，可出现局部性出汗，可能与受累部位的血管瘤有关。此外，冷性红斑（cold erythema）患者在受冷刺激后，皮肤发生局部性红斑，剧烈疼痛和中心部位出汗，血管萎缩和肌肉萎缩，本病可能是由血小板释放5－羟色胺所致。

（三）代偿性多汗症（compensatory hyperhidrosis）

某部位的汗腺受某种因素影响导致排汗功能减弱或丧失后，另一部位的汗腺发生代偿，以保持体温的一种多汗症。常见的疾病有以下几种：

（1）糖尿病：继发于糖尿病性周围神经病的下半身无汗或少汗症出现代偿性多汗症，上半身（躯干为主）热刺激性多汗症（以夜汗常见），以及面、颈部味觉性多汗症。

（2）在颈部和胸交感神经切除后出现病理性、味觉性多汗症。

（3）夜汗：除了上述的原因可致多汗外，心血管心内膜炎、淋巴瘤、甲亢、系统性血管炎、嗜铬细胞瘤、类癌综合征、撤药反应、自主功能出现失控状态、其他慢性感染性疾病均可出现夜汗症。

第三节 原发性多汗症

一、临床表现

发病年龄多为自幼开始，男女两性均可患病，至青少年时期加重并可伴随终身。因个体差异而导致多汗者的临床表现不尽相同，多数病人表现为全身性多汗，有的可为局部性多汗。全身性多汗症者的皮肤表面常较湿润，伴有阵发性的出汗增多。局部性多汗症者的多汗常见于手掌、足跖、腋下，其次为鼻尖、前额、面部或阴部等部位，重症者可见面部大汗淋漓或双手不断滴汗而影响书写和工作。足部多汗者，由于汗液蒸发不畅导致足底表皮浸渍发白，常伴有难闻的脚臭。腋窝部及阴部多汗者，由于该部皮肤薄嫩，经常潮湿摩擦，易发生擦烂和红斑，伴发毛囊炎和疖疮等。有多汗倾向的人手掌大多时候都是湿漉漉的，会明显影响患者的日常活动，尤其是书写、绘画以及弹琴等，而且患者本来就会因为手掌出汗多而紧张和害怕，但往往心情越紧张，出汗就越多，这样造成一种恶性循环，严重时有可能导致患者性格孤僻、内向、不善与人交往、社交场合缺乏信心，甚至自卑，从而会影响学习或求职。

二、辅助检查

Minor 碘—淀粉试验是常用的汗印痕试验方法。具体方法如下：先用碘溶液（20 mL 蓖麻油加 3 g 碘，再用乙醇稀释为 200 mL）涂搽于待检皮肤上，待干燥后均匀敷上细淀粉。淀粉遇湿后变为蓝黑色，汗滴显示为黑点。

三、诊断标准

多汗症病人的主诉和能看到的症状就是多汗，原发性多汗症的诊断标准为：无明显诱因，局部性可感多汗症状持续至少 6 个月，并伴有两个以上下列特征：

（1）出汗为双侧或相对对称性分布。
（2）每周至少发作 1 次。
（3）多汗症状影响日常活动。
（4）起病年龄 <25 岁。
（5）有家族史。
（6）睡眠时无多汗症状。

四、分级

多汗可分为四级：

1 级：从未注意到有多汗，也从未影响到自己的生活。
2 级：有时影响自己的日常生活，但可以忍受。
3 级：经常影响自己的日常生活，较难忍受。

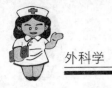

4 级：一直影响自己的日常生活，无法忍受。

五、治疗

非手术治疗方法有多种，但治疗效果欠佳；根治手汗症的最佳方法是手术治疗。3 级和 4 级的患者可直接考虑手术治疗，2 级的患者可首先采取保守治疗，如果疗效不佳，且患者本人非常在意多汗的，可考虑手术治疗。

（一）非手术治疗方法

（1）避免精神紧张，情绪激动。对有精神情绪因素者可选用谷维素、溴剂、地西泮等内服。

（2）抗胆碱能药物如阿托品、颠茄、普鲁本辛等内服，有暂时的效果，可减少汗液的分泌量。

（3）局部外用收敛性药物如 10% 戊二醛溶液、2%～4% 甲醛溶液。腋部多汗者可外搽 20% 氯化铝的乙醇溶液，连续 7 天掌跖多汗症的患者还可用 5% 明矾溶液或复方硫酸铜溶液浸泡。

（4）电离子透入疗法：用自来水及直流电作电离子透入疗法，适用于手足多汗症。

（5）局部注射肉毒杆菌毒素（bo-tox，BTX）：肉毒杆菌毒素是厌氧的肉毒梭状芽孢杆菌在生长繁殖过程中产生的细菌外毒素，能抑制神经肌肉接头释放乙酰胆碱，从而阻断周围神经和交感神经系统的信息传递，但不影响感觉的信息传递。

（二）外科手术治疗

外科手术治疗原发性局部性多汗症是一种效果良好的治疗方法，尤其对那些非手术方法治疗无效或效果不佳的患者来说，手术治疗是最终的选择。但是，因为外科手术毕竟是有创治疗手段，可能会带来一系列潜在的手术并发症。外科手术治疗多汗症包括以下几种术式：

1. 局部皮肤切除术

这是以前治疗腋下多汗症常用的方法。由于该方法可能会出现术后感染、皮肤坏死、窦道形成、瘢痕疙瘩以及肩部活动受限等术后并发症，所以这种方法曾被放弃。近年来进行了一些技术改进和创新，如应用"Z"形切口或"S"形切口、使用碘淀粉试验精确标定汗液分泌异常区域等技术，使局部皮肤切除术重新得到临床应用。

2. 腋下吸脂术

腋下吸脂术是通过小切口吸出腋窝皮下脂肪和其他皮下组织。该技术也可用于治疗腋臭症。其机制可能是由于干扰了支配汗腺分泌的神经、破坏了腋下汗腺因而减少了汗腺数量等。由于该项技术疗效不确切，因而未得到临床广泛的应用。

3. 胸交感神经节（链）切除术或胸交感神经链切断术（sympathectomy）

该技术的治疗机制主要是通过切除胸交感神经节（链）或切断胸交感神经链，阻断其发出的节后纤维随脊神经分布到上肢支配皮肤汗腺，又可分为有创的侵袭性胸交感神经节（链）切除术（open sympathectomy）和微创的胸腔镜下胸交感神经节（链）切除术或胸交感神经链切断术（thoracoscopic sympathectomy）。

（1）侵袭性胸交感神经节（链）切除术。

侵袭性胸交感神经节（链）切除术是指通过经颈部或胸部常规切口进行胸部交感神经

节（链）切除治疗多汗症的方法，其治疗机制主要是通过切除胸交感神经节（链），达到阻断其发出的节后纤维随脊神经分布到上肢支配皮肤汗腺的目的，虽然从理论上讲这种方法可以治疗机体任何部位的多汗症，但是实际上只有上部躯体部位的多汗症应用这种方法有明确疗效。早期侵袭性有创交感神经节（链）切除术主要是治疗手掌、腋下及面部多汗症，并取得了良好疗效，但由于该方法是标准的"大创伤，小手术"，所以一直没得到广泛应用。

（2）胸腔镜下胸交感神经节（链）切除术。

该方法治疗面部、手掌及腋窝多汗症的疗效显著。起源于 19 世纪 40 年代的侵袭性胸交感神经节（链）切除术一度发展停滞，随着胸腔镜的发明及微创技术在胸心外科手术的应用，在 20 世纪 90 年代，胸腔镜下胸交感神经节（链）切除术用于手足多汗症的治疗才得到快速的发展。胸腔镜下胸交感神经节（链）切除术可分为以下三种不同方法：①切除法（resection）；②电凝法（diathermy ablation）；③射频消融法（radio frequency thermal ablation）。除此之外，还有冷冻法（cryocoagulation）、激光法（laser）及超声气化法（ultrasound vibrating vaporization，harmonic scalpel，超声刀技术）等。通过以上不同方法，达到将 $T_2 \sim T_5$ 的单个或多个感神经节切除的目的（见图 7 - 2）。其中的第一个方法，也就是"切除法"，一般是将 $T_2 \sim T_4$ 甚至是 $T_2 \sim T_5$ 的神经节和神经链一并切除。

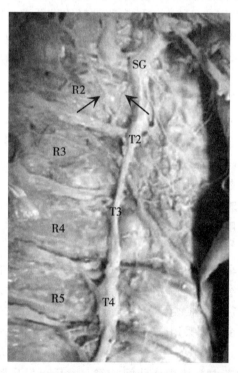

图 7 - 2　胸交感神经节、交感神经链和旁路纤维

SG：星状神经节；T2 ~ T4：胸 2 至胸 4 交感神经节；R2 ~ R5：第 2 至第 5 肋骨；箭头所指处为胸交感神经的旁路纤维（Kuntz 纤维）。

（3）胸腔镜下胸交感神经链切断术。

一般采用电凝的方法将 $T_2 \sim T_4$ 的交感神经链切断，但保留胸交感神经节，这是目前最有效、快速、创伤最小以及后遗症最少的方法，已成为外科治疗面部、手掌、腋窝和足部多汗症的标准术式。采用胸交感神经链切断术而不是胸交感神经节（链）切除术，可以有效减轻术后其他部位的代偿性出汗。而术后身体其他部位的代偿性出汗，又是胸腔镜下手术治疗手汗症中最让患者不满意的术后并发症。对于头面部多汗，为了安全起见，也有采用钳夹法（clipping）的，是用钛夹钳夹胸交感神经链达到阻断神经传导的目的。因为在一定压力下，神经传导将被阻断，所以钳夹法相当于切断术。如果术后出现星状神经节损伤的表现如 Horner's 征时，可以考虑再行胸腔镜手术取掉钛夹，以去除上述症状。

具体手术操作如下：

全身麻醉，双腔气管内插管，患者取 30°~45°半坐位，双臂外展 90°，双侧手术在同一体位下完成，应用 5 mm 胸腔镜行双侧 $T_2 \sim T_4$ 胸交感神经链切断术。通常先做右侧手术：阻断右侧气管导管，左侧单侧肺通气；先于锁骨中线第 2 肋间作一小切口，置入 5 mm Trocar，导入胸腔镜，在胸腔镜监视下可见肺萎缩后呈体位性下坠，再于腋前线第 3 或 4 肋间作一小切口，并置入 5 mm Trocar，用还没接通电源的电棒，触诊并确定 T_2、T_3 以及 T_4 交感神经节位置，胸顶能见到的常为第 2 后肋，第 1 后肋往往被黄色脂肪组织覆盖，胸交感神经干位于肋骨颈部壁层胸膜下。根据出汗范围，切断相应位点的胸交感神经链，然后按常规用电棒沿肋骨表面向外侧延伸约 2 cm，向内侧延伸 0.5~1 cm（注意勿损伤交感神经链内侧的小血管），以切断可能存在的旁路神经传导纤维（Kuntz 纤维，见图 7-2）。术毕镜下观察有无活动性出血，嘱麻醉师膨肺并维持正压几秒钟，然后拔出操作器械，切口各缝合一针，打结关闭胸腔，不需放置胸腔引流管。用同样的方法施行左侧手术。

术中注意事项：

①如果仅有手汗，则仅将 T_3 神经干切断即可。

②如有腋窝或脚汗则加 T_4。

③如有头汗则加 T_2，但要注意避免损伤星状神经节，一般不要超过第 2 肋上缘。

④注意处理胸交感神经的旁路传导纤维，否则可能会导致手术失败。

⑤这里的 T_2、T_3、T_4 是指位于该肋的神经干，而不是神经节。

⑥刚开始开展该手术时，曾经将手掌的皮肤温度上升作为手术成功的重要依据，并在术中检测，但目前已经不用了。

术后并发症：

①术后血胸。肋间后动脉与肋间后静脉一起伴行，在肋间隙自后向前沿着上一肋骨缘行于肋沟中；左胸交感神经干靠近主动脉、锁骨下动脉及胸导管，右胸交感神经干贴近其静脉及其分支，其表面往往有纵横交错的小静脉穿过，术中如果损伤这些血管，可引起胸腔积血，严重者可危及生命。但采用胸交感神经链切断术而不是切除术，可使术后血胸几乎不会发生。

②肋间神经痛。术中若电凝棒损伤肋间神经，术后可发生肋间神经痛。为避免此损伤，必须沿肋骨表面电烧离断交感干，避免电棒滑向肋骨上下缘。

③代偿性多汗。这是最常见的并发症，多位于躯干及下肢，大部分能自行减退消失，报道有 0.3% 的患者会出现不可接受的术后代偿性出汗。术中在 T_2 神经节以下切断胸交感神经链是减轻术后代偿性多汗的关键，另外，术后代偿性多汗不仅与胸交感神经链切断的高度有关，而且与胸交感神经链切断范围有关，所以，尽量只做一至两个位置的交感神

链切断，如只做 T_3，或者 T_3 加 T_4 间胸交感神经链的切断。

④霍纳综合征。霍纳综合征是最严重的并发症，由于星状神经节受到损伤可致，表现为一侧瞳孔缩小，颜面无汗，眼睑下垂。术中电灼时应避免碰到星状神经节，因其支配眼睑和瞳孔。具体方法是 T_2 交感神经切断时，上端不要超过第 2 肋骨上缘，电灼时要尽可能快速，以免热能沿神经传导损伤星状神经节。

（郑顺利）

参考文献：

［1］柏树令. 系统解剖学（第 6 版）. 北京：人民卫生出版社，2004. 430～438.

［2］Cheshire W. P., Freeman R. Disorders of sweating. *Seminarsin Neurology*，2003，23 (4)：406－899.

［3］At kins J. L., Butler P. E. Hyperhidrosis：A review of current management. *Plastic and Reconst Ructive Surgery*，2002，110 (1)：222－228.

［4］Slaugenhaupt S. A., Blumenfeld A., Gill S. P., et al. Tissue-specific expression of a splicing mutation in the IKBKAP genecauses familial dysautonomia. *Am J Hum Genet*，2001，68 (3)：598－605.

［5］Drummond P. D. Mechanism of gustatory flushing in Frey's syndrome. *Clin Auton Res*，2002，12 (3)：144－146.

［6］杨吉力，王俊，谭家驹等. 胸交感神经链切断术治疗手汗症手术方法的改进. 中华胸心血管外科杂志，2005，21 (6)：377～378.

［7］刘彦国，石献忠，王俊. 上胸段交感神经链切断手术的应用解剖研究. 中华胸心血管外科杂志，2005，21 (2)：75～77.

［8］涂远荣，李旭，林敏等. 胸腔镜下胸交感神经干切断术的临床研究（附 200 例报告）. 中国微创外科杂志，2005（12）：993～994.

［9］石献忠，刘彦国，王俊等。上胸段交感神经干切断术的微创外科解剖学. 中国临床学解剖杂志，2005，23 (6)：623～626.

第八章 外科治疗门静脉高压症的几个问题

门静脉高压症的临床治疗至今仍然存在不少有争议的问题，如手术治疗的方式究竟哪种最有效，脾脏是否同时切除，胆道疾病合并门静脉高压症时的处理方式，预防性手术的地位，胃肠道肿瘤病人伴有肝硬化门静脉高压症的处理等。

第一节 手术方式

门静脉高压症的外科治疗主要是解决其引起的上消化道大出血、脾功能亢进等并发症，可谓是"治标不治本"。恐怕没有任何一种外科疾病的治疗术式能够像门静脉高压症的术式那么繁多而庞杂，虽大致可分为断流术和分流术两大经典类型，但具体术式很多，也充分证明门静脉高压症的外科治疗还没有找到一种特别有效且被公认的术式，肝移植仍然是终末期肝病患者最后的治疗选择。近年来，多数外科医生已经认识到：治疗门静脉高压症食管静脉曲张破裂出血的理想术式应该既能有效地降低门静脉压，又可保证肝血供。而单纯的分流术或断流术很难满足上述要求，故有关单一术式的研究报道已相对减少，而分流加断流的联合术式正在引起人们的浓厚兴趣。

在同一术野中既作分流术，又作断流术，称为分流加断流联合术式，这主要是我国学者提倡的一种术式。通过一系列对门静脉高压症（PHT）门静脉系统血流动力学的研究，认识到 PHT 的外科治疗胃底食管曲张静脉破裂出血（EVB）需解决以下三个问题：①截断胃底食管出血危险区的门奇静脉间的"反常"血流侧支，直接阻断出血灶，即"断"；②建立"脾胃区"下行性门体分流通道，以疏导门静脉系高压血流，降低门静脉压力（FPP）和改善 PHT，即"疏"；③术后仍可保持一定的 FPP 和门静脉血流量（PVF），以维护门静脉向肝有效血流灌注，即"灌"。基于以上认识，从血流动力学的角度分析，任何单一的分流术或断流术均难以达到以上要求，采取两者优势联合并用的方法，发挥两者的优势互补，又克服各自弊端，这就是分断联合术的理论基础。

门静脉高压症患者的预后主要取决于肝脏功能，与术式关系不大；肝移植是目前唯一能够根治门静脉高压症的方法；无论患者曾施行过分流手术、断流手术还是 TIPS，都会对肝移植手术产生影响，完全门体分流术、各种手术后的门静脉血栓常常会使患者丧失肝移植机会。因此手术方式的选择应遵循如下原则：①对肝脏功能影响最小；②能够有效降低门静脉压力，但又不影响肝脏灌注；③为肝移植手术留有余地。随着对门静脉血流动力学研究的深入，有学者提出在考虑肝功能和患者的全身情况后，依据术前和术中门静脉血流动力学个体化选择术式。我国的现有临床资料 Meta 分析结果显示，分流术的手术死亡率与断流术相似（$RR = 1.04$，95% CI：$0.74 \sim 1.47$，$P > 0.05$），术后再出血率低于断流术（$RR = 0.48$，95% CI：$0.39 \sim 0.59$，$P < 0.01$），术后肝性脑病发生率高于断流术（$RR = 2.85$，95% CI：$2.14 \sim 3.80$，$P < 0.01$），远期死亡率也高于断流术（$RR = 1.25$，95% CI：$1.01 \sim 1.55$，$P < 0.05$）。分流术和断流术均是治疗肝硬化门静脉高压症的有效术式，但断

流术更适合我国门脉高压症患者。

最近的 Meta 分析结果显示：断流术的手术病死率与联合术相当（RR = 1.04，95% CI：10.48 ~ 2.26，P > 0.05），术后再出血率高于联合术（RR = 3.62，95% CI：2.36 ~ 5.55，P < 0.05，两者术后肝性脑病发生率相当（RR = 0.69，95% CI：0.40 ~ 1.20，P > 0.05），两者术后远期病死率差异也没有统计学意义（RR = 1.18，95% CI：10.79 ~ 1.75，P > 0.05）。因此认为联合术适合于有高危出血因素的肝硬化门静脉高压症病人，断流术适合于一般的门静脉高压症病人。

第二节　预防性手术的地位

门静脉高压症预防性手术的问题一直备受临床关注，不主张采用预防性手术的理由是并非所有 PHT 病人都发生曲张静脉出血，其出血率仅为 30% ~ 50%，手术导致的额外打击反而使病人的存活率下降。欧美国家对 PHT 预防性手术一般持否定态度，况且现今的非手术治疗能够取得很好的止血效果。日本学者将施行预防性手术病人和未施行预防性手术者进行比较，发现前者的出血率为后者的 1/6，而 5 年存活率比后者高 34.29%，因此主张预防性手术。黄莲庭认为一般不采用预防性手术，但不是禁忌。关于预防性手术的适应证：目前普遍不赞成预防性手术，尤其不主张用门体静脉分流术预防初次食管胃底静脉曲张出血。但亦有研究者认为，对门静脉压力较高，有重度食管胃底静脉曲张，特别是经内镜检查发现有红色征表现的患者可考虑行预防性手术。

第三节　急诊手术的适应证

急诊手术的适应证：急诊手术的死亡率可高达 50% 左右。最好在不出血的情况下抓紧时机择期手术。尤其是急性出血患者，可以通过药物或内镜治疗使病情得到控制。但手术治疗仍然是重要手段，尤其是对非手术治疗失败的患者。若内镜治疗和药物治疗无效，且应用气囊压迫后仍未控制出血，应考虑行急诊手术。经 24 ~ 48 h 非手术治疗出血未被控制，或虽一度停止又复发出血，只要没有明显黄疸，转氨酶接近正常，未出现肝昏迷症状，腹水基本稳定在中度以下，也应施行急诊手术以挽救生命。对急性大出血患者，非手术疗法无效而时间拖延越长，患者身体一般状况和肝功能情况越会急剧恶化，到最后被迫急诊手术时，则手术死亡率极高。重症患者应置于 ICU 进行抢救。出血过于迅猛或出血静脉在胃底内镜盲区，非手术治疗多难以奏效，往往需行急诊手术治疗。过多的等待会导致休克、肝功能恶化、黄疸、腹水，甚至昏迷，失去手术时机。急诊手术宜采取贲门周围血管离断术。

第四节　门静脉高压性脾脏切除问题

由于对脾脏抗感染、抗肿瘤等多种免疫功能的认识，使临床医生们尽可能保留正常的脾，这已为人们所公认。但对于病理脾，尤其是门静脉高压性脾的切除与保留，目前仍有争论。争论的核心在于门静脉高压性的病理脾是否仍具有正常脾脏的免疫功能，予以保留

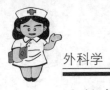

后对机体是"利"还是"弊"。

持切脾观点的学者认为：①门静脉高压症的脾因纤维化较重，大部分已丧失功能；②病理脾对肝纤维化具有促进作用，切除有延缓肝硬化的进程。一些动物实验研究表明，保留在门静脉高压状态下的巨脾会发生越来越严重的纤维化改变，随着纤维化程度的加重，脾脏的滤过和免疫功能也会下降或消失，外科保脾意义不大。还有实验证明，脾切除术后免疫功能下降可减轻及延缓实验性肝硬化程度与进程。

主张保脾者认为：①门静脉高压症巨脾为继发性充血肿大，仍具有一定的免疫功能，可部分保留；②门静脉高压症病人免疫功能低下，无脾状态会加剧机体的免疫功能紊乱；③临床需手术治疗的严重脾功能亢进不足1%，通过保留部分脾脏或部分性脾栓塞可纠正或缓解脾亢。例如，第三军医大学曾报道，对36例肝炎后肝硬化门静脉高压症，术后随诊1~10年，平均6.4年。术后门静脉压平均下降0.68 kPa，1年内绝大多数病人脾亢和食管静脉曲张改善或消失，B超和γ摄像显示残留脾显像血供良好，无明显增大，所有病例均无脾亢，促吞噬肽恢复到正常，5年存活率达95.7%，疗效较全脾切除组为优。又如，山东省临沂市医院曾报道在肝硬化门静脉高压症病人中，采用脾次全切除同时作断流术36例，随诊平均26个月（最长达5.5年），证明脾亢已消除，残留脾有丰富的侧支循环，食管静脉曲张消失3例、好转16例（61.5%），血象与免疫功能指标处于正常范围。汪谦等报道，通过总结病理脾切除术后对机体的远近期影响，从临床角度探讨病理脾有无保留的价值。共统计分析了120例门静脉高压病理脾切除术后的近期疗效及1~10年的远期随访，重点了解术后感染的发生、肝癌的形成、肝功能改变及乙型肝炎的发作状况，结合文献资料和相关基础研究成果，比较手术前后有关指标的差异以及与外伤脾切除远期随访结果的不同。结果是门静脉高压病理脾切除后，受损的肝功能得以改善；无明显的严重感染发生；肝炎后肝硬化的病例未见继发肝癌发生。因此，对病理性脾脏，尤其是门静脉高压性巨脾正确的处理方法是手术切除而不应当盲目保留。Orozco通过临床前瞻性对照随机研究证实断流术（改良Sugiura）切脾或不切脾在术后再出血，肝性脑病的发生率、手术时间和术后并发症的发生率差异均无统计学意义。我们因门静脉高压症分流同时行脾切除的病例已过千例，术后还没有暴发性感染或严重感染发生。综上所述，门静脉高压病理脾是否切除不是短时间能够统一认识的。

第五节　胆道疾病合并肝硬化门静脉高压症的外科处理

胆道疾病伴PHT的治疗十分棘手，临床特点特殊、手术风险巨大。关于其手术方式的选择以及是否需要同时处理PHT，一直是争论的焦点。有作者认为肝硬化病人术前都有肝功能损害，手术及麻醉更易导致术后肝功能衰竭、出血及感染等并发症，建议行分期手术处理。但认为行分期手术将使病人面临多次麻醉、手术、出血以及发生感染而导致肝功能损害的风险成倍提高，因此，提倡在病人条件和医生的技术条件允许时行一期手术，因此，对于胆道疾病合并PHT的手术方式的选择应根据具体情况作出正确决策。如胆道疾病和PHT需同时处理时，原则上应先结扎脾动脉降低门静脉压力，然后行胆道手术，最后行不同范围的断流手术。

对于平常无胆道症状或症状不明显，特别是首诊疾病为PHT而在术前检查或手术时意外发现胆石症的病人，术中发现行胆道手术较困难时，仅行门静脉高压症的手术而对胆道病变不作处理，术后随访以决定是否要对胆道病变作进一步的处理。对合并胆囊或胆管结石且平常有症状的病人，如行门静脉高压症手术过程顺利，出血少，分流术后肝门部静脉曲张不严重，组织水肿程度较轻，估计行胆道手术无困难时可考虑同期手术治疗胆石症。对首诊疾病为胆石症的病人进行单纯胆道手术，而不处理 PHT，主要是因为此类病人通常胆道症状反复而未出现过 PHT 的临床表现，单纯的胆道手术就已经相当棘手，不考虑行预防性 PHT 手术。在胆道结石并发急性感染时原则上不行同期手术，尽可能非手术治疗，如无效才考虑行简单有效的胆道引流术，如行经皮经肝胆囊穿刺引流术或胆囊取石造瘘术、胆管引流术等。

对于胆道肿瘤，合并门脉高压症者原则上尽可能缩小手术范围，不行标准根治术或扩大根治术。如肝功能 A 级、肝体积较大且 PHT 轻度时，可行较标准根治术或较小的手术。如胆囊癌肝切除范围可较小，肝、十二指肠韧带不强调骨骼化清扫，特别是禁行肝、胰、十二指肠切除的扩大手术。胆管癌可以不切除或仅切除受累部分肝脏，不行较大范围的肝切除。如肝功能 B 级（Child-Pugh 7~8 分），肝体积缩小时，可仅切除原发病灶及可见转移淋巴结。对 PHT 需同时处理者可行脾动脉结扎，胃冠状静脉结扎和/或小弯侧断流，而不行脾切除加规范的贲门周围血管离断术。对于 Bismuth Ⅲ~Ⅳ型肝门胆管癌，即使肝功能属于 Child-Pugh A 级，如肝脏体积较小，也只能进行肝移植治疗。对于肿瘤病人，不能行分期治疗，特别是先行 PHT 手术而后行肿瘤手术。

对胆道病变必须进行手术，且门静脉高压症所致的出血也需进行手术，但肝功能严重失代偿者（Child-Pugh C 级），无论是行胆道手术或门静脉高压症的手术风险均很大，估计不能耐受手术时，则只能行肝移植术。对胆道病变必须手术，而无须行门静脉高压症手术的病人，在肝功能严重失代偿时也须行肝移植术治疗。

第六节　胃肠道肿瘤病人伴有肝硬化门静脉高压症的外科处理

对胃肠道肿瘤合并肝硬化门静脉高压症病人进行治疗时需考虑：①肿瘤部位；②肿瘤 TNM 分期；③肝脏储备功能；④门静脉高压症的程度，包括有无食管胃底静脉曲张出血史、静脉曲张的程度和范围以及脾功能亢进程度。在行胃肠道肿瘤手术时，是否需同时施行针对门静脉高压症的手术，主要取决于病人有无食管胃底静脉曲张出血史、静脉曲张的程度、部位和范围以及脾功能亢进程度，两种手术同时施行时更应注意评估病人对手术的耐受性。只要病人存在向肝性门静脉血流，原则上不行分流性手术，而行断流术。根据肝脏储备功能可行脾动脉结扎、脾动脉结扎加胃左动脉和冠状静脉结扎、脾动脉结扎加胃小弯侧断流、脾切除或脾切除加贲门周围血管离断术（除行胃近端手术外，原则上不行规范的断流术），术中必须十分注意无瘤和无菌原则。

由于肠道肿瘤病人一般为下腹部切口，故除非病人有非常明确的出血史，一般不常规同期行断流或分流手术。对于肠道肿瘤，处理门静脉高压症时一般采用脾动脉结扎、胃冠状血管缝扎等简单而有效的方法。

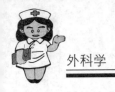
第七节　首次出血的预防

目前针对首次出血的预防，达成以下共识：①有肝硬化但没有曲张静脉者无须使用 β 受体阻滞剂。②代偿性肝硬化者可每 2 ~ 3 年做 1 次胃镜检查，失代偿肝硬化者需每年做 1 次胃镜检查，以明确有无曲张静脉发生。③肝硬化者伴有小的曲张静脉但尚未发生出血时无须采取治疗措施，当有出血危险性时（Child-Pugh B/C 或曲张静脉有红色斑），可用非选择性 β 受体阻滞剂预防出血。④应用内镜下曲张静脉套扎（EVL）治疗者应每 1 ~ 2 周 1 次，直到内镜证实曲张静脉完全消失，然后应在 3 个月之后复查，之后每 6 ~ 12 个月复查，确认没有复发曲张静脉。⑤当病人肝功能属 Child-Pugh A/B 级且伴有显著（中/重度）曲张静脉时，为预防可能发生的出血，首选 EVL 或药物作为一线预防措施，门—奇断流手术用于预防出血（一级预防）的价值有待于证实。⑥门体分流手术在降低首次出血的风险方面虽非常有效，但肝性脑病发生率显著上升，死亡率反而增加，因此各种门体分流手术［包括经颈内静脉肝内门体分流术（TIPS）］不适于作为预防首次出血的措施。同样，内镜下曲张静脉硬化剂预防性注射疗法也不推荐使用。

（罗羽宏）

参考文献：

［1］蒋安，李宗芳，王志东等．肝硬化门静脉高压症分流术和断流术疗效比较的Meta分析．中华普通外科学文献（电子版），2010，4（1）：76 ~ 81.

［2］吴志勇，曹晖，邱江锋．门静脉高压症血流动力学研究的意义．中华肝胆外科杂志，2005，11（1）：4 ~ 5.

［3］蒋安，李宗芳，张澍等．断流术和分流断流联合术治疗肝硬化门静脉高压症疗效Meta 分析．中国实用外科杂志，2010，30（7）：590 ~ 593.

［4］杨镇．门静脉高压症术式选择与探讨．中华普外科手术学杂志（电子版），2009，3（3）：584 ~ 588.

［5］Spiegel B. M.，Targownik L.，Dulai G. S.，et al. Endoscopic screening for esopha-geal varices in cirrhosis：Is it ever cost effective. *Hepatology*，2003，37（2）：366 – 377.

［6］Garcia – Tsao G.，Sanyal A. J.，Grace，N. D.，et al. Prevention and management of gastroesophageal varices and variceal hemorrhage in cirrhosis. *Hepatology*，2007，46（3）：922 – 938.

［7］中华医学会消化病学分会，中华医学会肝病学分会，中华医学会内镜学分会．肝硬化门静脉高压食管胃静脉曲张出血的防治共识．中华消化杂志，2008，28（8）：551 ~ 558.

［8］王刚，冷希圣．我国门静脉高压症外科治疗现状与前景．中华普外科手术学杂志（电子版），2009，3（3）：578 ~ 583.

［9］陈炜，吴志勇，孙勇伟等．术中门静脉压力动态测定在门静脉高压症术式选择中的作用．中华外科杂志，2008，46（22）：1703 ~ 1706.

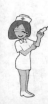

［10］王宇. 门静脉高压症的几个热点问题. 中国实用外科杂志, 2009, 29 (5)：379～381.

［11］中华外科学会门静脉高压症学组. 肝硬化门静脉高压症消化道出血治疗共识. 外科理论与实践, 2009, 14 (1)：79～81.

［12］吴志勇. 胆道疾病合并肝硬化门静脉高压症的外科处理. 中国实用外科杂志, 2009, 29 (7)：551～554.

［13］李宏为, 周光文. 门静脉高压症治疗方法合理选择与评价. 中国实用外科杂志, 2009, 29 (5)：382～384.

［14］徐庆. 胃肠道肿瘤病人伴有肝硬化门静脉高压症的处理原则是什么? 外科理论与实践, 2009, 14 (1)：88.

第九章　人工关节围手术期处理

第一节　研究背景

　　随着中国逐渐步入老年化社会，骨关节疾病越来越成为影响人们健康的主要原因之一。据中国初步调查，类风湿性关节炎发生率为 0.3%，骨关节炎为 3%。按 12 亿人口估算，上述两类关节炎患者分别有 360 万和 3 600 万。1992 年，美国为骨关节炎患者做了 30 万例人工关节置换。我国还没有类似的统计数据，如按两国人口比例为 5:1 推算，中国可能有 100 万至 150 万骨关节炎患者需行人工关节置换术。推算虽远非准确，但可清楚地显示我国关节病的治疗包括人工关节置换的工作量是很大的。

　　人工关节置换术（joint replacement），又称关节成形术（arthroplasty），是一种恢复关节活动和恢复控制关节活动的肌肉、韧带和其他软组织结构功能的手术。关节成形术出现于 19 世纪中叶，进入 20 世纪 60 年代，人工关节置换术在三方面取得了重要的进展：①确定了以金属与超高分子聚乙烯的配伍应用；②采用了甲基丙烯酸甲酯（骨水泥）固定人工关节；③关节置换术后感染率的降低。而 Sir John Charnley 在上述三个方面都作出了不可磨灭的贡献。

　　近半个世纪以来，人工关节置换手术取得极大发展与成功，为广大患者解除了病痛、改善了功能、提高了生活质量。手术后假体使用寿命也大大延长，但是随着手术数量的不断积累，手术人群趋向年老和相对年轻人群扩展，加之整个人类寿命普遍延长，我们不得不重新认识关节置换术的并发症。如何避免或减少这些潜在的并发症是关节外科医师必须面对并且需要解决的课题，而规范化的围手术期处理将直接影响到人工关节置换术的疗效，这包括严格掌握手术适应证、全面的术前评估、精心的术前准备、正确的术后早期并发症处理以及适度而有效的早期康复等。

第二节　手术适应证及禁忌证

　　人工关节置换术适用于关节疼痛、功能障碍经保守治疗无效的病人。关节活动受限而不疼痛，肢体不等长，X 线片上有关节严重受损表现而没有明显的临床症状，都不是人工关节置换的手术指征。虽然对一些较年轻的病人也有人工关节置换的手术指征，特别是由于全身疾病（如类风湿性关节炎或系统性红斑狼疮）而引起的多发关节受损者，但这种手术一般适用于老年人和生活方式相对安静的病人。对于活动量很大的人，尤其是年轻人，人工关节置换术的失败率仍然较高，因此我们不主张人工关节置换的病人不受限制地活动。因而，对非常年轻的病人、非常活跃的老年人和重体力劳动者，应首先考虑其他关节重建手术，如关节融合术或截骨术。人工关节置换术的绝对禁忌证是近期或目前出现的关节化脓性感染。具体到每一种关节和每一个病人，人工关节置换术又有许多相对禁忌证，

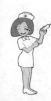

下面按照髋关节和膝关节分别详述。

一、人工全髋关节置换术（total hip arthroplasty，THA）

（一）适应证

最初人工全髋关节置换术主要适用于 65 岁以上使用保守疗法不能有效缓解髋关节疼痛的患者，用以减轻病人痛苦，改善髋关节功能的手术。当该手术在类风湿关节炎、骨关节炎、股骨头缺血性坏死及股骨颈骨折不愈合病人的治疗中取得巨大成功以后，特别是对改进手术具有更多的经验以后，手术指征放宽至其他的髋关节疾病（如先天性髋关节发育不良、强直性脊柱炎等）。

（二）禁忌证

绝对禁忌证包括髋关节或其他任何部位的活动性感染，以及任何可能显著增加并发症发生率甚至导致死亡的不稳定疾病。Charnley 认为，即使对侧髋关节存在慢性低毒性感染，也可以行人工全髋关节置换术，这些病人在术前、术中及术后均需使用抗生素。

相对禁忌证包括快速破坏骨质的任何病变、神经营养性关节炎、外展肌力缺如或相对功能不足以及快速进行性神经性疾病。

二、人工全膝关节置换术（total knee arthroplasty，TKA）

（一）适应证

主要适应证是解除因严重膝关节炎而引起的疼痛，无论其是否合并有明显的畸形，术前必须寻找可引起下肢及膝关节疼痛的其他原因，并逐一加以排除。其中包括源于脊柱疾病的根性痛、同侧髋关节的牵涉痛、外周血管疾病、半月板病变及膝关节滑膜炎等。X 线片上的表现必须与膝关节炎的临床表现吻合。术前软骨间隙尚未完全消失的患者可能对人工全膝关节置换术后的结果不太满意。在考虑手术治疗之前，应积极采取保守治疗，包括应用抗炎药物、改变活动方式及扶拐行走。

（二）禁忌证

绝对禁忌证包括近期或现存膝关节化脓性感染、远处有未治愈的感染病灶、伸膝装置不连续或功能严重丧失、继发于肌无力的反屈畸形及无痛而功能良好的膝关节融合等。

相对禁忌证数量多而且有争议，其中包括不能耐受麻醉、不能满足手术及伤口愈合的代谢性疾病，以及不能康复达到术后疗效的疾患。如年轻患者的单关节病变、患肢有明显的动脉硬化、术区有牛皮癣等皮肤病变、神经性关节病、病态肥胖、反复发作的尿道感染和膝关节附近常患骨髓炎等。上述相对禁忌证并不全面，术前任何可能对手术预后产生不良影响的疾病均可被认为是相对禁忌证。

第三节　术前准备

一、术前评估

术前对病人作细致的评估在人工关节置换术中至关重要，因为术后可能发生许多并发症，有些甚至是致命性的。评估最重要的是确定手术是否是最佳的治疗方法，病人的预计

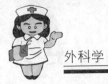
寿命是否适合，另外，由于术中可能有大量出血，应对病人的全身情况是否能够耐受大手术进行评估。外周血管的情况，特别是患肢血管的情况也必须予以评估。应该考虑到对老年病人施行大手术可能继发的问题，特别是心肺疾病、感染和血管栓塞。全面的内科检查，包括实验室检查，是医生在术前发现和处理各种潜在问题必须完成的前期工作。

骨关节炎患者较少出现多关节同时受累的情况，而对于严重的类风湿关节炎和强直性脊柱炎患者，术前必须对双下肢，如髋、膝、踝及足关节的功能及结构破坏情况，力线是否正确等作出评估，从而确定恰当的手术方式和手术顺序。

阿司匹林和其他抗炎药物术前应至少停药 7 天，以使出、凝血有足够的时间恢复正常。化脓性皮肤病变必须予以根治。病人如需行经尿道前列腺切除术，则应在行人工关节置换术之前完成。

（一）人工全髋关节置换术

术前的体格检查应包括脊柱和双侧上、下肢，在作切口的部位应检查关节周围软组织有无炎症或瘢痕，轻轻触诊髋关节和大腿可能发现压痛点或软组织包块，进行 Trendelenburg 征检查可确定外展肌肌力。应对下肢长度进行比较，髋关节的任何屈曲、内收或旋转畸形应记录于病历中。过度腰椎前突常提示单侧或双侧髋关节屈曲挛缩。对侧髋关节屈曲、内收或外展挛缩、融合或对侧膝关节屈曲挛缩可对本侧髋关节造成额外的应力。许多疾病可有"髋关节疼痛"的主诉，需要加以鉴别诊断。真正的髋关节疼痛常出现在腹股沟区，有时在大腿前面，偶尔表现在膝关节。关节炎性疼痛常在活动时加重，而在休息和限制负重时可得到一定程度的缓解。部位或性质不典型的疼痛需要注意查找其他原因。骶尾部或臀部的疼痛常源于腰椎、骶骨或骶髂关节。髋关节炎和腰椎关节炎常常伴发，这样的患者单纯行全髋关节置换术后，其症状的改善常常不理想。因未发现的股骨粗隆滑囊炎或腹腔内问题引起的疼痛，由于同时存在轻度的髋关节炎而行全髋关节置换治疗，将会使患者承担不必要的风险。目前常用 Harris 评分法记录患者术前的髋关节状况，并与术后的评分进行比较，便于评价手术治疗的效果。对疼痛、行走能力、功能、灵活性和 X 线改变均应予以记录，充分了解病人对手术的要求可能会发现其目的很难达到或有必要选择另一种手术方法。

（二）人工全膝关节置换术

术前应对患者的膝关节功能给予评估，以利于评价手术效果。1989 年，膝关节学会公布了其修订后的膝关节评价标准。在此之前，普遍应用的是特种外科医院（HSS）的膝关节评价标准。膝关节学会修改评价标准的主要原因是欲将患者总体活动功能与单纯膝关节功能区分开。随着年龄的增长，与膝关节无关的因素，可使关节功能逐渐减退，但膝关节分数可能无改变。为区分这两部分功能，膝关节学会评价临床症状时，膝关节采用分别记分方法：疼痛 50 分、活动范围 25 分及稳定性 25 分。当伴有屈曲挛缩、伸直迟缓及对线异常时，分数降低。另外，患者的功能记分为：上楼梯 50 分及行走距离 50 分，行走需要辅助时分数降低。

二、手术计划

（一）人工全髋关节置换术

术前应拍摄髋关节和股骨干的前后位及侧位 X 线片，以便确定骨皮质的厚度以及将要植入假体柄的骨髓腔的宽度和形状。对某些病人，还需拍摄含髋、膝和踝的站立全长前后位 X 线片确定负重力线，以便在术前明确是否需要矫正内翻或外翻畸形，这对髋关节融合的病人尤其如此。如果需要还应拍脊柱 X 线片。

术前准备应包括用厂商提供的透明塑料模板在 X 线片上进行测量。术前仔细地用模板测量可以尽量避免术中不精确的估测，并可减少重复步骤而缩短手术时间。假体尺寸和股骨颈长有很多规格，因而可使之精确地配合不同的病人，但如果术前准备不仔细，则可在假体尺寸和肢体长度方面发生错误。用模板测量选择假体类型可获得最佳匹配和颈长的假体，从而保持肢体等长和股骨偏距相等。

固定方式选择：一般而言，对年龄在 70 岁以上或预期寿命在 15 年左右者，可采用骨水泥固定；对年龄小于 60 岁或预期寿命在 25 年以上者，可考虑非骨水泥固定或杂交式固定。但上述指标并非绝对。当有严重骨质疏松，病人术后活动需求量低下，药物毒性或放射治疗影响骨组织生长活性时，应采用骨水泥固定。对有些老年患者，如骨质较好、预期寿命较长者，也可使用非骨水泥型假体。使用骨水泥固定人工假体，应严格按骨水泥固定的技术要求，具体要求为：①髋臼与股骨骨床应略大于假体，使骨水泥在骨床面上分布均匀，切忌骨水泥集中于一侧，而另一侧无骨水泥；②固定假体的骨水泥应有一定的厚度，一般以 3 mm 为宜；③骨面应粗糙、干燥、无血，保证骨水泥与骨之间镶嵌牢固；④调和骨水泥时应掌握恰当的工作时间，以使骨水泥有良好的充注性；⑤骨水泥从填入骨床至其完全固化需 7 ~ 10 min，在此期间应保持一定的压力，才能达到固定人工假体的目的，如有条件最好使用骨水泥枪。

使用非骨水泥型人工关节时，应做到使骨组织在假体表面"直接贴附生长"的概念，即假体与骨床界面距离不能大于 1 mm，否则就不会达到"初期固定"与"永久固定"的目的。对某些非骨水泥型人工关节，应做到"紧压配合"，防止假体下沉，为此应做到：①要有合适配套的手术器械；②要有多种尺寸假体供手术选择。

（二）人工全膝关节置换术

术前膝关节 X 线片应包括站立时的前后位片、侧位片及髌骨切线位片。膝关节周围骨质疏松、缺损情况是影响手术难易程度的重要因素。此外，还必须仔细观察 X 线片上关节周缘骨赘和后关节囊游离体的生长情况，前者会影响术中膝关节内外侧的韧带平衡，有时还会让术者对截骨面的真实大小产生错觉。关节囊后方的骨赘和游离体则可能影响术后伸膝功能。

骨水泥型假体和生物型假体比较：对于固定方式，骨科医生必须在骨水泥固定和生物固定中选择一种。考虑到骨水泥固定的长久性问题，发展了 TKA 生物固定型假体。今后膝关节重建手术将直接用生物固定，这给较年轻的、活动量大的关节炎患者提供了更长的治疗时间。在年轻患者中，两种假体早期的临床结果相似，在膝关节指数方面相差无几，术后平均为 2.8 年。同一组患者中，10 年假体生存率分析显示，生物型假体的机械力线不良率和翻修率更高。生物型胫骨底座加用螺钉固定是一个好方法，但是较易产生骨溶解。同时，有报道称，骨水泥后方稳定型假体的 15 年临床存活率达 94.6%，在其他许多报道中，10 年的存活率大于 96%。以这些和类似结果为基础，在所有三种膝关节假体中，骨水泥固定成为固定的标准方法。生物固定，尤其是胫骨，已证明存在缺陷。因此，尽管早期术者为生物固定激动，然而，目前这种方法已失去优势。

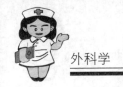

第四节　术中处理

一、手术室的要求

人工关节置换术发展的早期阶段，术后感染率曾高达百分之十几，一旦感染发生，将给病人带来灾难性的后果。Charnley 认为，手术后发生感染，主要由于病人本身内源性潜在细菌污染源和外源性包括手术室环境、手术器械、手术人员等造成的污染，外源性污染中空气中的细菌污染是重要的原因之一。空气中有需氧细菌，可以附着在灰尘颗粒上，随着手术室内人员流动或手术室门的开关而扬起飘浮。高效能层流空气净化，能有效地（99.9%）清除直径为 0.3 mm 或更大的灰尘颗粒。因此，可以大大降低伤口感染的发生率。另外，一些基本的措施也被证明是行之有效的，如手术室内温度应保持在 20℃ ~ 23℃，相对湿度应保持在 30% ~ 60%，室内空气换气至少要 15 次/小时，室内保持正压；控制手术室内人员的数量；尽量减少手术室内人员的流动和手术室门的开关，手术室的门应关闭，人员出入应走侧门，防止手术室内外空气直接流通；手术室的通风管道都应安装过滤装置并定期进行清洗消毒。

二、术前准备

据最新研究证明，术前消毒沐浴可以降低皮肤的菌落数量，通常主张手术前 2 ~ 3 天开始使用含消毒成分（如洗必泰）的沐浴液沐浴或对手术部位皮肤进行擦拭和清洗；除非手术部位和附近的毛发确实影响手术操作，否则不要去除毛发，必要时则建议使用备皮器或脱毛膏，以保持皮肤的完整性，并尽量在接近手术时去除毛发。手术人员的着装应符合要求，头发不能外露，可选择全头罩式手术衣或背后遮盖式手术衣，手术衣的材质应少绒，具有防水性，如有被污染或血迹渗透，应立即更换手术衣。术者应严格刷手，建议以闭合方式戴双层无菌手套，如果手套有破损应立即更换；在接触植入性假体之前，应更换新的无菌手套。患者髋部和整个肢体用合适的消毒液消毒，足部最好戴上强力袜套，用无菌铺单彻底封闭会阴和臀部，最后一层单子最好采用防水铺单，以免大量冲洗时污染术野。铺巾时，可在手术切口周围 12 英寸接触血液、体液的"危险区域"多铺一层无菌巾。手术薄膜应具有良好的黏性，以防止无菌巾在无菌区域和非无菌区域之间移动。手术器械应用无菌巾覆盖，以减少对器械的污染。此外，血液是细菌最佳的培养基，因此术中应经常擦拭器械上的血迹，保持器械的清洁。最好采用能够倾斜的手术台，尤其是患者采取侧位手术时。如果患者固定不牢靠，就难以确定放置髋臼假体的合适位置。体位架应置于不妨碍术中髋关节活动的位置，否则将难以判断关节的稳定性。另外，骨盆体位架前方应挤靠于耻骨联合，后方应挤靠于骶骨的位置，以免压迫股三角造成肢体缺血或压迫性神经变性。骨性突起和腓神经的部位需用衬垫加以保护，特别是预计手术时间较长时。若病人行仰卧位手术，则需在患髋臀下放一小垫。这对于过度肥胖的病人尤其有用，因为这样可使疏松的脂肪组织坠离手术切口。由于初次置换或翻修术中可能需作影像学判断，因此术中应准备影像增强设备进行透视，手术台也应利于对髋关节和股骨干作双平面的成像。用 X 线拍片完成这项工作将会过度延长手术时间，术者也会暴露于较强的 X 射线之中。

三、麻醉

人工全髋关节置换术可采用全身吸入麻醉、连续硬膜外阻滞或腰椎麻醉。麻醉方法的选择常需考虑患者的肺功能、出凝血功能和腰椎退变的程度。人工全膝关节置换术的麻醉是选择局麻还是全麻是一个复杂的问题，取决于患者所合并疾患的状况，最终由麻醉医生结合外科医生的意见作出决定。没有材料证实局麻与全麻对心血管功能的影响有明显差异；有资料证实，在术后早期，全麻及局麻术后患者的意识状态无明显差别。Sharrock 等人证明：与在全麻下进行手术的患者比较，在硬膜外麻醉下行全膝关节置换术的患者在围手术期血栓栓塞并发症较少。推测有多种机制引起这些现象，其中包括改善了股部血流、作用于血管内皮及在凝血过程中起到了有利的作用。下肢血流的改善会使患者在术后继续受益。硬膜外麻醉的另一个优点是术后可留置插管 48~72 小时，以便于控制疼痛。Pettine 等人发现当采用连续性硬膜外布比卡因麻醉时，患者术后镇痛药物的使用量减少。但必须常规监测有无呼吸抑制，某些研究者建议对护理人员进行特殊的连续性硬膜外置管的监护训练。连续性硬膜外止痛其他的潜在不良反应包括瘙痒、尿潴留、恶心、呕吐及罕见的硬膜外血肿形成。

四、抗生素的应用

由于人工关节置换术后感染对于患者的危害是灾难性的，因此应常规应用抗生素预防潜在感染的可能性。术前应对患者进行全面的体格检查，去除潜在的感染灶。根据药代学，患者进入手术室后于手术开始前半小时应静脉输注抗生素一次，使得抗生素的血药浓度在术中达到最高水平，以达到预防机会感染的作用。术后建议继续使用静脉抗生素 72 小时，此后引流管拔除，伤口换药无感染迹象，复查血常规白细胞正常后，可停用抗生素。

五、止血带的使用

人工全膝关节置换术中，为减少术中出血，使术野干净清晰，便于骨水泥固定，需进行患肢驱血并使用充气止血带。随着骨科医生对骨科大手术后下肢深静脉血栓（DVT）和肺动脉栓塞（PTE）发病机理的认识不断深入，越来越多的骨科医生摒弃了传统的下肢驱血方法，转而采用抬高患肢等对下肢深静脉内膜损伤较小的无创驱血方式。另外，对充气止血带的压力设定也作了改进，从既往的将止血带压力设定为入室收缩压的 2.5 倍，降至在入室收缩压的基础上加 100 mmHg（13.3 kPa）。通过上述改进，不但可以达到减少术中出血的目的，而且保护了下肢静脉的内膜，减少下肢静脉血栓的发生。

第五节　术后处理

一、引流及血液回输

正如上面所提到的，无论是人工髋关节置换术，还是人工膝关节置换术，围手术期的出血量都在 1 000 mL 左右。因此，几乎所有的病人都需要输血。而目前献血源的匮乏，

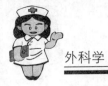

血制品存在潜在感染源的可能性，都使得减少异体血输注成为一种大趋势。除了上述提到的术前预存自体血和术中自体血回输以外，人们还想出各种办法减少术中和术后的出血量，例如：①用松质骨块填塞股骨髓内定位时产生的髓腔孔；②术中假体用骨水泥固定后，松止血带进行严密的软组织止血，尤其是确认后关节囊无活动性出血；③用骨蜡封闭残余的裸露松质骨面；④在关闭切口时向关节周围软组织内及关节腔内注射止血药和麻醉药（常用的药物有普鲁卡因或利多卡因、去甲肾上腺素和止血药等），并密闭关节腔，不留置引流管；⑤有些术者虽然留置引流管，但在术后早期将引流管夹闭；⑥另一种重要的方法是将术后引流流出的自体血经过滤后回输入体内，虽然目前自体血回输的效率较低，且回输入体内的红细胞有部分因变形或破坏而丧失运氧能力，但是自体血回输确实可以大大减少异体输血的用量。

二、术后镇痛

人工关节置换术后伤口疼痛及患肢不适症状的程度虽然因人而异，但是所有病人都需要术后镇痛，以利于消除患者的痛苦、增强患者康复的信心、促进患者的康复锻炼和功能恢复，这已经达成了共识。术后镇痛方法不断推陈出新，如持续硬膜外置管给药、病人自主控制麻醉镇痛（既可通过硬膜外置管给药，亦可通过静脉给药）等。无论采用何种术后镇痛的方法，其原则是一致的，即早期、规律、复方、最好是低剂量持续用药，也就是说：不要等到病人对疼痛无法耐受再用药，而是在疼痛刚刚开始时就给药；并且按时按规律给药，使患者处于无痛状态，摆脱术后焦虑而紧张的状态，获得充分的休息，并能在医务人员的指导下主动进行康复锻炼；采用不同镇痛机制的多种止痛药联合应用，不但可以提高镇痛效果，而且与单一给药相比，可以减少每种药物的用量，从而降低药物的副作用，但是切忌将作用机制相同的多种药物联合应用，因为这样会大大提高药物不良反应的发生率。

三、术后康复及护理

（一）人工全髋关节置换术

1. 护理问题

①疼痛：与骨折或手术伤口有关。②躯体移动障碍：与手术后强制性约束不能活动有关。③有皮肤完整性受损的危险：与外伤或长期卧床有关。④潜在并发症：静脉栓塞、肺部感染。⑤便秘：与长期卧床有关。⑥有肢体废用性萎缩的可能：与长期卧床、皮牵引及功能锻炼差有关。

2. 护理目标

①通过治疗和护理，患者疼痛减轻，舒适感增加，保持良好功能位，促进伤口处愈合。②生活需要得到满足。③皮肤完整无破损。④密切观察病情，避免并发症发生或使并发症发生率降至最低。⑤在患者卧床期间，做好预防，不使病人发生便秘。⑥鼓励和指导患者进行功能锻炼，使患肢最大限度地恢复正常功能。

3. 护理措施

（1）心理护理。

在长时间卧床治疗中，护士要经常与患者和家属交谈，了解其心理状况，使病人了解

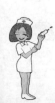

手术的作用和术后会出现的问题与困难，做好应有的思想准备，并鼓励其表达出内心的感受，及时解答他们的疑问。做好病人的思想工作，可解除病人的思想顾虑，缓解病人的紧张情绪，使患者能够主动配合治疗。对于老年患者，他们大多生理功能退化，认知能力下降，因而必须多向家属了解情况，使其能在手术前后很好地配合治疗和护理，避免术后发生脱位、松动等并发症。应根据病人的年龄、职业、文化程度等讲解有关人工关节置换的知识，说明手术的目的在于解决疼痛，改善髋关节功能，说明术后效果及可能发生的问题，使病人对疾病有初步的认识，增加病人对手术的认识和信心，取得病人的配合。

（2）专科护理。

①保持正确体位：侧方切口时，患肢抬高，保持患肢于外展中立位，防止外旋造成关节脱位。后侧方切口时，患肢平放在床上，翻身时为左右45°侧翻，为了保持肢体的位置，可用皮牵引保持其位置或穿"丁字鞋"以防止患肢外旋。②预防血栓：注意患肢的皮温、小腿的周径。如果病人出现疼痛加重，局部红肿，皮肤发热，且与对侧肢体周径不同，应考虑为静脉血栓的可能，及时通知医生，及时处理。术后12小时开始注射抗凝剂低分子肝素。注射部位为脐周，注射时应捏起局部皮肤，将针头垂直于皮肤进针注射。因脐周皮下脂肪厚，可以维持药物的血液浓度。③伤口护理：手术后伤口处放置引流管2～3天，护士要定时观察伤口引流液，保持引流管通畅，勿打折，否则残余血液淤积伤口处，易造成伤口感染。同时，还应观察伤口敷料有无渗血，及时查明原因，并更换敷料。

（3）健康及随访指导。

①卧床体位。术后2周内宜采取仰卧位，在两膝之间放一个梯形枕，保持患肢外展、中立位。②功能锻炼伸髋。收紧臀肌，略做臀部抬高动作，保持5分钟；伸直膝，关节向后伸展下肢。屈髋：卧位，向臀部激动足跟，注意屈髋不大于90°；站立，注意屈髋不大于90°。伸膝：抬起一条腿约15 cm，保持5秒，再换一条腿，重复10次。髋外展：卧床保持足趾向上，下肢伸直，向外展开下肢；站立时下肢伸直，向外展开下肢，保持5秒，重复10次。踝关节活动：踝关节屈伸。③下床的正确姿势。将患肢移近床沿；将小腿慢慢放下；尽量不要将体重放在患侧；健侧手扶助行器，患侧手扶床沿，慢慢站立。④助行器行走的正确姿势（适用于初期的行走训练，为使用拐杖或手杖做准备）：助行器向前移，先迈患肢，后迈健肢。⑤用拐杖的正确姿势：站立先出左拐，迈右脚；出右拐，迈左脚。⑥上下楼梯的正确姿势：上楼梯时，健肢先上，拐杖与患肢留在原阶；下楼梯时，患肢加拐杖先下，健肢后下。⑦预防并发症。预防脱位：不交叉下肢；站立时不要将患肢交叉到对侧；不过度外旋患肢；起身时不可过度屈曲身体；弯腰时不超过90°；坐起时身体弯曲不超过90°；不要跷二郎腿；患肢膝关节不能超过髋关节。预防静脉血栓：尽早开始功能锻炼是预防静脉血栓的根本措施。预防肺部感染：术后生命体征稳定后，嘱病人坐起，鼓励其咳嗽，以防止坠积性肺炎。⑧术后随访。术后1个月、2个月、3个月、6个月、12个月应来医院随访，以后每年一次。随访的目的在于指导患者进行进一步的康复训练，以达到手术的最佳效果。

（二）人工全膝关节置换术

1. 护理问题

①疼痛：与手术后伤口有关。②潜在的皮肤完整性受损：与手术有关。③躯体移动障碍：与手术后卧床有关。④有肢体废用性萎缩的可能：与长期卧床及功能锻炼差有关。

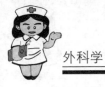

2. 护理目标

①通过教会病人放松，使病人用语言或行为表示疼痛减轻。②促进伤口愈合、保持皮肤的完整，无压疮发生。③患者能正确进行各项关节功能锻炼活动，卧床时不发生不动症候群。④通过护士的健康指导和关节的功能锻炼，恢复手术后关节的正常运动功能。

3. 护理措施

（1）心理护理。

与人工全髋关节置换术相同。

（2）专科护理。

①全身护理与人工全髋关节置换术相同。术后患肢常用石膏筒或托固定，可抬高患肢，略高过右心脏水平。冬天用护架撑被，避免重物压迫足趾。严密检查伤口渗血及足趾血循环，如有发绀、苍白、皮温降低、按压后回血缓慢等血循环障碍、石膏压迫过紧的表现时，应采取及时放松绷带、石膏筒正中切开或给予局部开窗减压等措施，要认真听取病人的主诉，不随便应用镇痛剂。②引流管的护理。严格灭菌、保持引流管通畅是防止膝关节感染的重要因素之一。术后可采用一次性负压引流鼓（或袋），为防止引流管滑脱和曲折，用别针将引流管固定在床单上，一般术后1小时引流物量多，易堵塞管腔，要经常挤捏皮管，保持有效的引流通畅，注意观察引流液的色、质、量并做好记录。采用一次性负压引流鼓（或袋），术后48~72小时拔除引流管。③功能锻炼与恢复。人工全膝关节置换术后24小时就应鼓励病人做关节功能锻炼。术后早期病人有惧怕疼痛的心理，可帮助病人做患肢的被动屈膝活动，大于70°，数天后改为股四头肌操练和伸膝、屈膝主动活动。对于屈膝不能达90°者，应及时报告医生处理，以免关节粘连或关节内感染。膝关节置换用骨水泥的病例，术后1周可做部分负重，不用骨水泥的病人应于1个月后部分负重，即需用单拐行走，术后2个月骨关节脱位机会最大，应注意避免坐矮凳，体胖者应减肥。若病人主诉行走有痛感，要考虑有无假体的早期松动可能，应及时摄片复查。

（3）健康及随访指导。

人工全膝关节置换术是一种疗效十分确切的手术，术后优良率超过90%，但只把手术成功寄托在手术技术上，而不进行术后康复训练，则不能达到手术应有的疗效。通过临床实践，必须制定人工全膝关节置换术后的康复训练程序。目的在于通过早期康复训练，恢复患者肢体功能及生活自理能力。方法主要有术前指导及术后训练：①术前指导。首先应加强患肢股四头肌的静力性收缩练习，以及踝关节的主动运动，要求股四头肌每次收缩保持10秒，每10次为1组，每天完成5~10组。患者坐于床上，进行患肢的直腿抬高运动及踝关节抗阻屈冲运动，次数可根据患者自身情况而定，每天重复2~3次。此外，还应教会患者如何使用拐杖行走，为术后执杖行走做准备。②术后康复训练。术后第1周，此期的目的是减轻病人的症状，促进伤口愈合，防止肌肉萎缩，改善关节活动范围，提高肌力。手术当天，维持关节功能位，用石膏托板固定膝关节，并保持足高髋低位；术后第2~7天，患肢做股四头肌静力性收缩，每次保持10秒，每10次为1组，每天10组；患者坐于床上，患肢做直腿抬高运动，不要求抬起高度，但要有10秒左右的滞空时间；做患侧踝关节的背屈运动，使该关节保持90°，并做该关节的环绕运动重复15次，每天完成2~3次；应用持续被动运动（continuous passive motion，CPM），给予患肢在无痛状态下的被动运动，起始角度为0°，终止角度为20°，在2分钟内完成一个来回，每天4小时，在

1周内尽量达到或接近90°，训练量由小到大，循序渐进，以不引起患膝不适为宜。以上就是人工全膝关节置换术后的训练程序。患者回家后，也要按上述要求坚持训练，并与康复医生及手术医生联系，定期检查，评定患膝功能，患者要按要求，循序渐进，有规律地训练，就可以尽快康复，重返工作岗位。

第六节　并发症及其处理

人工关节置换术的有些并发症是此手术所特有的，而另一些并发症在任何老年人的大手术后都可能出现。一些并发症如神经麻痹、关节积血和血栓栓塞发生于术后早期。假体松动、断裂、骨溶解一般为晚期并发症，发生于初次手术成功后数年。其他如感染、脱位以及股骨骨折，根据情况不同，可发生于术后任何时期。这里仅对术后早期的并发症的处理进行简要介绍。

一、神经损伤

坐骨神经、股神经、闭孔神经和腓神经可因手术时的直接外伤、牵引、牵开器的压迫、肢体的位置调整、肢体的延长导致损伤，也可因骨水泥热灼或压迫而引起损伤。因此术中要求熟悉解剖，操作细致。

二、深静脉血栓形成及肺血栓栓塞症（deep venous thrombosis & pulmonary thromboembolism，DVT & PTE）

深静脉血栓形成（DVT）是指血液在深静脉内不正常地凝结，属静脉回流障碍性疾病。肺血栓栓塞症（PTE）指来自静脉系统或右心的血栓阻塞肺动脉或其分支所致肺循环和呼吸功能障碍疾病。DVT是PTE栓子的主要来源，导致PTE后，既可能有症状，也可能无症状，少数可能发展为致死性PTE。由于DVT和PTE的危害性大，人工关节置换术后应常规采取预防措施：①基本预防措施有术中避免静脉损伤，术后鼓励患者尽早开始足、趾主动活动，并多做深呼吸及咳嗽动作，尽可能早地离床活动。②机械预防措施。具体包括足底静脉泵、间歇充气加压装置和逐级加压弹力袜。但在临床试验中，抗栓药物的疗效优于非药物预防措施，因此不建议单独使用非药物预防。③药物预防。任何一种抗凝方法的用药时间一般不少于7~10天，不推荐联合用药。一旦术后患者出现DVT，应立即请相关科室会诊，及时给予治疗剂量的抗凝药，并注意预防血栓脱落发生PTE。

三、感染

人工关节置换的术后感染通常是灾难性的，会出现疼痛、活动障碍，花销巨大，且常需将假体与骨水泥一起取出。带金属植入物的患者感染率较高且难以根治的部分原因，可能是细菌在生物材料表面的生物膜中生长，细菌被阻隔于机体的防御系统和抗生素之外而不能被杀灭，除非将假体取出，否则感染灶很难清除。

如前所述，严格手术操作和手术室环境对预防感染至关重要。建议使用防水的手术衣和治疗巾，戴双层手套。术中轻柔地夹持组织，尽量缩小死腔和减少血肿的形成尤其重要。可通过限制经过手术间的走动、应用层流装置以及穿戴封闭式排气手术衣来进一步减

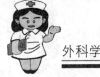

少空气中的细菌。当然，目前普遍认为，减少围手术期感染的另一个重要因素是术前常规预防性应用抗生素。大部分人工关节置换术后感染由革兰阳性细菌引起，尤其是金黄色葡萄球菌和表皮葡萄球菌，虽然这些细菌引起感染的发生率大致维持稳定，但它们的毒力越来越大。对甲氧西林耐药，在许多医疗中心已很常见。葡萄球菌合成多糖蛋白复合物的能力，目前被认为是高毒力的标记。然而感染的总体发生率并不高，因此常规预防性应用除头孢类或半合成青霉素以外的抗生素似乎不甚合理。革兰阴性菌感染常见于血源性感染，尤其是源于泌尿道的感染。混合性感染一般见于窦道开放后的多重感染。术后早期出现不明原因的寒战、高热、伤口红肿、疼痛、压痛，局部皮温升高，都应高度警惕术后感染的可能性。术后早期感染发生后的处理原则：留取标本做细菌培养和抗生素药敏试验，指导调整抗生素治疗；如果仅仅是浅表的感染，切忌行关节穿刺，以免污染关节，应尽早在手术室严格无菌条件下，逐层地进行探查和感染坏死组织的清理；如果感染确实是表浅性的，可用大量含抗生素的生理盐水彻底冲洗伤口，放置负压引流装置，松松地间断缝合伤口。如果感染已扩散至关节腔，用含抗生素的生理盐水彻底冲洗伤口，清除所有的坏死和肉芽组织，关节必须脱位以使清创更为彻底，其衬垫应该取下以清除界面上的肉芽组织。假体的稳定性应该仔细测试，只有没有松动表现的假体才允许原位保留。反复取液体和组织送培养，同时取组织标本送病理检查。伤口中可以放入抗生素链珠，以使局部维持高浓度的抗生素。抗生素链珠在伤口中放置不能超过2周，否则将由于纤维组织长入而难以取出。根据培养和药敏试验确定合适的抗生素。根据伤口愈合情况，静脉给药4~6周。此后如临床上仍有需要，可改为口服抗生素。对病情的预后发展必须提高警惕，因为即使感染被早期确认，就立即开始适当的治疗，但病菌对所选抗生素敏感，感染往往难以彻底清除。那时，关节引流、假体和骨水泥取出将在所难免。

四、人工全髋关节置换术后关节脱位

人工全髋关节置换术后关节脱位的平均发生率大约为3%。以下几种因素会增加脱位的风险：①有髋关节手术史或进行全髋关节翻修术；②经后入路的髋关节置换术；③股骨或/和髋臼假体安装位置不当；④股骨与骨盆或骨赘的残余部分的撞击；⑤髋臼缘与股骨假体颈的撞击；⑥髋关节软组织张力不足；⑦外展肌群薄弱；⑧大转子撕脱或不愈合；⑨术后患者不合作或肢体摆放位置出现极度异常。年龄、身高、体重、术前诊断都不是明显的致脱位因素。在多组病例中，女性脱位多于男性。大多数脱位发生于术后3个月内。脱位通常在病人的肌肉力量和控制能力尚未恢复前，将髋关节摆放于不当位置时突然发生。所有相关的医护人员，包括护士和理疗医师，应当知道，关节活动时非常疼痛、髋关节处于异常的内旋或外旋姿势且伴主动及被动活动受限或肢体缩短，都可能存在髋关节脱位，应立即通知医务人员并拍摄髋关节X线片。如果住院期间术后发生脱位，复位通常不难。静脉注入镇静和镇痛药物常可满足要求，但有时则需要全麻。复位操作应始终轻柔，以尽量减少对关节表面的损害。有时使用影像增强透视可有助于髋关节复位。复位时进行纵向牵引，当股骨头达到髋臼平面时，轻度外展即可复位。也可以使用Allis法或Stimson复位法。如果诊断延迟数小时，由于肌肉痉挛及肿胀，复位可能较困难。完成后应复查X线片以确认是否已完全复位。在脱位发生时或复位操作中，组配式聚乙烯衬垫有可能与金属壳分离。股骨头在金属臼里放置后匹配不良即可能有此情况发生，需再次手术以重置衬

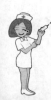

垫或行髋臼假体翻修术。如果闭合复位后假体位置满意，应外展位卧床休息、行皮牵引一段时间，使髋关节置于外展位。

此外，人工关节置换术后的并发症还有关节周围骨折、术后肢体不等长、髌骨并发症等。绝大多数术后并发症是可以通过术前的周密计划和术中的严格规范操作预防的。

第七节 小　结

当前许多骨科医师更关注的是人工关节置换术的具体操作和技术，然而手术技术只是影响人工关节手术疗效的众多因素之一，有时手术虽然很成功，但是缺乏围手术期的正确处理，使术后疗效仍然不够理想，甚至可能导致手术失败。人工关节置换术是一个系统化工程，只有对每一个环节进行规范正确的处理，才能最终获得令人满意的效果。本文将围手术期处理放在与手术技术同样的高度，是想以此引起大家重视，用一种全面和审慎的眼光来看待人工关节置换术。

（查振刚）

参考文献：

［1］翁习生. 人工关节置换术的围手术期处理. 继续医学教育，2006，20（12）：51.

［2］杨庆铭，范永前. 全髋关节置换术规范化的围手术期处理. 中华关节外科杂志（电子版），2007，1（2）：133.

［3］吕厚山. 现代人工关节外科学. 北京：人民卫生出版社，2006.240.

第十章　男性不育症的治疗进展

男性不育症（male sterility）是男科学（andrology）研究的重要组成部分。男科学的不断完善和发展，进一步推动了男性不育、男性性功能障碍、性传播疾病、男性生殖病理、男性优生优育、计划生育、男性生殖的生长发育、成熟和衰老过程以及许多男性生殖基础研究的进展。男性不育症作为临床常见病、多发病，已引起临床多学科的关注与重视，从中医、西医和中西医结合的角度，采用手术与非手术方法进行治疗，均取得了一定效果。但还存在部分男性不育症患者治疗至今仍然无法解决生育的问题。当务之急，是要我们深入研究，更好地提高临床诊疗水平，造福子孙后代。

第一节　研究背景

20世纪末，世界卫生组织（WHO）预测，男性不育症与癌症、心血管疾病将成为21世纪危害人类健康最严重的三大疾病。多年来男性不育症发病率呈逐年上升的趋势。随着现代工业的不断发展，不育夫妇的总发病率明显升高，其中由于男性原因引起的比例明显增高，且相当一部分病因不明。在一项调查中，统计全国患不育的男性达4 000万人之多；中国仅西北某地区每年平均有5 000对夫妇登记结婚，其中就有500对夫妇婚后不能生育；38%的离婚原因是男性生殖健康有问题，所以说，男性生殖健康问题已成为社会关注的焦点。面对这些触目惊心的数字，我们不禁要问，为什么在科技高度发达的今天，依然没有更好的办法攻克所有男科疾病呢？男科疾病使男人失去的不仅仅是健康，还有尊严和家庭的幸福。男人可以承担来自工作的各种压力，却无法承受生活中的这种难言之苦。它是常年纠缠在男人心头挥之不去的噩梦。近年来卵子胞浆内精子注射（intracytoplasmic sperm injection，ICSI）等技术的日益成熟为男性不育症的治疗开创了新的领域。

第二节　研究现状

WHO规定，夫妇同居不少于12个月，性生活正常，未采用任何避孕措施，由于男方因素造成女方不孕者，称为男性不育。男性不育的病因很多，现代医学将男性不育症病因大致分为两大类：一是性功能正常性不育症，二是性功能障碍性不育症。前者包括：无精子症、重度少精症、精子数正常不育症、过多精子及精子无力症，统称为精液异常性不育症，目前占生育人口10%的不育夫妇中，男性不育症占30%~40%，并且每年以1%~2%递增，其中精液异常所致的男性不育症占70%~80%，精液异常不育包括无精、少精、死精、精子活动能力低、精子液化不良及精子畸形率高等六种。睾丸没有生精功能的无精症，为真性无精症；如果睾丸活检有生精细胞，则是假性无精症，通过对症治疗，可以治愈。而在性欲、性兴奋、阴茎勃起、性交、性高潮、射精和性满足等任何一个环节发生障碍，都可称为性功能障碍。临床最常见的性功能障碍有阴茎勃起功能障碍（erectile dys-

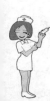

function，ED）、不射精（anejaculation）、逆行性射精（retrograde ejaculation）和早泄（premature ejaculation）。但目前仍有一些应用现有的诊断手段不能找出病因的不育，即特发性男性不育症，约占男性不育症的 31.6%[1]，这类不育的治疗靠经验，不能肯定这些方法的确切疗效。

根据 WHO 编写的《人类精液及精子—宫颈粘液相互作用实验室检验手册》（第 4 版）（2001 年）制定的标准[2]：精子密度 $< 20 \times 10^6/mL$，精子活率 $< 50\%$，a 级精子 $< 25\%$ 或（a + b）级精子 $< 50\%$；符合以上标准，则诊断为少、弱精子症。液化时间 ≥ 60 min，称为精液液化迟缓或不液化症。

WHO 关于男性不育的诊疗手册中把男性不育的诊疗分为以下几个步骤：

一、病史采集

1. 生育史

如每月平均性交次数、勃起功能、射精功能，以明确是否不育。

2. 影响生育的病理学或治疗史

包括各系统疾病如糖尿病、结核、慢性呼吸系统疾病、胰腺纤维囊性病、神经系统疾病及其治疗史，因肿瘤接受放疗和化疗病史等。

3. 影响生育的疾病史

包括尿道狭窄；尿道上、下裂；前列腺切除术；膀胱颈手术；输精管切除术；腹股沟疝修补术；鞘膜积液翻转术；交感神经切除术等手术史以及有无泌尿系统感染史；性传播性疾病史；病毒性睾丸炎史；附睾炎史等。

4. 引起睾丸损伤的病因

包括睾丸炎、腮腺炎史，睾丸外伤、睾丸扭转史，精索静脉曲张及治疗史，睾丸下降异常及治疗史等。

5. 影响生育的其他因素

如发热、毒物接触史、吸烟、酗酒、药物成瘾、从事高温、长途驾驶或放射线行业等。

二、不育症的临床评估

1. 体格检查

通过了解患者身体的强弱、身高与上肢长之比、乳房发育情况，发现性腺功能低下；进行泌尿生殖系统检查评价睾丸大小、质地、有无硬结，发现阴茎异常（尿道下裂等）及导致男性不育最常见的病因——精索静脉曲张[2]。

2. 实验室检查

包括性激素水平检测，前列腺液常规、精液分析及精子功能、精浆参数和抗精子抗体（AsAb）、致病微生物支原体、衣原体；遗传学染色体等的检测。

3. 辅助检查

进行 B 超、CT 或 MRI、输精管造影术等检查。

三、男性不育症的治疗进展

随着分子生物学的进展及显微操作技术的应用，男性不育症的诊断和治疗有了很大的

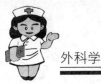

进展，尤其是 ICSI 技术的发明，因其成功率较高且不受精子参数的影响，使男性不育的诊断和治疗有了突破性的进展。临床上应对不育症进行分类，采取相应的治疗。

（一）病因明确的男性不育症的治疗进展

1. 精索静脉曲张（varicole）

精索静脉曲张是指精索内的静脉因血液回流受阻而造成蔓状静脉丛的异常伸长、扩张和迂曲。在男性中发病率约占 15%，而在不育患者中的发病率为 40%。然而，国际上对治疗精索静脉曲张能否改善精液参数仍有争议。根据 WHO 指导方针，主张对于精液参数异常而睾丸体积和激素水平正常，同时无其他导致不育的病因的精索静脉曲张患者进行治疗；认为对睾丸体积下降、卵泡刺激素（FSH）水平升高而致的不育患者治疗效果不佳。治疗方法主要有硬化疗法、栓塞疗法和外科精索静脉高位结扎术，具体方法因专科医生经验而异。

2. 下丘脑—垂体—性腺（HPG）轴病变

性腺轴任一环节出现异常都会导致男性性腺机能不全，影响男性生育功能。男性性腺机能不全可分为原发性和继发性。

（1）原发性性腺机能不全（lower primary gonadotrophic function）。这是指睾丸功能异常，不能或很少产生雄性激素导致精子生成障碍，出现少精子、无精子症，如克氏综合征（Klinefelter）。这类患者几乎不能自然生育，但部分患者的睾丸中有局灶性生精功能，这为克氏综合征和 Y 染色体微突变的患者接受 ICSI 提供了可能。但可能导致异常的遗传物质传给子代，所以在行 ICSI 治疗前需要为患者提供必要的遗传学咨询，在产前和移植前进行基因诊断。

（2）继发性性腺机能低下（lower secondary gonadotrophic function）。这是指下丘脑或垂体疾病引起的性腺机能低下。下丘脑疾病常引起促性腺激素释放激素（GnRH）的合成和/或释放障碍，继而导致促性腺激素［滤泡生成激素（FSH）和黄体生成激素（LH）］减少，又称促性腺功能减退型性腺机能低下（HH）引起男性不育。对这类疾病，药物治疗常能取得较明显的疗效。Kallmann 综合征是由于下丘脑不能形成 GnRH 脉冲导致的性腺机能低下，同时伴有嗅觉丧失或减退。因此可以用一个便携式微量输液泵模拟 GnRH 脉冲释放，定时定量地向体内注入 GnRH 进行治疗，一次脉冲量控制在 5 ~ 20 μg，频率为 2 小时/次。治疗后促性腺激素水平逐渐升高，进而促进睾酮的产生和生精功能的恢复，此治疗至少需要 1 年的时间。基于临床上发现人绒毛膜促性腺激素（HCG）和人绝经后促性腺激素（HMG）对治疗促性腺激素低下的性腺机能减退症有效，HCG 和 HMG 自 20 世纪 60 年代早期开始用来治疗特发性少精子症。1999 年欧洲生殖协会资料认为，HCG/HMG、高纯 HMG 及重组 FSH 治疗性腺激素正常的少、弱精患者，不能提高精子参数，也不能明显提高妊娠率。但一个随机、单盲、无安慰剂的研究证明，使用重组人 FSH 对于睾丸细针穿刺活检有轻度精子发生功能低下，而血 FSH 水平和抑制素 B 水平正常的特发性少精子症患者可以增加精子数量；一个随机对照研究中显示 FSH 治疗明显改善精子的超显微结构，提高了 ICSI 治疗的妊娠率[3]。故用 FSH 或 HMG 治疗男性特发性不育的疗效有待进一步研究。垂体（微）腺瘤常通过释放促性腺激素负反馈抑制下丘脑 GnRH 释放导致性腺机能低下。高催乳素血症就是分泌催乳素的垂体腺瘤引起的，干扰 GnRH 的脉冲式释放进而导致性腺机能低下和不育。多巴胺受体激动剂——溴隐亭对这种高催乳素患者的疗效较好，无致畸副作用。但约有 18% 的患者对溴隐亭耐药。剂量为 2.5 ~ 7.5 mg/d。相关研究显示，喹高丽特可减少溴隐亭引起的不良反应，提高妊娠率，有望成为治疗高催乳素血症的一线药物[4]。

（3）梗阻性无精子症。若患者的精液检查无精子，FSH 水平无异常，基因诊断正常，经直肠 B 超或输精管造影检查发现梗阻，而睾丸活检证明曲细精管有精子发生[5]，则治疗应根据梗阻的部位采用外科手术解除梗阻或者行开放性睾丸精子获取（TESE）、显微手术附睾精子获取（MESA）用于 ICSI 或低温贮存[6~7]。

泌尿生殖系统炎症与男性不育存在相关性，但发病机制不明。WHO 制定了男性附属性腺感染的诊断标准，明确感染后有针对性地应用抗菌素可以取得较好的疗效，临床表明单因素感染疗效确切、受孕与分娩率高。目前仍缺乏有效的数据证明炎症是如何对精子质量产生负面影响的，尚有待进一步研究。

（4）免疫性不育。有学者主张用皮质激素治疗 AsAb[8]，但由于疗效不肯定，且并发症较多，在治疗方法上仍未达成共识。目前有研究主张对免疫性不育的患者先进行 IVF 或 ICSI 辅助生殖，失败后再尝试用皮质激素治疗，但成功率不高。

（二）特发性男性不育症

特发性男性不育症是指原因不明精液异常的一种病态。特发性不育约占不育症患者的 31.6%[1]，由于病因不明，缺乏根本有效的治疗手段，目前治疗多数是经验性的，目的是改善精液参数，提高精液质量，可能使患者自然受孕。在治疗中，各种各样的内服药都被尝试过，主要的内服治疗方法如下[9]：先进行非内分泌疗法，无效后再改为内分泌疗法。内分泌疗法大多数不适用于促性腺激素增高而引起精子形成障碍的患者。

1. 非内分泌治疗

（1）激肽释放酶（Kallikrein）：可改善精子的活动能力。剂量为 300 ~ 600 kU/d。

（2）维生素 B_{12}：维生素 B_{12} 有促进 DNA、蛋白质的合成及改善造精功能的作用，用量是 1 500 ~ 3 000 μg/d。

（3）微量元素：锌（Zn）是精浆中最重要的微量元素之一，有促进精子活力作用。剂量为 10 ~ 30 mg/d。

（4）中成药（八味地黄丸、补中益气丸）：中成药是副作用少又能达到治疗目的的一种制剂，现已被广泛应用，补中益气丸在改善精子活动能力的基础研究方面已被人们所认同。

2. 内分泌治疗

（1）抗雌激素受体制剂［枸橼酸氯米芬（clomifene citrate，CC），他莫昔芬（tamoxifen）］：抗雌激素受体剂可在丘脑下部与雌激素受体结合，使血中雌激素产生负反馈抑制，刺激促性腺激素的分泌。一般剂量为枸橼酸氯米芬 25 ~ 50 mg/d，他莫昔芬 20 mg/d。

（2）促性腺激素制剂［人绝经期促性腺激素/人绒毛膜促性腺激素（human menopausal gonadotropin，HMG/human chorionic gonadotropin，HCG）］：促性腺激素是一种直接刺激睾丸的治疗方法（直接内分泌治疗），剂量为 HMG 75 单位，每隔 1 天肌肉注射一次；HCG 2 000单位，每隔 3 天肌肉注射一次。

（3）男性激素少量疗法：男性激素少量疗法可以直接达到改善附性腺机能的目的。氟羟甲基睾丸素（fluoxymesterone）剂量为 4 mg/d，用 3 ~ 6 个月的剂量即可。

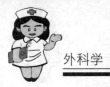
遗憾的是，通过对以上几种药物疗法进行大量随机对照试验，结果表明在提高妊娠率方面并未见到非常明显的效果。再者如需要人工辅助生殖者就可以从射出的精液中取精子而不需穿刺或开放性手术取精子，用宫腔内授精代替体外受精（IVF）或 ICSI，减少辅助生殖的侵袭性。

抗雌激素药物是特发性不育症最常用的治疗方法，这种药物在下丘脑和垂体竞争性结合雌激素受体的影响下，使雌激素的负反馈作用被有效抑制，导致 GnRH、FSH、LH 分泌增加，刺激间质细胞产生睾酮，利于精子发生。Hussein 等[10]用 CC 治疗 42 例非梗阻性少精、无精患者，治疗结果显示，64.3%的患者精子数量增加，建议作为手术取精前的常规治疗。CC 常用剂量为口服 25～50 mg/d，但治疗过程中应监测血清 FHS 水平，确保血清 FHS 水平在正常范围内，因为高水平的 FHS 可能抑制生精上皮造精；他莫昔芬是一个比 CC 雌激素副作用更少的抗雌激素药物，是欧洲治疗男性不育的首选药物，剂量范围为 10～30 mg/d。Adamopoulos 等[11]在一个前瞻性的随机安慰剂对照实验中采用他莫昔芬和睾酮联合治疗特发性少精子症患者 212 例，结果治疗组妊娠率 33.9%，对照组 10.3%（95% CI：2.615～3.765），具有统计学差异；但目前仍没有足够的数据证明抗雌激素药能提高受孕率。相关治疗标准有待进一步研究。

芳香化酶是一种细胞色素 P450，睾内脂（testolactone）是内源性芳香酶抑制剂，功能是抑制转化睾酮为雌二醇（E2）和转化雄烯二酮为雌酮。其抑制剂用于治疗除 Klinefelter 以外的低睾酮、高 E2 的男性不育症患者，提高睾酮水平，刺激精子发生，经皮植入的芳香化酶抑制剂胶囊在动物实验中证明改善了精子发生，降低了精浆 E2 浓度，提高了睾酮浓度，并使无精子症的狗产生精子[12]。但是目前仍缺乏芳香化酶抑制剂在提高妊娠率、改善精子质量方面有效的统计学证据。活性氧类物质（ROS）是维持精子活化、获能、顶体反应等正常功能的重要介质。但过量的 ROS 通过诱发精子细胞脂质、蛋白质和 DNA 的氧化而造成病理性损伤，导致不育。抗氧化剂可以降低精子的氧化损伤，提高精子的受精能力。常用的抗氧化剂有维生素 E 和 C、乙酰半胱氨酸、谷胱甘肽及中药。研究表明，维生素 E 和 C 能够增加精子数量，提高精子活力和功能[13]。不同研究表明，谷胱甘肽能够到达精浆并在精浆内聚集，从而提高精子浓度，改善精子活力及形态[14]。Balercia 等[15]用辅酶 Q10（CoQ10）治疗 22 例弱精症患者，治疗后胞质内和精子细胞内的 CoQ10 水平有显著增长，精子活力明显升高。抗氧化剂治疗有着光明的前景，但存在着许多争议，仍需要大量的临床实验。

左卡尼汀在正常人附睾尾部的浓度比血浆中高 2 000 倍，通过被动扩散进入精子，被乙酰化为乙酰化左卡尼汀，两者一起从细胞质运输中长链脂肪酸进入线粒体为 β 氧化使用，把结合辅酶 A 转化成自由辅酶 A，并为三羧酸循环提供容易利用的乙酰根。Balercia 等[16]在一组双盲、随机、安慰剂对照实验中，分别用左卡尼汀、乙酰化左卡尼汀及两剂联合治疗和安慰剂对照治疗男性不育 60 例，结果发现左卡尼汀和乙酰化左卡尼汀治疗组能增强精子动力和精浆对氧自由基的清除能力。Sigman 等[17]在一组前瞻性的随机、双盲、安慰剂对照试验中发现，左卡尼汀治疗特发性不育较安慰剂组在提高精子活力和活动精子数方面无显著差异。因此，左卡尼汀用于治疗特发性不育的疗效有待经过大量的临床试验和体外实验进一步证实。己酮可可碱是磷酸二酯酶抑制剂，相关研究表明能改善睾丸微环境、提高精子活力和浓度。Kovacic 等[18]研究表明，在对精子活力低下的男性行 ICSI 之前，应用己酮可可碱可以提高精子活力，便于进行精子的选择，提高受孕成功率。

（三）中医药、针挑治疗

中医学是我国文化的瑰宝，中医药治疗男性不育症已有两千多年的历史，在治疗男性不育方面有着它独到的一面，具有明显的特色和优势。

1. 湿热蕴结证

［**主症**］尿频尿急，排尿灼痛，会阴坠胀，睾丸坠痛，精子死亡率高，精液黏稠不化、脓细胞多，抗精子抗体阳性等。

［**病机**］精室属肾所主，外感或内生湿热，流注下焦，蕴结精室，腐败精液，可致脓精血精，精液黏稠，死精过多，从而导致不育。湿热搏结下焦，蕴遏精道，亦可引起不育。

［**治则**］清热利湿。

［**方药**］代表方剂有龙胆泻肝汤。

2. 气滞血瘀证

［**主症**］附睾肿块疼痛，精子排出受阻，精索静脉曲张，精子数少或无，活力低，畸形精子过多等。

［**病机**］跌打损伤，血溢脉外，停聚阴器，瘀血阻滞精道，阻碍精子运行，精子通行困难，从而导致不育；或者血脉曲张内生瘀血，结聚阴器，阻碍气血运行，造成睾丸失养，生精障碍，亦可导致不育。

［**治则**］行气活血，化瘀通络，补肾生精。

［**方药**］代表方剂有桃红四物汤、少腹逐瘀汤。

3. 湿热瘀阻证

［**主症**］附睾增大，精室囊肿，精索静脉曲张，精子成活率低，精子活力低下，精液脓细胞多，抗精子抗体阳性等。

［**病机**］湿热瘀阻下焦，腐败阴器，破坏血睾屏障，阻遏精道，影响精子通行，导致精子外溢，产生抗精子抗体，从而引起不育。

［**治则**］清热利湿，活血化瘀。

［**方药**］自拟调免毓麟汤（主要药物有蒲公英、败酱草、金银花、连翘、虎杖、土茯苓、丹参、红花、三棱、莪术、甘草等）。

4. 痰浊凝结证

［**主症**］附睾硬结，精管串珠，精子排出受阻，精子数少、活力低下、活动力差，甚至无精或不射精等。

［**病机**］嗜食膏粱厚味，聚而生湿，或感受湿邪，或脾虚生湿，湿盛生痰，痰浊下流，结聚阴器，腐败精血，阻滞精道，精子排出受阻，从而导致不育。清代陈士铎《辨证录》说："痰多者，湿多也，湿多则精不纯。"

［**治则**］化痰散结，补肾生精。

［**方药**］代表方剂有海藻玉壶汤、消瘰丸。

5. 肝实肾虚证

［**主症**］情绪抑郁，胸胁满闷，举阳不坚，射精不能，精少不育等。

［**病机**］肝主疏泄，肾主封藏，两者相互协调为用。肝之疏泄正常，肾精才能封藏固

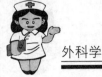

密，阳具才能举缩有时。若肝之疏泄不及，使肾精不能适时输泄，房事活动时就不能适时射精，从而导致不育。阳具的兴奋靠肝对血液的疏泄。若肝之疏泄不及，不能把血液适时疏泄入于阳具，或肝血瘀阻，阳具得不到血液的充盈，阳具不能适时兴奋，从而引起阳痿，导致不育。若肝之疏泄太过，则肾精不能密藏，精时自下，久则导致肾精亏虚，亦可引起不育。

[治则] 疏肝行气，补肾生精。

[方药] 代表方剂有柴胡疏肝散合五子衍宗丸。

6. 肾精不足证

[主症] 体质虚弱，面色无华，睾丸软小，精子数少、活动力低等。

[病机] 肾所藏之精包括先天之精与后天之精，两者相互依存，相互促进。凡先天不足，后天失养，或房事过频，损耗太过，均可导致肾精不足，生殖之精匮乏，从而造成不育。

[治则] 填精补肾。

[方药] 代表方剂有五子衍宗丸、龟鹿二仙膏、左归丸。

7. 肾气亏虚证

[主症] 神疲乏力，腰膝酸软，性欲减退，精子数少、活动力差或不射精等。

[病机] 肾气具有促进天癸充盛的作用。肾气充盛而后天癸充盛，天癸充盛则具备生殖能力。肾气还有司精关开阖的作用，肾气盛则精关开阖有时，生殖之精藏泄合宜，从而发挥其对生殖机能的调控作用。凡先天不足，后天失养，房劳太过，久病及肾，均可导致肾气亏虚，天癸不充，生殖之精生成不足，从而导致不育。肾气亏虚则精关开阖失常，常阖则致精行不畅，常开则致遗精早泄，亦可导致不育。

[治则] 补益肾气。

[方药] 代表方剂有金匮肾气丸。

8. 肾阴不足证

[主症] 五心烦热，头晕耳鸣，梦遗早泄，精液黏稠不化，精子活力低下等。

[病机] 肾阴具有滋养脏腑、濡润组织、充养精血的作用。凡频繁手淫，房事不节，嗜食辛辣炙煿，或久处高温环境，过服温燥药物，热病久病伤阴等，均可导致肾阴不足。精属阴，肾阴不足则肾精亦亏，肾精不足则精子数少，从而导致不育。阴虚则火旺，虚火内扰，精关不固，从而导致遗精早泄，亦可引起不育。

[治则] 滋补肾阴。

[方药] 代表方剂有六味地黄丸、知柏地黄丸、大补阴丸。

9. 肾阳虚衰证

[主症] 形寒肢冷，阴器冰凉，阳事不举，精子活力低下，甚或死精过多等。

[病机] 肾阳具有兴奋性欲，鼓动阴器，以维持正常房事功能的作用；又有温煦脏腑组织器官，推动脏腑功能活动的作用。凡房劳伤肾，过服寒凉，久病伤阳，久受寒冷等，均可导致肾阳虚衰，不能温煦精液，导致精液清冷，从而引起不育。肾阳虚衰，不能温暖鼓动阴器，引起阳痿，亦可导致不育。

[治则] 温补肾阳。

[方药] 代表方剂有右归丸、右归饮。

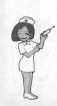

10. 肾阴阳两虚证

[**主症**] 头晕耳鸣，腰膝酸软，神疲乏力，阳痿遗精，精子数少，精液稀甚至无精等。

[**病机**] 肾之阴阳是五脏阴阳的根本。由于阴阳互根关系，一方亏损日久，必致另一方亏损，故临床上有时可见肾阴阳两虚者。凡房劳过度，大病久病，均可伤阳耗阴，导致肾阴阳两虚。阳虚则鼓阳无力，阴虚则肾精亦亏，从而引起阳事不举，生精障碍，导致不育。

[**治则**] 阴阳双补。

[**方药**] 代表方剂有左归饮合右归饮化裁。

11. 脾肾两虚证

[**主症**] 纳减便溏，面色萎黄，肢体倦怠，精子数少，活力低下等。

[**病机**] 脾为后天之本，化谷生精，充养先天。张介宾《景岳全书》说："水谷之海，本赖先天之为主，而精血之海，又必赖后天之为资。"所以，只有脾气健运，化源充足，才能使肾精得养，肾气得充。若过食肥甘，饮食无节，烟酒无度，过度疲劳，使脾胃受伤，导致脾气亏虚，运化失职，谷不化精，化源匮乏，肾精失养，肾气不充，从而引起不育。

[**治则**] 补脾益肾。

[**方药**] 代表方剂有四君子汤、五子衍宗丸。

针挑治疗是近四十年发展成治疗男性不育症的中西医结合特色疗法[19]。临床应用理论，除部分传统经络学说外，更重要的是依据皮肤与内脏相关学说、脊髓神经节段性分布理论[20]。主要作用机理是：①调节内分泌；②改善血液循环。为男性不育治疗开创了临床新路径，是对传统医学的继承与创新。2009 年，针挑治疗不育不孕症项目获全国第四批中医临床适宜技术（国中医药通〔2009〕1 号），这在中医药史上属首创。

总之，治疗男性不育最根本的还是要从病因入手，只有这样治疗才有针对性。目前许多治疗理论只是停留在假设基础上，治疗无的放矢，效果不确切，也缺乏科学合理的实验设计和统计学证据，可信度不高。因此，必须大力开展基础研究，弄清精子发生、成熟直至受精的整个过程和内分泌的调节作用，明确影响精液参数变化的因素及相关指标的变化，针对病因进行有效的治疗，改善精液质量，提高自然受精或辅助生殖的成功率，然而近阶段对于特发性不育没有什么好办法，用些中成药如龙鹿胶囊、麒麟丸、伊木萨克片等往往能达到意想不到的效果。

（四）人工生殖辅助技术

从 1978 年英国伦敦第一例 ICSI 试管婴儿诞生至今，ICSI 技术已成为被广泛应用于治疗严重男性不育的一种生殖辅助技术，是目前治疗不育最重要的手段之一，受精率和周期妊娠率可达 45% ~60% 和 25% ~40%，其特点为：①一个成熟卵子只需一条存活精子。②畸形精子也可以受精，因 ICSI 可绕过自然妊娠所需的很多步骤直接达到精卵结合。③无精子症可以通过经皮附睾精液吸引术（percutaneous epididymal sperm aspiration，PESA）、睾丸内精子回收法（TESE）、睾丸取精（TESA）等方法提取精子行 ICSI。④不受精子的功能、完整性、精子来源和精液参数的影响。其应用的指征如下：绝对指征为常规体外受精（in vitro fertilization，IVF）失败两次，使用附睾或睾丸精子，严重少弱精症、顶体缺乏或全部精子不动者。相对指征为精子参数低于正常，高抗体滴度或常规 IVF 受精失败 1 次或不明

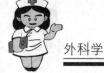

原因性不育。这为许多以前认为不可治愈的不育症提供了生育的可能,原则上,只要存在一个活动精子就可生育。但是,由于 ICSI 技术在临床上应用对象是存在精子的男性不育病例,这些患者很可能存在遗传学上的缺陷,因此人们对 ICSI 的遗传病问题高度关注。Retzloff 等[21]研究近年来的文献后认为,ICSI 下出生的婴儿畸变率和染色体异常率较自然出生的婴儿高,建议在应用前进行种植前遗传学诊断(PGD),以减少将遗传缺陷传给后代的风险,总的来说,ICSI 仍是较安全的辅助生殖技术。鉴于 ICSI 的妊娠率较高,而分娩率较低,且费用高昂,以及在优生方面尚存在一些问题,故临床应用必须注意人工生殖辅助技术的风险。

临床许多诊疗方法还不太完善,如辅助检查没有统一的标准方法,治疗方面的手术在国内一流医院才具有比较好的发展,一般三甲医院即使开展男科方面的诊治也存在局限,检查仪器及设备相对滞后,领导重视不够;免疫性不育、特发性不育以及一些遗传相关性不育在治疗方面还处于摸索阶段,发病机制机理不太明确,只能靠经验治疗,疗效得不到保障,个体间治疗效果差异较大。

第三节 展 望

过去 10 年里,生殖研究技术的进步带动了对男性不育病因的认识和治疗技术的革新。许多实验室研究结果正在迅速地过渡到临床应用,使男性不育的诊断和治疗现状发生了革命性的变化。精子发生调节因素的不断发现,毫无疑问会带动大量改善精子质量药物的出现,同时这些信号转导途径也将会成为男性新的节育技术研究目标。人类基因组计划完成后会对每一个基因或蛋白的功能进行明确,将会发现大量导致男性不育的基因。人类基因组计划研究的进展、DNA 诊断分析技术以及其他技术的不断创新必将促使胚胎植入前遗传学诊断技术(preimplantation genetic diagnosis, PGD)的迅猛发展。但由于精子发生的局部细胞之间的相互关系十分复杂,目前还不能体外复制该条件,因而使很多研究项目难以完成。男性不育的病因研究,如生精缺陷、精子功能损害、精液指标在不同时期的生理性波动、生育能力降低等问题,以及如何改变或调整这些异常都还没有找到圆满的答案,许多传统治疗方法还缺乏科学依据,也难以取得确切的效果。人类生殖系统疾病的基因治疗还无法进行,将来的基因治疗技术必将恢复受损的基因和睾丸的正常功能[22]。

大量动物实验模型将会应用于临床研究,将不断揭示人类不育的病因机制与危险因素,使人类在不育的预防、治疗方面有更深层次的认识,且进一步为临床治疗起到保驾护航作用。手术治疗将向着微创方向发展,如各种腔镜的应用,最终将会成为外科治疗的一个主流;对遗传学异常的男性不育者的治疗,现代医学并非一筹莫展,通过某些方法或技术,如经皮附睾精子抽吸(PESA),联合体外受精技术(IVF),主要是 ICSI 治疗,有时可以使这些患者恢复生育能力。同样能满足他们生育子女的要求,获得具有某些遗传异常但发育正常或遗传与发育完全正常的子代,不过此项技术费用高、成功率低,有待进一步发展。克隆技术将会成为男科重要的发展方向,但克隆技术还有待进一步完善,克隆效率仍然很低,研究的重点是从根本上降低生产成本,使该技术能够广泛应用[23]。将克隆技术应用于组织和器官移植是未来研究与应用的重点,有学者估计:不到 50 年时间,人类将培育出人体的所有器官。取长补短，中西医结合治疗成为近几十年发展的主流之一，中医药、针挑治疗对那些西医治疗无效的病例，往往会得到满意的疗效，这就是中国医学的魅力所在。对绝大多数患者来说，中西医结合仍是男性不育症治疗的"主旋律"。总之，男科学是一门新兴、边缘学科，许多病因、发病机制等多方面的研究还不完善，经常可以看到这样的字眼如机制不清、可能与什么有关等，所以有待大家一起努力，共同为男科发展作出更大的贡献。

（陈　栋）

参考文献：

［1］Pasqualotto F. F. , Pasqualotto E. B. , Sobreiro B. P. , et al. Clinical diagnosis in men undergoing infertility investigation in a university hospital. *Urol Int*, 2006, 76 （2）: 122 – 125.

［2］世界卫生组织. 人类精液及精子—宫颈粘液相互作用实验室检验手册（第4版）. 北京：人民卫生出版社, 2001. 30～31.

［3］Baccetti B. , Piomboni P. , Bruni E. , et al. Effect of follicle-stimulating hormone on sperm quality and pregnancy rate. *Asian J Androl*, 2004, 6 （2）: 133 – 137.

［4］Barlier A. , Jaquet P. . Quinagolide—A valuable treatment option for hyperprolactinaemia. *Eur J Endocrinol*, 2006, 154 （2）: 187 – 195.

［5］Layman L. C. Genetic causes of human infertility. *Endocrinol Metab Clin North Am*, 2003, 32 （3）: 549 – 572.

［6］Chan P. T. , Brandell R. A. , Goldstein M. Prospective analysis of out comes after microsurgical intussusception vasoepi didymostomy. *B J U Int*, 2005, 96 （4）: 598 – 601.

［7］Kumar R. , Gautam G. , Gupta N. P. , et al. Role of testicular fine-needle aspiration cytology in infertile men with clinically obstructive azoospermia. *Natl Med J India*, 2006, 19 （1）: 18 – 20.

［8］Lombardo F. , Gandini L. , Dondero F. , et al. Antisperm immunity in natural and assisted reproduction. *Hum Reprod Update*, 2001, 7 （5）: 450 – 456.

［9］松原昭郎等. 男性不育症的治疗. 日本医学介绍, 2001, 22 （5）: 229～230.

［10］Hussein A. , Ozgok Y. , Ross L. , et al. Clomiphene administration for cases of nonobstructive azoospermia：A multicenter study. *J Androl*, 2005, 26 （6）: 787 – 791.

［11］Adamopoulos D. A. , Pappa A. , Billa E. , et al. Effectiveness of combined tamoxifen citrate and testosterone undecanoate treatment in men with idiopathic oligozoospermia. *Fertil Steril*, 2003, 80 （4）: 914 – 920.

［12］Kawakami E. , Hirano T. , Hori T. , et al. Improvement inspermatogenic function after subcutaneous implantation of a capsule containing anaromatase inhibitor in four oligozoospermic dogs and one azoospermic dog with high plasma estradiol-17beta concentrations. *Theriogenology*, 2004, 62 （1 – 2）: 165 – 178.

［13］Eskenazi B. , Kidd S. A. , Marks A. R. , et al. Antioxidant intake is associated with semen quality in healthy men. *Hum Reprod*, 2005, 20 （4）: 1006 – 1012.

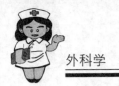

［14］ Lenzi A., Gandini L., Lombardo F., et al. Polyunsaturated fatty acids of germ cell membranes, glutathione and blutathione-dependent enzyme-PHGPx: from basic to clinic. *Contraception*, 2002, 65 (4): 301 –304.

［15］ Balercia G., Mosca F., Mantero F., et al. Coenzyme Q (10) supplementation in infertile men with idiopathicasthenozoospermia: An open, uncontrolled pilot study. *Fertil Steril*, 2004, 81 (1): 93 –98.

［16］ Balercia G., Regoli F., Armeni T., et al. Placebo-controlled double blind randomized trial on the use of L-carnitine, L-acetylcarnitine, or combined L-carnitine and L-acetylcarnitine in men with idiopathic asthenozoospermia. *Fertil Steril*, 2005, 84 (3): 662 –667.

［17］ Sigman M., Glass S., Campagnone J., et al. Carnitine for the treatment of idiopathic asthenospermia: A randomized, double blind, placebo-controlled trial. *Fertil Steril*, 2006, 85 (5): 1409 –1414.

［18］ Kovacic B., Vlaisavljevic V., Reljic M. Clinical use of pentoxifylline for activation of immotile testicular sperm before ICSI in patients with azoospermia. *J Androl*, 2006, 27 (1): 45 –52.

［19］ 陈栋. 男科学. 广州：暨南大学出版社，2007. 210 ~213.

［20］ 陈栋，钟键，陈恕仁等. 针挑治疗功能性不射精症疗效及其对性激素水平的影响. 中国中西医结合杂志，2009, 29 (11): 1026 ~1028.

［21］ Retzloff M. G., Hornstein M. D. Is intracytoplasmic sperm injection Safe? *Fertil Steril*, 2003, 80 (4): 851 –859.

［22］ 李宏军. 男性不育症的治疗研究新进展. 中国男科学杂志，2003, 17 (2): 75 ~78.

［23］ Hernandez J. J., Wilbois R. P. Are we ready for cloning? *J An drol*, 2002, 23 (1): 23 –24.

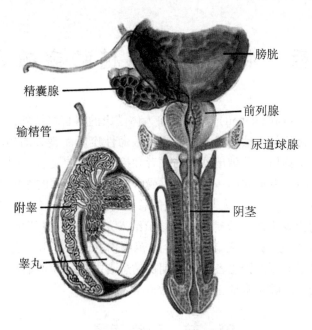

图 10 - 1　男性生殖系统模式图
引自：http：//www. 023qlx. com/uploads/allimg/110422/9 - 110422105335121. jpg

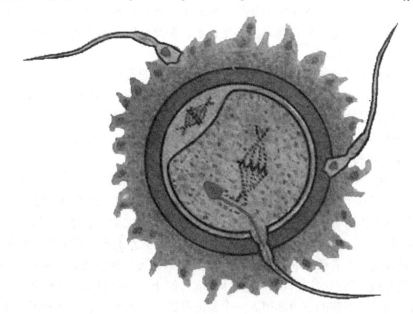

图 10 - 2　受精卵示意图
引自：http：//www. yuying hui. com/uping/6k/5efc43afb28f5a00a27c7033275fcd. jpg

第十一章　临床器官移植的突破与展望

器官移植（organ transplantation）通常是将人体健康的器官移植到另一个人体内使之迅速恢复功能的手术，目的是代偿受者相应器官因致命性疾病而丧失的功能。广义的器官移植包括细胞移植和组织移植。若献出器官的供者和接受器官的受者是同一个人，则这种移植称自体移植；供者与受者虽非同一人，但供受者有着完全相同的遗传基因（即同卵双生子），这种移植叫做同基因移植。人与人之间的移植称为同种（异体）移植；不同种的动物之间的移植（如将黑猩猩的心或狒狒的肝移植给人），属于异种移植。

器官移植被称为"现代医学之巅"。在全球范围内，以心、肝、肾等大器官为代表的器官移植技术已挽救了上百万罹患各类终末期疾病患者的生命。他们不仅移植的器官功能正常，而且身心健康，能够正常地工作、生活、学习等。

第一节　研究背景

大约在公元前 600 年，古印度的外科医师就用从病人本人手臂上取下的皮肤来重整鼻子。这种植皮术实际上是一种自体组织移植技术，它及此后的异体组织移植术为今天的异体器官移植手术奠定了基础。

器官移植比组织移植复杂得多，难度也更大。现代的器官移植历史应该从美籍法国外科医生阿历克西斯·卡雷尔的工作算起。1905 年，他把一只小狗的心脏移植到大狗颈部的血管上，并首次在器官移植中缝合血管成功。结果小狗的心脏跳动了两个小时，后由于血栓栓塞而停止跳动。这位最早尝试移植心脏手术的先驱者，因他的多项研究成果而荣获 1912 年诺贝尔医学和生理学奖。

从 1951 年到 1953 年，休姆在美国进行了把 9 个尸体捐赠者的肾脏移植到人体的手术，最长的存活了 6 个月。这是世界上最早的取得部分成功的人体重要脏器移植手术。在 50 年代，科学家完成了动物心脏的移植，一只狗换了心脏之后，存活了 13 个月。

1954 年 12 月，美国波士顿医生默里成功地进行了世界上第一例同卵双胞胎之间的肾移植手术，使接受手术者活了 8 年。1959 年，默里采用另一种办法，即对肾脏移植的患者给予全身大剂量放射线照射以抑制异体排斥反应，使非同卵双胞胎间肾移植手术成功。

1955 年，Welch 在狗的下腹部植入一个新的肝脏，从此许多学者开始了肝脏移植的动物实验研究。1956 年，Cannon 第一次对狗进行了原位肝移植，Cannon 从实验中观察到，切除原肝可以延长移植肝的存活时间。1959 年和 1960 年，Moore 和 Starzl 分别报道了进行狗肝移植成功的实验研究结果。1963 年 3 月 1 日，Starzl 为一名先天性胆管闭锁的 3 岁儿童施行了第一例人类肝移植，开创了人体身上的肝移植时代。

1963 年，美国 Mississippi 大学的 Hardy 等首次为一例肺癌合并慢性阻塞性肺病（COPD）的患者进行了单肺移植手术，开创了异体人肺移植的先河。

1966 年，美国明尼苏达大学 Kelly 和 Lillehei 实施了全球首例临床胰肾联合移植。

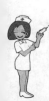

1967 年 12 月 4 日，南非开普敦的巴纳德医师首次成功地完成了人类异体心脏移植手术，使全世界都为之震惊与兴奋。

1983 年，Starzl 等完成首例临床腹部器官簇移植。

第二节　研究现状

器官移植是终末期器官功能衰竭最佳的治疗方法，是 20 世纪生命科学领域具有代表性的重大成就，也是今后终末期器官功能衰竭治疗的主要研究领域。纵观移植医学的发展，器官移植的研究主要集中在：同种异体移植排斥反应；临床外科手术技术的发展；供移植用器官的体外保存；免疫抑制药物的发现和合理应用；组织配型技术的发展等。

一、同种异体移植排斥反应

同种异体移植排斥反应的主要事件是受者 T 淋巴细胞在识别供者白细胞 HLA Ⅱ类抗原分子时被激活、分化、增殖并分泌多种细胞因子。这些细胞因子在排斥反应中的作用包括：上调移植组织（如血管内皮的）HLA Ⅱ类抗原的表达；刺激 B 淋巴细胞对移植组织产生高亲和性和高效抗体；诱导细胞毒 T 细胞（CTL）、巨噬细胞和自然杀伤细胞（NK）对器官产生细胞毒作用。同种异体排斥反应本质上是 T 细胞介导的针对移植抗原的免疫应答。

（一）同种异体移植排斥反应发生的机制

1. 移植抗原

引起移植排斥反应的抗原称为移植抗原，主要有 ABO 血型系统和白细胞抗原系统。同种异体肾移植排斥反应所识别的靶抗原主要表达于移植物细胞表面的 MHC（major histocompatibility complex）分子。此外，某些非 MHC 编码的分子可引起较弱而缓慢的排斥反应，即次要组织相容性抗原（minor histocompatibility antigens，mH）。

（1）主要组织相容性抗原。

人类最重要的主要组织相容性抗原即 MHC 分子，又称人类白细胞抗原（human leukocyte antigen，HLA），表达于所有人类细胞表面，由独立的染色体区域编码组成。本质上，供受者间 HLA 型别差异是发生急性排斥反应的主要原因。

HLA 基因位于 6 号染色体段臂上，为一群彼此紧密相连的基因，全长约为 3 600 kb，共有 224 个基因座位，其中 128 个为功能性基因。根据编码蛋白的结构、功能、分布及抗原性不同可将 MHC 基因群分为三大类：①MHC－Ⅰ类基因，包括 A、B、C 三个亚群，编码 HLA－A、B、C 三种抗原，为 MHC－Ⅰ类抗原（广泛分布于人体各种组织的有核细胞表面）；②MHC－Ⅱ类基因，包括 DP、DQ、DR 三个亚区，编码 HLA－DP、DQ、DR 三种抗原，为 MHC 类抗原（主要分布于 B 细胞、抗原提呈细胞和活化的 T 细胞表面）；③MHC－Ⅲ类基因主要参与固有免疫应答，包括血清补体成分的编码基因、炎症相关基因、热休克蛋白基因等。在移植排斥反应中，除 MHC－Ⅰ类基因编码的抗原与 Tc 细胞前身细胞（pTc）和 B 细胞直接接触外，更主要的是表面富含 MHC－Ⅱ类基因编码的抗原递呈细胞（APC）将抗原作为第一信号处理，并递呈抗原给 TH/TD 细胞，而且 APC 产生的 IL－1 作为第二信号参与 TH/TD 细胞活化。TH/TD 细胞活化后，释放出 IL－2、IL－4、IL－5、IL－6 及 INF－γ 等一系列细胞因子，参与 Tc 及 B 细胞活化与分化为效应 Tc 细胞和具有抗体分泌

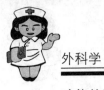

功能的浆细胞，而致移植物组织损伤。

（2）次要组织相容性抗原。

此类抗原引起的移植排斥反应程度较轻，速度较慢。次要组织相容性抗原是种群内某些多态性基因编码的细胞内蛋白，其通过主要组织相容性复合物提呈于细胞表面，并能被同种反应性 T 淋巴细胞识别的自身多肽，属同种异型抗原。mH 的编码基因分布于整个基因组。mH 主要包括：①常染色体编码的 mH，主要有 HA－1－8、HB－1、BCL2A1、BCL2A2 及 PECAM－1 等；②Y 染色体编码的 mH，通称为 H－Y 抗原，包括 SMCY、DF－FRY、UTY、DBY 和 RPS4Y 等。

（3）其他组织相容性抗原。

①血型抗原：人类 ABO 血型抗原不仅分布于红细胞表面，也表达于肝、肾等组织细胞和血管内皮细胞表面，尤其是血管内皮细胞表面的 ABO 抗原在诱导移植排斥中起重要作用。因此，供受者间 ABO 血型不合也可引起移植排斥反应，特别是受者血清中血型抗体可与供者移植物血管内皮细胞表面抗原结合，通过激活补体而引起血管内皮细胞损伤和血管内凝血，导致超急性排斥反应的发生。

②组织特异性抗原：此类抗原是指特异性表达于某一器官、组织或细胞表面的抗原，属独立于 HLA 抗原和 ABO 血型抗原之外的一类抗原系统。已发现，同种不同组织器官移植后发生排斥反应的强度各异，从强到弱依次为皮肤、肾、心、胰、肝，其机制之一可能是不同组织特异性抗原的免疫原性不同。

③其他内皮糖蛋白：除了血型抗原外，血管内皮还表达其他糖蛋白，其中有些成为移植排斥抗体反应的靶抗原。针对这些抗原的在移植前已经存在的抗体引起初次血管性器官移植排斥罕见。此外，在 MHC 相配和血型相合的肾移植受者中可检出抗内皮糖蛋白抗体，这说明移植可产生诱导性抗体（移植后移植物的抗原在受者诱导下产生的抗体）。然而，目前尚未证实这些诱导性抗体在移植物排斥中起作用。

④特异性蛋白：血管内皮细胞表达一些与血型抗原类相同的具有特异性的糖蛋白。人们对这类抗原的准确数目及性质所知甚少，几乎所有的动物个体均存在抗其他种的血管内皮蛋白的天然抗体。

2. 同种异体抗原的识别

T 细胞对同种异体抗原的识别至少可以分为两种：①直接识别移植物表面同种异体抗原。通过受体的抗原呈递细胞（APC）加工处理同种异体抗原后，再呈递至细胞表面，而被 T 细胞间接识别（见图 11－1）。体内识别同种异体抗原的 T 细胞数量是识别其他抗原细胞的 10～100 倍。直接识别可引起强烈的免疫反应。间接识别与直接识别不同，它是对隐藏在移植肾脏内的同种异体抗原通过受体自己的 APC 加工处理并被呈递，从而激活 CD_4^+ T 细胞。在同种异体致敏机制中，间接识别可能更为重要，因为在长期存活的移植物中可以见到大量来自受体的间质树突细胞被浸润。直接识别在移植排斥反应早期占优势，而间接识别在急性排斥反应中、晚期以及慢性排斥反应中起主要作用。②交叉识别。在混合淋巴细胞反应（mixed lymphocyte reaction，MLR）体系和同种异基因移植物中存在大量能直接识别移植物 APC 表面 MHC 分子的 T 细胞，这些 T 细胞被称为同种异型反应 T 细胞（alloreactive T cells）。研究表明，这些同种异型反应 T 细胞并非只是识别同种异型抗原，它们还能识别受者自身 MHC 分子提呈的外源性抗原肽。实质上，上述同种异型反应 T 细胞是受者体内那些在正常情况下识别微生物等外来抗原的 T 细胞，只是在同种异基因移植的情况下发生了交叉识别（cross-recognition），而成为又能识别移植供者 MHC 分子的同种异型反应 T 细胞。发生这种交叉识别的分子机制在于：自身 MHC 分子加上外源性抗原肽所形成的构象表位（conformational epi-tope）与同种异型 MHC 分子加上肽所形成的构象表位在构象形貌上具有相似性。图 11 – 2 表示同种异型 MHC 分子加上肽如何形成可以发生交叉识别的表位。如图上部所示，某 T 细胞克隆的 TCR 分子所识别的表位由三个氨基酸残基侧链组成，其中一个氨基酸残基侧链来自自身 MHC 分子（HLA – Ax），其他两个来自外来抗原肽（peptide X），而这种 TCR 分子也能识别某一同种异型 MHC 分子（HLA – Ay）加上某肽 Y（peptide Y）所形成的构象相同的表位，不同的是后者三个氨基酸残基侧链中有两个来自同种异型 MHC 分子，只有一个来自结合肽。

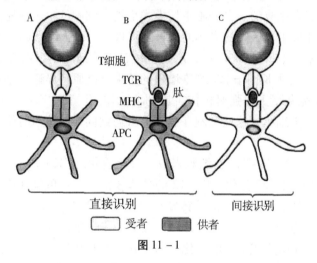

图 11 – 1

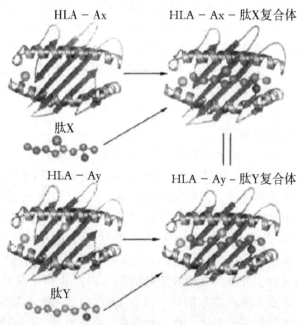

图 11 – 2　同种异型抗原交叉识别的分子机制

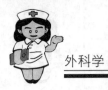

3. 免疫应答的激活和分化过程

（1）T细胞的激活、增殖、分化。

①T细胞的激活。T细胞的激活需要双重信号，T细胞表面受体（TCR）识别由MHC分子递呈的抗原肽之后，通过TCR/CD3复合体传递抗原特异性识别信号——第一信号；第二信号则是一种非特异性协同刺激信号，主要来自APC表面的B_7分子与T细胞表面CD28分子结合，它不具有抗原特异性。但如果没有第二信号，很多基因不发生转录激活，即使获得了抗原识别信号的T细胞也不能进入增殖分化阶段，表现为无能状态，在接受双重信号后，T淋巴细胞随之发生激活信号的跨膜传递，到胞内信号传递，再到转录因子的活化和转位，经过这一系列信号的转导，T淋巴细胞进入基因的激活与表达。

②T细胞的增殖。T细胞增殖是T细胞识别抗原的重要生物学效应，这一过程主要是通过自分泌生长模式来完成的。自分泌生长模式是指T细胞的生长是通过分泌支持其自身的生长因子及增加相应生长因子的受体的数量来实现的。对大多数的T细胞而言，主要生长因子为白细胞介素2（interleukin-2，IL-2）；有些T细胞则以白细胞介素4（interleukin-4，IL-4）为主要生长因子。T细胞增殖的结果是抗原特异性T细胞克隆扩张（clonal expansion），在细胞数量上增强对机体抗原的清除作用。其中有些反应性T细胞则发展为抗原特异性记忆性T细胞，这些细胞在机体再次遇到同样的抗原时便能引导更加强烈的继发性免疫反应。

③T细胞的分化。就CD4T淋巴细胞来说，分化前状态称为Th0，在细胞因子IL-12和IL-4作用下向Th1和Th2分化。IL-12的受体β链第二亚单位（IL-12Rβ$_2$）的表达，以及由IL-12Rβ$_2$受体分子启动的信号转导是Th0向Th1/Th2分化的关键环节。CD4T淋巴细胞经抗原致敏成为Th0，开始表达IL-12受体β链的两个亚单位，一旦出现IL-12，通过激活转录因子Stat就完成Th1的分化。如果IL-4出现β$_2$亚单位表达受阻，剩下的β$_1$亚单位不足以和IL-12结合，此时IL-4借助相应的受体通过另一条由Jak1-Stat6等成分参与的通路转导激活信号引起Th2的分化。而对于CD8T淋巴而言，未致敏的CDT淋巴细胞激活、分化需要两个信号：TCR对特定抗原肽—MHC-I类分子复合物的识别；活化的CD4T淋巴细胞释放的细胞因子作用于靶细胞后使其表达协同刺激分子（如B$_7$）或者直接由活化的CD4T淋巴细胞提供IL-2，IL-2与CD8T淋巴细胞表面的IL-2受体结合，促进其增殖分化。

（2）B淋巴细胞的增殖分化。

蛋白质抗原（TD抗原）对B淋巴细胞的激活也需要双信号，与T淋巴细胞激活相同，B淋巴细胞第一信号具有抗原特异性，决定了发生克隆扩增的B淋巴细胞只有克隆特异性，而第二信号具有非特异性，但是如果没有第二信号，B淋巴细胞就不能完成分化过程，只能停留在产生IgM阶段。B淋巴细胞通过其BCR识别抗原的B淋巴细胞表位获得活化的第一信号。而第二信号则通常由激活的T淋巴细胞表面出现的CD40配体分子（CD40L）和B淋巴细胞表面的CD40配接传递出来。因此T淋巴细胞激活是B淋巴细胞得到第二信号的前提条件。此外，非胸腺依赖抗原（T1）也可以激活B淋巴细胞。T1对B淋巴细胞的激活不需要T淋巴细胞辅助，但在T1作用后一般不发生抗体分子的类别转换和亲和力成熟，因而抗体属于IgM，无二次应答。目前已知不同的细胞因子可以诱导B淋巴细胞产生不同类别的免疫球蛋白，如IFN-γ诱导产生IgG2α，IL-5诱导产生IgA等。

而在免疫应答过程中，随着过程的推进将会出现抗体亲和力逐渐成熟的现象。

（二）同种异体移植排斥反应发生的类型及效应机制

根据移植排斥反应发生快慢和病理变化特点，可将移植排斥反应分为超急性排斥反应、加速性排斥反应、急性排斥反应和慢性排斥反应四种类型（表 11 - 1）。

表 11 - 1　同种异体移植排斥反应的类型及一般特点

类型	发生时间	发病机理	组织学病理学
超急性排斥	＜24 小时	预存抗体 + 补体	血栓形成、多形核白细胞浸润
加速性排斥	3～5 天	抗体（无补体参加）	血管栓塞、移植物出血坏死
急性排斥	＞6 天	细胞免疫 体液免疫	炎症细胞浸润、肾小管上皮炎 血管内皮炎
慢性排斥	＞60 天	体液免疫	血管内膜增生、官腔闭塞、间质纤维化

1. 超急性排斥反应（hyper-acute rejection，HAR）

HAR 是在血管接通数分钟至数小时内，移植物功能突然出现不可逆转的丧失的反应。其机制为体内存在针对供者同种异型组织抗原的天然（预存）抗体，常见于供受者间 ABO 血型不合，或者术前经反复输血、长期血透或再次移植等原因而产生供者 HLA 抗原的抗体。当移植物与受者血管接通后，预存的天然抗体与移植物血管内皮细胞表面效应抗原结合，可迅速激活补体系统，引起出血、水肿和血管内皮血栓形成等病理改变，导致移植器官急性坏死。一些非免疫因素也有可能诱发超急性排斥反应，如供体缺血时间过长、灌注和保存不佳或个别受者血清存在冷凝集素，当移植物血液恢复时，即可引起供体血管发生类似超急性排斥反应的病理改变。

2. 加速性排斥反应（accelerated acute rejection）

加速性排斥反应是发生于术后数小时至数天内，也有部分病例发生于术后数周，而严重的病例在血管吻合开放后立即发生的记忆应答。这些应答可能包括预致敏 B 细胞产生广泛的低亲和力抗体或者细胞毒性 T 淋巴细胞（Tc）的产生。这些抗体与供体内皮细胞结合（此过程不需补体参与），导致血管肌层破裂和间质出血。当排斥反应大范围发生或未采取措施时，组织破裂可能产生的不仅仅是急性痛，而且可能是威胁生命的出血。

3. 急性排斥反应（acute rejection，AR）

AR 是指在肾移植一周后发生的排斥反应。尽管肾移植术后一年发生急性排斥反应的情况较为少见，但延迟至移植后 5 年发生急性排斥反应的病例亦有报道。急性排斥反应根据其病理形态学特点分为急性血管性排斥反应和急性细胞性排斥反应。

（1）急性血管性排斥反应主要针对血管内皮细胞表达的 IgG 抗体介导，同时还有针对血管内皮细胞的特异性 T 细胞产生因子来聚集和分化炎症细胞，从而介导内皮细胞的坏死，损伤血管；此外，补体也有一定作用。其病理改变特征为：电镜下可见供体血管内皮单位细胞坏死，以及血管炎的病理改变。

（2）急性细胞性排斥反应较为复杂，参与急性细胞性排斥反应的一些机制有：细胞毒

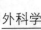

性 T 细胞介导的溶细胞作用；自然杀伤和活化巨噬细胞介导的溶细胞作用。其中细胞毒性 T 细胞是最为重要的排斥反应效应细胞，移植物病变以间质水肿和局限性炎症细胞浸润最为突出。

4. 慢性排斥反应（chronic rejection，CR）

CR 是综合性因素所致的移植器官或组织功能逐渐恶化的排斥过程。移植后短至数周长至几年都可发生慢性排斥反应，大多有反复发作的急性排斥反应病史。临床上一般在移植 60 天以后发生，症状不明显，可出现移植物功能缓慢和不可逆性减退的现象。诱发慢性排斥的因素可分为两类：一类为免疫因素，主要包括组织相容性抗原错配率高、术前受者体内群体反应性抗体高以及反复发作的急性排斥反应都会使慢性排斥反应的发生率增高；另一类是非免疫因素，包括缺血再灌注损伤、移植肾功能延迟恢复、免疫抑制剂的毒副作用，此外，移植后高血压、高血脂、感染以及受者年龄过大等也是慢性排斥反应高发的因素。以往大多数学者认为慢性排斥反应是由于典型 IV 型超敏反应的机制占主要地位，甚至有人认为是以体液免疫介导的血管内皮细胞损伤为主的免疫机制所导致的。

有人还提出了以血管内皮细胞和平滑肌细胞损伤学说为代表的慢性排斥反应非免疫学机制：当各种原因造成内皮细胞损伤、脱落而暴露出内膜下胶原组织时，即可引发血小板黏附，刺激平滑肌细胞增殖导致血管病变，其中可能有 PDGF 和 IL - 1 的作用导致血管平滑肌的活化，发生一系列病变。总之，慢性排斥反应机制尚未完全明确。慢性排斥反应病理变化无特异性，最明显的表现为炎症反应、动脉硬化、间质纤维化。

（三）排斥反应的诊断

随着科学技术的进步，排斥反应的诊断方法越来越多，器官移植的排斥反应可根据患者症状、B 超、血清学检查、受者自身分泌物等进行初步诊断，但诊断排斥反应的金标准仍然是病理学活检，活检依然是排斥反应最直接、最可信的诊断手段。移植肾、移植肝主要应用经皮常规粗针穿刺或细针抽吸活检（FNAB），在两种活检方法均不足以确立诊断时，可考虑应用开放式活检；移植心可应用心内膜心肌活检（EMB）；移植肺可应用经支气管肺活检（TBB）及开放肺活检（OLB）。以上活检技术都不推荐常规使用，因为并发症较多。

（四）排斥反应的治疗

1. 超急性排斥反应的治疗

超急性排斥反应使移植物迅速破坏，目前尚无特效的药物治疗方法。有人报道，在试验动物中的研究提示，宿主使用眼镜毒蛇毒液因子可消耗补体，从而延长发生超急性排斥反应的移植物的存活时间。由于需要耗费补体，这种治疗对人类具有很大的毒性。

2. 加速性排斥反应的治疗

随着普乐可复、骁悉等新型免疫抑制药物的应用，加速排斥反应的发生率大大降低。一般情况下，它可以通过三联疗法进行预防和治疗，常用的治疗方法有以下三种：①使用单克隆或多克隆抗体；②血浆置换可立即去除循环中抗供体的抗体；③环磷酰胺类抗代谢药物治疗，可减少抗供体 HLA 抗体产生。

3. 急性排斥反应的治疗

（1）激素冲击治疗：大剂量类固醇激素冲击可逆转 75% 的首次排斥反应。冲击剂量并不固定，一般为 500 ~ 1 000 mg 甲基泼尼松龙，连续使用三天。

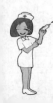

（2）抗体治疗：莫罗单抗－CD3（OKT$_3$）是治疗首次急性排斥的高效药物，可逆转90%的急性排斥。多克隆抗体，抗胸腺免疫球蛋白也有相似结果，它比抗胸腺细胞丙种球蛋白更有效。

（3）对复发性和顽固性排斥，反复的冲击治疗可有效地逆转排斥反应，但在使用OKT$_3$或多克隆抗体前，如果使用两次以上激素冲击治疗就不是很明智。除非排斥较轻，或是发生时间距离第一次排斥已有数周，一般主张对第二次排斥反应使用抗体治疗。抗体治疗尤其适用于激素冲击治疗无效的排斥反应，而且有很高的逆转率。假如在激素冲击治疗的情况下，肾功能仍不见好转，应马上考虑抗体治疗。

（4）对于抗体介导的急性排斥反应，可以考虑大剂量的IVIG（静脉输注免疫球蛋白）或低剂量的CMVIG（巨细胞病毒免疫球蛋白）联合血浆置换，目前这两种治疗方法比较有效。

二、临床外科手术技术的发展

1905年，Carrel突破了血管吻合技术的瓶颈，开展了血管吻合的各种器官移植实验及临床研究。

1. 肾移植

1951年，法国Rene Kiiss推荐使用左肾窝原位移植。先切除受者左肾，在同一切口利用受者自身留下的肾动、静脉和输尿管分别与供肾动、静脉及输尿管作端端吻合，但是肾窝位置较深导致操作困难和术后观察困难，而且一旦出现手术并发症，再次手术更为复杂。目前已选在髂窝部位。

2. 肝移植

1967年，Starzl施行了世界上第一例人类原位移植。1964年，Absolon首次在临床上施行了异位肝移植。进入20世纪90年代，肝移植新术式不断涌现，如减体肝移植、劈裂式肝移植、背驮式肝移植、辅助性原位肝移植等。

三、供移植用器官的体外保存

（一）器官的低温保存

单纯的器官保存是有效的，器官降温到4 ℃后，细胞的新陈代谢过程减慢（常温下细胞的新陈代谢会导致细胞死亡和器官失去功能）。这是器官成功保存最基本的因素。器官冷却后，器官的许多物理、化学特性发生改变，如细胞膜酶反应性、细胞膜转运速率、细胞液和细胞膜内物质的溶解性、细胞膜转运速率、细胞液和细胞膜内物质的溶解性等。然而，这些改变并不是特别有害的，大多数低温保存的器官在常温血液灌注后仍能较快恢复功能。

低温降低酶反应性，改变了细胞膜的物理特性并且改变了限速酶的反应。一般而言，温度每降低10 ℃，酶活性下降200%。因此，将温度从37 ℃降至4 ℃，理论上应降低新陈代谢约1 200%。降低酶反应性对于低温保存器官极为重要，因为低温保存的器官不能获得能量来调整新陈代谢，尤其是在促进生物合成、抑制生物降解方面。在缺乏能量（来自氧化反应的ATP）来源的情况下，细胞内降解反应变成主要反应。这将导致重要机制成分的破坏，导致细胞和器官微血管系统功能和结构上的改变。

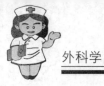

尽管低温抑制酶反应性，但是这些反应仍然在继续。采用特定抑制剂完全抑制分解酶反应能提高器官保存效果。为提高器官保存效果，人们在采用各种酶抑制剂阻断磷脂酶、蛋白酶或其他细胞反应方面做了许多研究，但这些结构的大多数还未获临床实验。

低温也会引起细胞膜物理结构的改变。但这些细胞膜结构的改变似乎具有非常好的耐受力。低温本身对细胞产生的影响和对于器官的存活并不是特别有害。许多器官保存在低温 24 h 以上后，正常细胞和器官能够快速恢复。事实上，肾脏低温持续灌洗时能够保存达 7 天，其他器官如肝、胰低温能够保存至少 2 天。因此，采用比当前温度更高的温度来保存器官将缩短器官保存期。

在低温情况下酶反应持续缓慢进行，导致新陈代谢产物积聚，例如由于组织缺氧，H^+ 浓度升高和 pH 值下降、组织糖酵解和糖原分解中间产物累积（乳酸的生产）；腺嘌呤分解中间产物（黄嘌呤、次黄嘌呤）增加以及游离脂肪酸累积。此外，低温冷冻条件也可以引起一些重要成分（如肝糖、谷胱甘肽、维生素 E 以及一些同工酶）的浓度下降。终末代谢产物浓度的增加以及细胞成分的活性或浓度的下降，使组织对再灌注损伤变得敏感。在低温冷冻条件下，细胞膜的离子泵缓慢运行并缺乏能量供应导致细胞水肿，加剧细胞损伤的程度。抑制细胞肿胀也是器官保存获得成功的关键。此外，器官低温保存时其血管收缩会影响器官灌注的有效性。

虽然器官低温保存存在上述问题，但是低温冷冻保存对于器官的成功保存仍然具有重要的作用。采取有效措施，如添加多种化合物到现有保存液中可以提高器官保存效果，目前常用的添加剂有聚乙二醇、曲美他嗪、钙通道阻滞剂、氟碳（培氟卡波）、营养生长因子等。

（二）常用器官灌注液

Belzer 等认为，一种成功的器官灌注液应满足以下六个要求：①减少由于低温保存导致的细胞水肿；②防止细胞的酸化；③防止细胞间隙肿胀；④防止氧自由基的损伤，尤其在再灌洗过程中；⑤提供再生高能磷酸化合物；⑥保持细胞内环境的稳定。

1. 多器官保存液

（1）UW 液。UW 液（the university of wisconsin solution）含有非渗透性物质如乳糖酸、木棉糖、羟乙基淀粉，能有效抑制细胞和间隙水肿，用磷酸盐缓冲能抑制组织酸化，含有谷胱甘肽和腺苷可减轻缺血/再灌注损伤和维持细胞能量代谢。UW 液能够有效保存肝脏、胰腺、肾脏平均 24 h 以上，被认为是器官保存液的"金标准"。

（2）IGL 保存液。IGL（institut Georges Lopez）保存液是法国 Georges Lopez 研究所创制的细胞外液型多器官保存液，其离子成分（$Na^+/K^+ = 125/30$）与 UW 液相反，为高钠低钾型保存液，其他主要成分基本与 UW 液类似，其中以聚乙二醇替代羟乙基淀粉，前者能提高内皮细胞保存效果和生存能力，从而构建屏障限制缺血缺氧时离子的穿透。此外，聚乙二醇还有抑制炎症细胞的聚集和 MHC - Ⅱ 表达的作用。IGL 液目前已用于肾脏保存，其与 UW 液、高钠型 UW 液 24 h 肾脏保存对照研究表明，IGL 液可降低 MHC - Ⅱ 的表达、细胞凋亡率以及间质纤维化的程度。在肝和胰腺保存方面的研究显示 IGL 液与 UW 液、Celsior 液保存效果无统计学差异。作为一种多器官保存液，IGL 液克服了 UW 液的"两高"问题，肝和胰腺保存效果与 UW 液接近，肾脏保存质量优于 UW 液。

（3）Celsior 液。Celsior 液的成分类似于 UW 液，以乳糖酸作为渗透压成分，但使用组氨酸缓冲系统，不含有经乙基淀粉。由于使用铝箔外包装，其含有的还原型谷胱甘肽不像UW液那样易氧化，是目前公认的可用于临床的效果最好的自由基清除剂。由于不含胶体成分，其黏度低，使用方便。Celsior液和UW液前瞻性随机对照研究表明，当平均冷缺血时间几乎相同时，肝移植术后两组原发性移植肝无功能发生率均极低（UW液1.0%～4.2%，Celsior液0～3.8%）；Celsior液组和UW液组移植肝1年存活率分别为83.3%～90.0%和83.0%～90.4%（$P > 0.05$）。因此Celsior液与UW液对肝脏保存效果相似且前者费用更为低廉。在肾移植中，根据术后急性肾小管坏死率和移植肾功能分析，Celsior液肾脏保存效果不亚于UW液，且在供者年龄大、保存时间长时，Celsior液肾脏保存效果仍然良好。

（4）HTK液。HTK液（histidine-tryptophan-ketoglutrarate solution）使用组胺缓冲对，含有色氨酸和α-酮戊二酸作为细胞膜稳定剂和能量底物的补充，成分更为简单有效。HTK液灌洗的肝脏表现出较好的均质性，不会出现花斑状改变等使用UW液灌洗易出现的问题。患者1年存活率为83.0%，移植物1年存活率为80.0%。在低温保存时间不长的情况下，HTK液肝脏保存效果与UW液相当；而肝脏保存时间超过8 h时，UW液明显优于HTK液。但HTK液价格便宜，术前无须灌洗，使用中有一定的优势。单中心研究发现尸肾保存时间少于24 h时，术后1年移植物存活率UW液组为92.9%，HTK液组为87.5%（$P > 0.05$）；保存时间超过24 h时，术后1年移植物存活率UW液组为91.0%，HTK液组为77.4%，因此尸肾保存中UW液保存效果好于HTK液。而当供肾取自有心跳供者时，即便保存时间超过24 h，HTK液与UW液的保存效果仍相当。

（5）SMO保存液。SMO保存液（Shanghai multi-organ preservation solution）是我国研究成功的多器官保存液。SMO保存液以木糖醇作为大分子物质和提供能量的底物，拥有独特的双缓冲对系统、细胞膜稳定剂，增加了氧自由基清除剂川芎嗪，并且在使用前不需添加任何辅助成分。离体试验证实SMO保存液保存肝脏和肾脏效果优于HTK液，与UW液相似。

2. 肾脏保存液

（1）Collins液。美国LA实验室Collins于1969年发明了Collins液。这是一种高钾、高镁和低钠的细胞内液型溶液，并且通过葡萄糖维持渗透浓度为420 mmol/L的高张的环境。Collins曾用该液在4 ℃下成功保存肾脏30 h，移植后肾脏显示良好的功能。1976年，欧洲移植组织将其加以改进，去掉了镁离子的负面影响，形成Euro-Collins液（EC液），并推荐该液作为临床肾移植的标准保存液。EC液曾经在欧洲广泛使用。

（2）WMO-1溶液。WMO-1溶液又称武汉医学院1号液，于1982年研制成功。其主要特点是内含三磷酸腺苷（ATP），补充了微量钙和采用了葡萄糖酸盐，可以提供在保存期间所需的能量，稳定细胞膜，且其高渗性还有利于防止细胞水肿。该保存液限在武汉同济医院移植中心内临床应用。

（3）HC-A液。HC-A液（hyperosmolar citrate adenine solution）又称高渗枸橼酸盐腺嘌呤液，上海长征医院和上海市中心血站于1979年共同研制。其主要成分是钾离子、钠离子、硫酸镁、枸橼酸盐、甘露醇和腺嘌呤等。HC-A液是目前我国器官移植应用的主要灌洗和低温保存液。它配制简便，稳定性好，临床使用时不需添加药物，且价格低廉，经过30多年的使用，已经得到广泛的肯定。

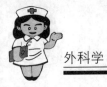
3. 心脏保存液

目前常用的心脏保存液有很多种，如 LYPS 液、Celsior 液、STH－1 液、STH－2 液、UW 液、HTK 液、EC 液等。心脏保存对保存液能量供应和离子组成的要求有不同于其他脏器的特殊之处。Mohara 和 Morishita 等通过实验比较了 Celsior 液和 UW 液对心肌的保存效果，证实 Celsior 液对心肌的保存效果优于 UW 液。其研究发现，经 Celsior 液保存的心肌细胞线粒体降解程度低于 UW 液组，提示细胞外液型保存液保存的心脏细胞完整性优于高钾离子保存液。超极化停搏也成为最近研究的热点，ATP 敏感性 K^+ 通道（K^+ － ATP）开放剂（PCOS）介导的超极化心脏保存有着许多优点：①心肌代谢有更理想的条件；②避免了去极化时出现损伤性离子流；③术中无电机械活动的静止期延长；④能对左室收缩功能提供良好的保护。

四、免疫抑制药物的发现和合理应用

近年来，随着外科技术的日臻成熟，同种异体（异基因）器官移植获得成功的关键是应用免疫抑制剂预防和治疗排斥反应。免疫抑制药物根据其作用方式不同可大致分为以下四类：糖皮质激素类药物；抗核酸代谢类药物（硫唑嘌呤、霉酚酸酯、咪唑立宾等）；钙调神经蛋白抑制剂（CsA，FK506，SRL 等）；针对 T、B 细胞表面分子的抗体。

（一）糖皮质激素类药物

20 世纪 60 年代，糖皮质激素类药物首次应用于器官移植并取得较好的疗效，主要用于免疫抑制治疗的诱导和维持阶段，对单核巨噬细胞、中性粒细胞、T 淋巴细胞和 B 淋巴细胞均有较强的抑制作用。与其他免疫抑制剂连用可有效降低排斥反应的发生率。尽管免疫抑制剂的发展很快，但糖皮质激素仍是目前基础免疫抑制方案中的重要药物。大剂量激素的冲击治疗可在发生急性排斥反应时挽救移植物。长期使用糖皮质激素将会导致高血压、移植后糖尿病、骨质疏松、肥胖及白内障等严重并发症。

（二）抗核酸代谢类药物

1. 硫唑嘌呤（azathioprine，AZP）

硫唑嘌呤在体内分解为 6－巯基嘌呤（6－MP），可竞争性地抑制核酸合成的经典和补救途径，从而起到免疫抑制作用，对细胞免疫的抑制作用强于对体液免疫的抑制作用。20 世纪 50—70 年代，AZP 与泼尼松（prednisone，Pred）联合应用是肾移植术后的常用免疫抑制疗法；之后，环孢素（CsA）＋ AZP ＋ Pred 成为经典三联治疗方案。AZP 的主要不良反应包括骨髓抑制、胃肠道反应、口腔或食管溃疡、胰腺炎、胆汁淤积、肝损害、皮肤感染及皮肤肿瘤发生率增高。AZP 与别嘌醇合用时毒性增加；与激素合用有致畸作用。

2. 霉酚酸酯（mycophenolate mofefil，MMF）

20 世纪 80 年代，Allison 等发现，麦考酚酸（mycophenolic acid，MPA）在体外具有抑制淋巴细胞的能力，1995 年 5 月用于预防肾移植排斥反应，取得了满意的疗效。MMF 是麦考酚酸的 2－2 基酯，MMF 口服后可被完全吸收，快速脱脂分解为具有免疫抑制活性的代谢产物 MPA。MPA 是鸟嘌呤核苷酸经典合成途径中一种限速酶即次黄嘌呤核苷酸脱氢酶（IMPDH）的强力、非竞争性、可逆性抑制剂，对鸟嘌呤核苷酸合成的另一条途径（补救途径）无影响。IMPDH 受抑制后导致鸟嘌呤核苷酸合成减少，从而阻断 DNA 和

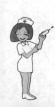

RNA 的合成。淋巴细胞主要依赖经典途径合成嘌呤核苷酸，而中性粒细胞却可以同时通过经典和补救途径合成。因此，MPA 可以高度选择性地抑制活性 T 和 B 淋巴细胞增殖，抑制机体细胞免疫和体液免疫功能。MMF 具有高效的免疫抑制活性，且不具有与钙调磷酸酶抑制剂（calci-neurin inhibitors，CI）被抑制有关的副作用。常用于预防器官移植后的急性排斥反应；肾移植后使用 MMF 降低了发生排斥反应的危险率，相较于硫唑嘌呤，它改善了移植术后存活者的生活质量。近年来，MMF 单一疗法被建议用于肾功能不全的肝移植术后患者。MMF 的主要副作用是消化道症状如恶心、呕吐、腹泻，以及骨髓造血系统症状如贫血、白细胞和血小板减少及机会性感染等。

3. 咪唑立宾（mizoribine，MZR）

MZR 为咪唑核苷，是从 M-66 菌中分离得到的免疫抑制剂，是 1971 年日本研究者为了代替硫唑嘌呤而开发出来的。20 世纪 70 年代后期应用于临床，它抑制核酸嘌呤合成，与硫唑嘌呤的免疫抑制作用类似，但肝毒性和骨髓抑制作用比硫唑嘌呤小，不良反应与其抑制核酸合成的作用密切相关，主要是胃肠道反应、血液系统障碍和过敏症状，偶见骨髓功能抑制和急性肾衰竭。咪唑立宾可竞争性抑制单磷酸次黄嘌呤核苷酸脱氢酶，从而阻断淋巴细胞嘌呤生物合成中次黄嘌呤核苷酸向鸟苷酸的代谢。进入机体的咪唑立宾，由于细胞内外浓度差而向细胞内移动，在腺苷酸酶的作用下磷酸化，使其形成活性物质——磷酸化物，由于咪唑立宾不存在二磷酸化和三磷酸化物，因此不被 DNA 和 RNA 摄入。另外，咪唑立宾可抑制肌苷酸脱氢酶和 GMP 合成酶，这是两个 GMP 经典合成的限速酶，使细胞内 GMP 减少，核酸合成减少，从而进一步抑制淋巴细胞的增殖，防止效应细胞的增加而发挥免疫抑制作用。

（三）钙调神经蛋白抑制

1. 环孢素（CsA）

20 世纪 70 年代后期，瑞士的 Borel 发现了一种从霉菌酵解产物里提取的含 11 个氨基酸的环形多肽，命名为环孢素，可以有效地特异性抑制淋巴细胞反应和增生，抑制 IL-2 的合成和释放。添加外源 IL-2 可解除抑制作用，CsA 抑制 IL-2、IL-3 和 IFN-r 的转录，在 CD4 细胞中的抑制作用较 CD8 细胞强，抑制 IL-2 释放导致 T 细胞的增殖受到抑制，巨噬细胞和 B 细胞的活性丧失。

2. 他克莫司（tacrolimus，FK506）

FK506 是 20 世纪 80 年代发现的从土壤真菌中提取的大环内酯类抗生素，主要作用机制是抑制 IL-2 依赖的 T 细胞激活，对 Th1 的效应强于 Th2，对于细胞介导的免疫具有直接的抑制效应，还可抑制 B 细胞的激活。FK506 的免疫抑制作用约为 CsA 的 10~20 倍，但细胞毒性较其他免疫抑制剂小。目前，他克莫司已广泛应用于肝脏、肾脏、心脏、胰腺、肺等实体器官的移植中。

3. 西罗莫司（sirolimus，SRL）

SRL 是由吸水链霉菌（streptomyces hygroscopieus）得到的一类大环内酯类抗生素。起先它是作为抗真菌药来被研究是否具有制霉素（米可定）一样的活性，后来由于其具有抗癌抗菌素的作用及免疫抑制活性而得到重视。1999 年，SRL 首次被批准用于肾移植患者。

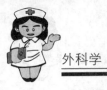

（四）针对 T、B 细胞表面分子的抗体

1. 单克隆抗体

以莫罗单抗－CD3（OKT$_3$）、舒莱等为代表的单克隆抗体是一类新的免疫抑制剂，发展迅速，在移植排斥的防治上显现其有效性，而且它在移植病人中应用耐受性良好。此类药物比一些长期口服的免疫抑制剂诸如糖皮质激素类和其他类药物的毒性要小，通过阻断细胞表面分子或细胞内信号转导发挥作用。

2. 多克隆抗体

以抗人胸腺细胞免疫球蛋白（ATG）和抗人淋巴细胞免疫球蛋白（ALG）为代表。

（五）免疫抑制药物的合理应用

常用三联用药方案：强的松＋硫唑嘌呤＋环孢素；强的松＋普乐可复＋骁悉；强的松＋骁悉＋环孢素。四联用药方案术后一周使用强的松和硫唑嘌呤，加用 OKT$_3$ 或 ALG 术后第二周使用强的松＋硫唑嘌呤＋环孢素，发生急性排斥反应时再酌情使用甲基强的松龙或 OKT$_3$ 来控制排斥反应。

五、组织配型技术的发展

器官移植成败的关键是受体和供体之间移植抗原的相配性。当供体组织上的外来抗原被受体的免疫系统所识别，即发生移植物的排斥。为了预防严重的排斥反应，达到供受者之间组织相容性抗原最接近的情况，移植前应常规作有关的组织相容性检测，根据检查结果选择适宜的供受者。

组织相容性试验的 4 个原则如下：

（1）ABO 血型相容。人类的红细胞血型有多种，其中以 ABO 系统最重要。供受者之间通常要求 ABO 血型必须相同，即受者血清中没有抗供者血型抗原的抗体存在。不同血型的同种异体器官移植，绝大多数会迅速发生超急性排斥反应。

（2）PRA（群体反应性抗体）。用于识别预先存在可引起移植物丧失，即病人不可接受的 HLA 抗原。

（3）HLA 配型选择。移植物有功能地长期存活是器官移植科学研究与临床研究工作的最终目标。目前，选择 HLA 相容的供体是提高移植物存活率的主要措施。目前国内大多根据 IgG PRA＞30%（发生超急性等严重排斥反应的几率＞80%）和＜30% 来区别对待，进行供受者 HLA 相同和/或 CREG（即交叉反应抗原）相组合选择。

（4）供受者交叉配型（CDC）选择。CDC 呈阳性是器官移植的临床禁忌指征。

第三节 展 望

一、供体器官的获取

尸体器官和亲属捐献器官是目前移植器官的主要来源，而且将是今后相当长的一段时间内获取移植器官的重要途径，而如何在数量和质量上有所突破则是我们应该努力的方向。

尽管世界各国对"脑死亡"有不同程度的认识，但只有少数国家能通过法律予以肯定。如美国早在 1970 年就颁布了《统一人体结构捐赠法案》。当然器官移植要同人类社会诸多要素发生广泛而密切的联系，尤其是医学、伦理学、道德、法律等方面的因素，需要通过社会多方面的保证才能得以实现。

建立统一的器官移植协调网络，加强国际合作，充分地、合理地、科学地应用供体器官，同样也是使供体器官在数量和质量上得到保证的有力措施。

异种器官移植，即异种移植，是指动物之间以及动物与人之间的器官移植。异体物种的供体器官可以极大地缓解供体器官不足的状况。

二、供体器官的保存

低温冷冻作为移植器官保存的基本手段，已被移植界广泛接受。器官保存技术的好坏直接影响移植器官的质量，因此，如何进一步探索器官保存的原理、提高器官保存的技术、延长器官保存的时间以及做好移植前的预准备等，仍将是移植界今后必须面对的重要问题。新近美国学者研究了一种简便经济的新型脉冲式灌注方法 HPA，它可提供自动调节而不需操作者管理，将其应用于无心跳供肾保存的实验研究，发现它对无心跳供者器官的保存十分有效。这为器官灌注技术提供了新方法。在今后的器官保存研究中，器官灌注技术仍将为研究者所关注。

三、多样性移植方式的发展

移植方式与移植物作用的发挥有着直接联系。不同的器官移植有不同的移植方式，而同一种器官移植也可有不同的移植方式，特定的受体要求特定的移植方式，这就决定了移植方式的多样性。如肝脏移植，传统术式主要为原位全肝移植，现代出现多种新术式，如减体积性肝移植、活体部分肝移植、劈离式肝移植等。高质量的移植方式是移植成功的重要保障手段之一，多样性移植方式的应用仍是今后的发展方向。

四、新型免疫抑制剂的应用

移植事业的成功发展，免疫抑制剂功不可没，而环孢素（CsA）、普乐可复、霉酚酯类等药物的出现，使移植跃上一个新的台阶，进入移植事业诞生以来最辉煌的时代。但研究出相对副作用更少、疗效更好的新一代免疫抑制药物仍是当前广大科研工作者的目标。

五、免疫耐受

今天的移植免疫学家们正在努力以这种方式给受者植入器官和组织，同时避免器官移植所产生的排斥反应。移植免疫学家们的最佳选择，就是诱导产生供者特异性免疫无反应性（免疫耐受）。

长期非特异性的免疫抑制将造成明显的发病率和死亡率，特别是引起感染和恶性肿瘤。如果能实现供者特异性的免疫抑制而同时完整保留免疫系统的全部功能，就能避免因为长期使用非特异性免疫抑制药物带来的诸多问题。移植耐受的特性主要有：①对一些特定抗原长期不发生免疫反应；②对其他抗原可发生正常的免疫反应；③无须采用现行的免疫抑制。

传统耐受诱导方案在临床移植中的应用面临诸多困难：

1. 建立免疫耐受的艰难性

在成熟的免疫系统建立免疫耐受绝非一件易事，其理由：①自身免疫耐受产生于淋巴

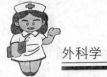
细胞的未成熟阶段，要使成熟的细胞出现耐受将困难得多；②在淋巴细胞数目上，假设在1万个淋巴细胞中仅有1个能识别移植物，那么估计在人体就有107～109个淋巴细胞参与移植排斥，要诱导这批细胞出现耐受绝非易事，而且即使在某时间点实现了耐受，也无法肯定新产生的淋巴细胞能出现耐受；③如前所述，组织相容性（主要的和次要的）抗原的多样性非常大，而且每对供者/受者的配型又有差异，因而要把供者所有抗原分离出来作为耐受原以诱导耐受是不现实的。

2. 耐受诱导方案在临床移植中应用的困难性

目前根据移植耐受的"删除"机制而设计的方案，几乎无法在临床中实施，如骨髓嵌合方案，首先要排除整个受体成熟的免疫系统，再作骨髓移植，这种复杂的对受者具有高危险性的方案，在临床实施上有极大的困难，其应用前景也非常有限。目前针对移植耐受的"抑制"机制的方案，由于针对移植抗原的淋巴细胞没有被删除，"抑制"作用会因条件变化而被解除，因而这种耐受的不彻底性是显而易见的。因此，寻找一种既能删除移植抗原特异性的淋巴细胞而又不会全面破坏受体成熟的免疫系统的方法是十分必要的。

转基因技术诱导移植耐受在器官移植中的展望：1993年，Sykes等人报道了用携带同种异基因MHC基因的逆转录病毒载体转染自身骨髓移植诱导特异性皮肤移植长期存活的事件。1995年，Qin等人发现用TGF-β1和vlL10（病毒白介素10）基因转染小鼠心肌进行同种异基因移植物能延长移植的存活时间。转基因猪的器官用作异种移植以预防超急性排斥反应也在尝试之中，所用的基因主要是补体调节性蛋白，包括DAF（decay accelerating factor）、MCP（membrane cofactor protein）和CD59等，其效果尚在观察中。使用Fas配体（fas ligand，简称FasL）基因转导技术诱导外周性移植抗原特异性T细胞克隆删除，以建立移植耐受也在尝试中。转基因技术在移植上的应用前景尚待探讨，目的基因的选择似乎十分重要。

六、器官移植中的基因治疗

同种异体移植要求从一个个体上切除组织再转移至另一个个体，因而提供了这样一种可能，即在移植入器官或细胞前，在体外以基因转移载体预先处理细胞或器官。因此可在体外以高浓度、大体积和大剂量的载体处理器官和细胞，并洗脱多余载体，以减轻其毒性、免疫原性和载体的全身性转导或表达的几率。最近有报道表明，体外基因转导所致的免疫原性降低，可延长转基因表达。体外转染也可在不影响其他器官、组织的情况下导致高特异性器官和组织转导。实质上体外灌注即可达到功能性的载体特异性，而其他基因转移方法的载体特异性是难以捉摸和不完善的。

虽然基因治疗应用于移植相对较晚，但大量知识的积累使得基因转移在特异器官的表达、细胞类型及载体类型、给药途径、毒性、启动子特性等方面的应用更为理想。因此以基因治疗载体所引导的器官特异性局部免疫抑制治疗，已成为临床移植合理的、具有吸引力的和可能实现的方法。

自20世纪以来，移植医学的迅速发展，使其由神话演变成一种挽救人类生命的治疗模式，将来有望发展免疫调节，使病人对移植器官有很好的免疫耐受力，未来移植医学必然会为人类创造出健康快乐的人生！

（苏泽轩）

参考文献:

[1] Carrel A. Results of the transplantion of blood vessels, organs, and limbs. *JAMA*, 1908, 51: 1662 – 1667.

[2] Merrill J. P., Murrary J. E., Harrison J. H., et al. Successful homotransplantation of human kidney between identical twins. *JAMA*, 1956, 160: 277 – 282.

[3] Barnard C. N. Human cardiac transplantion: An evaluation of the first two operations at the Groote Schuur Hospital, Cape Town. *Am J Cardiol*, 1968, 22: 584 – 596.

[4] 苏泽轩, 于立新, 黄洁夫. 现代移植学. 北京: 人民卫生出版社, 1998.

[5] 何晓顺, 朱晓峰. 多器官移植与器官联合移植. 广州: 广东科技出版社, 2009.

[6] 郑克立. 临床肾移植学. 北京: 科学技术文献出版社, 2006.

[7] 严律南. 现代肝移植学. 北京: 人民军医出版社, 2004.

[8] Gabriel M. Danovitch. 肾移植手册 (第4版). 张小东主译. 北京: 人民卫生出版社, 2006.

[9] 袁小鹏. 肾移植理论与实践. 长沙: 中南大学出版社, 2006.

[10] 韩瑞发, 马腾骧. 肾移植分子免疫基础与临床. 北京: 人民军医出版社, 2004.

[11] 陈慰峰. 医学免疫学. 北京: 人民卫生出版社, 2004.

[12] Shoskes D. A., Wood K. J. Indirect presentation of MHC antigens in transplation. *Immunol Today*, 1994, 15: 32.

[13] 刘艳, 林洋等. MHC II 类分子的生物学功能及其在基因治疗中的作用. 黑龙江畜牧兽医, 2011 (3): 32 ~ 34.

[14] Hauotl T., Coujon J. M., Baumert H., et al. Polyethylene glycol reduces the in-flammatory injury due to cold ischemia/reperfusion in auto-transplanted pig kidneys. *Kidney Inr*, 2002, 62: 654 – 667.

[15] Faure J. P., Baumert H., Han Z., et al. Evidence for a protective role of trimetazi-dine during cold ischemia: Targeting inflammation and nephron mass. *Biochem Pharmacol*, 2003, 66 (11): 2241 – 2250.

[16] Belous A., Knox C., Nicoud I. B., et al. Altered ATP-dependent mitochondrial Ca^{2+} uptake in cold ischemia is attenuated by ruthenium red. *J Surg Res*, 2003, 111: 284 – 289.

[17] Sasaki S., Yasuda K., McCully J. D., et al. Calcium channel blocker enchances lung preservation. *J Heart Lung Transplant*, 1999, 18: 127 – 132.

[18] McAnultya J. F., Reid T. W., Waller K. R., et al. Successful six-day kidney pres-ervation using trophic factor supplemented media and simple cold storage. *Am J Tansplant*, 2002, 2: 712 – 718.

[19] Ambiru S., Uryuhara K., Talpe S., et al. Improved survival of orthotopic liver al-lograft in swine by addition of trophic factors to University of Wisconsin solution. *Transplantation*, 2004, 77: 302 – 319.

[20] Belzer F. O., Southard J. H. Principles of solid-organ preservation by cold storage. *Transplantation*, 1988, 45: 673 – 676.

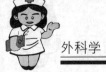
［21］Ben Abdennebi H. , Elrassi Z. , Scoazee J. Y. , et al. Evaluation of IGL－1 preservation solution using an orthotopic liver transplantation model. *World J Gastroenterol* , 2006 , 12：5326－5330.

［22］Cavallari A. , Cillo U. , Nardo B. , et al. A multicenter pilot prospective study comparing Celsior and University of Wisconsin preserving solutions for use in liver transplantation. *Liver transpl* , 2003 , 9：814－821.

［23］Perez Sanz P. , Burgos Revilla F. J. , Marcen Letosa R. , et al. Celsior, kidney preservation in renal transplantation. *Actas Urol Esp* , 2004 , 28：49－53.

［24］Pokorny H. , Rasoul－Rockensehaub S. , Langer F. , et al. Histidine-tryptorhan-ketoglutarate solution for organ preservation in human liver transplantation—A prospective multi-centre observation study. *Transpl Int* , 2004 , 17：256－260.

［25］Testa G. , Malago M. , Nadalin S. , et al. Histidine-tryptorhan-ketoglutarate versus University of Wisconsin solution in living donor liver transplantation：Results of a prospective study. *Liver Transpl* , 2003 , 9：822－826.

［26］Roel L. , Coosemans W. , Donck J. , et al. Inferior outcome of cadaveric kidneys preserved for more than 24hr in Histidine-tryptorhan-ketoglutarate solution. *Transplantation* , 1998 , 66：1660－1664.

［27］周智华，崔心刚，朱有华等. 上海多器官保存液保存离体大鼠肝脏的实验研究. 第二军医大学学报，2007（28）：122～126.

［28］de Boer J. , de Meester J. , Smits J. M. , et al. Eurotransplant randomized mutil-center kidney graft preservation study comparing HTK with UW and Euro-Collins. *Transpl Int* , 1999 , 12：447－453.

［29］Hauet T. , Coujon J. M. , Baumert H. , et al. Polyethylene glycol reduces the inflammatory injury due to cold ischemia/reperfusion in autotransplanted pig kidneys. *Kidney Int* , 2002 , 62（2）：654－667.

［30］Winter B. C. , Mathot R. A. , Hest R. M. , et al. Therapeutic drugmonitoring of mycophenolic acid：Does it improve patient outcome. *Expert Opin Drug Metab Toxicol* , 2007 , 3（2）：251－261.

［31］Sugitania, Kitada H. , Ota M. , et al. Revival of effective and safe high-dosemizoribine for the kidney transplantation. *Clin Transplant* , 2006 , 20（5）：590－595.

［32］Deglise－Favre A. , Hiesse C. , Charpentier B. Role of cyclosporine in renal transplantation. *Rev Prat* , 1993 , 43（6）：737－741.

［33］Buhaescu I. , Segall L. , Goldsmith D. , et al. New immunosuppressive therapies in renal transplantation：Monoclonal antibodies. *J Nephrol* , 2005 , 18（5）：529－536.

［34］Sprangers B. , Waer M. , Billiau A. D. Xenotransplantation：Where are we in 2008. *Kidney Int* , 2008 , 74（1）：14－21.

第十二章　青少年特发性脊柱侧弯的研究进展

第一节　研究背景

脊柱侧弯又称为脊柱侧凸，是指脊柱的一个或数个节段在冠状面上偏离身体中线向侧方弯曲，形成一个带有弧度的脊柱畸形，通常还伴有脊柱的旋转和矢状面上后突或前突的增加或减少，脊柱侧弯是脊柱最常见的三维畸形。

特发性脊柱侧弯（idiopathic scoliosis，IS）是指脊柱有侧弯及旋转畸形，而无任何先天性脊柱异常或合并有神经肌肉或骨骼疾病，是最常见的结构性脊柱侧弯，约占脊柱侧弯总数的80%。青少年特发性脊柱侧弯（adolescent idiopathic scoliosis，AIS）是指青少年脊柱有结构性侧凸（在冠状面上 Cobb 角 > 10°，且合并有脊柱的旋转）而无其他器质性疾病。青少年特发性脊柱侧弯是脊柱侧弯中最为常见的一种类型，占特发性脊柱侧弯的80%左右。患者为根据初诊年龄划分的10～18岁未成年人。

第二节　研究现状

一、流行病学研究现状

Soucacos 等[1]对82 901 名9～14 岁的儿童进行了大规模筛查，在筛选出的1 436 名AIS患者中，AIS的总男女比例约为1:211。然而随着侧弯角度的增加，男女比例不断变化：弯度小于10°，男女比例为1:1.5；10°～19°，为1:2.7；20°～29°，为1:7.5；30°～40°，为1:5.5；弯度 > 40°，为1:1.2。脊柱侧弯弯度10°～20°为 AIS 的最常见弯度，约占所有患者的90%。

研究表明，约7%的 AIS 患者的弯度会发展。如果人们能够判断出侧弯的危险程度，就能够应用支具或手术治疗来进行早期积极干预，并可以显著改善疾病的预后。对此，人们做了大量工作，结果提示下列因素与 AIS 的进展密切相关。

1. 性别和年龄

女性患者的侧弯进展几率明显高于男性患者。多项研究表明，女性侧弯进展的危险约为男性的 10 倍。研究提示，侧弯进展的性别差异在弯度进展大小为每年5°～9°时最为显著（女性54.5%，男性9.8%）。女性的危险年龄为11～12 岁；男性为14 岁左右。

2. 生长潜力

学者们认为，生长潜力越大，侧弯进展的危险就越大。因此成熟度的评价指标（Tanner 分级、月经来潮、Risser 分级）可以用来预测侧弯进展的风险。大规模调查显示：在侧弯进展的女性患者中，已有月经来潮的比率仅为 35.6%，而在自然好转或弯度保持稳定的女性患者中，月经来潮的比率为 52.3%。

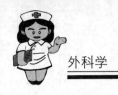

二、发病机制

关于 AIS 病因，已有的研究将之分为基因遗传因素、神经系统功能异常、生物化学因素和生物力学因素。先后发现了褪黑素、钙调蛋白，以及雌激素受体基因多态性等与 AIS 发生发展之间的相关性。

特发性脊柱侧弯的基因因子是复杂的基因无序列状态，已被大家广泛接受。在对特发性脊柱侧弯的研究中发现，单卵双胞胎脊柱侧弯畸形发生率较二卵双胞胎高。Justic 等[2]研究家族中有特发性脊柱侧弯的 202 个家庭（1 198 例），经过基因组筛查和统计学连锁分析发现，在常染色体上的 GATA172D05 区域与一部分家庭中脊柱侧弯的发生有相关性。

临床研究发现，伴有神经系统异常的脊柱侧弯更容易进展，因此许多学者对 AIS 的发生发展是否与神经系统异常相关进行了研究。Yamada 等[3]对 150 例 AIS 患者进行检查时发现，79% 的患者至少有一项检查存在明显功能障碍，认为侧弯的发生是脑干功能性或器质性改变造成的。研究还发现，AIS 患者与正常人在位置觉、震动觉和前庭功能方面有显著差异，而先天性脊柱侧弯患者未发现类似异常，提示 AIS 患者本体感觉通道功能障碍可能为原发病变，且病人对震颤刺激的反应明显下降，侧弯左右两侧与对照组相比也不对称。

近年来，通过切除小鸡松果体成功地在小鸡身上复制了脊柱侧弯模型，使得对松果体的内分泌研究成为一大热点。松果体主要功能是分泌褪黑素，在切除小鸡松果体后，必然导致其血清中褪黑素水平下降，因而产生了一种假说，即血清褪黑素水平下降可能导致脊柱侧弯的发生。Reyes 等[4]对切除了松果体的鸡的脊柱侧弯与特发性脊柱侧凸患者的进行了比较，发现两者有许多相似之处，包括单弯和双弯的发生、弯曲的程度、稳定性、累及的椎体、旋转的方向及进展加重的特点。

女性患者的侧弯进展概率明显高于男性患者，是否与体内的雌激素相关联呢？Inoue 等[5]对 304 名 AIS 女孩进行了跟踪研究，结果发现 X 染色体位点多型性与侧弯进展相关。基因型为 XX 和 Xx 的患者需要手术治疗的风险显著高于基因型为 xx 的患者，而且基因型为 XX 和 Xx 的患者骨骼成熟概率明显高于基因型为 xx 的患者。

钙调蛋白与 AIS 相关性的研究源于对参与细胞骨架构成的关注，Cohen 等[6]最早发现脊柱侧弯患者的钙调蛋白是正常人群的 25 ~ 30 倍，并且钙调蛋白与脊柱侧弯的严重性呈正相关，因此认为血小板钙调蛋白可以作为预测脊柱侧弯进展的一个独立的指标。但是钙调蛋白的功能并不仅仅是细胞骨架的组成部分那样简单，最近的研究表明，它与褪黑素、雌激素受体、生长激素之间都有相互作用，有可能直接影响骨细胞代谢甚至生长发育。

脊柱不对称负荷、过度负荷也可能是特发性脊柱侧弯产生的原因之一。有学者认为，胸椎弯曲是胸椎易于向右扭曲，再加上左肋生长过度所致。人们发现胸椎右侧弯曲者左肋较长，而左侧血管较右侧丰富，所以左侧肋骨可能较右侧长得更长。许多研究表明，导致躯干生长不平衡的因素包括骨骼、椎间盘和终板等结构的异常。

AIS 患者在肌肉骨骼系统中主要的改变表现在肌肉纤维形、组织化学、肌电图、肌肉离子浓度上。特发性脊柱侧弯椎旁肌肌纤维类型与正常人之间有较大差别。在病理学上，椎旁肌肌纤维的类型变化所带来的功能改变及其与椎旁肌肌力不平衡之间的因果关系，对揭示特发性脊柱侧弯病因也有重要意义。正常人椎旁肌两侧肌型的构成大致相等，Ⅰ型肌

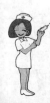

纤维占 54%～58%，两侧肌力均衡对维持脊柱的正常发育十分重要。在 IS 患者中常发现，肌纤维类型构成改变，凸侧 Ⅰ 型纤维明显多于凹侧，且伴有 Ⅱ 型肌纤维的群聚、肌萎缩等变化。Moreueride 等[7]报道凹侧 Ⅱ 型纤维大于 Ⅰ 型纤维，Ⅱ C 型纤维的比例增高，表明凹侧肌纤维类型处于改变之中，方向为 Ⅰ 型向 Ⅱ 型转变，并随病程变长与 Cobb 角增大而加重。

目前研究表明，微量元素 Zn、Cu、Fe 与许多生物酶有关，参与人体多种代谢。椎旁肌在脊柱侧弯后于结构和功能上发生许多变化，特别是肌型分布的变化，使凹凸侧微量元素含量产生差异。研究发现，在 IS 病人中，随着侧弯角度的增大，椎旁两侧肌中 Ca、Mg、Fe 含量增多，而凸侧肌中上述三种元素含量增多更加明显，且与 Cobb 角呈正相关。

三、治疗

AIS 患者根据性别、年龄、症状、体征及 X 线检查情况可分为暂不需要治疗、支具治疗及手术治疗三种。目前认为，暂不需要治疗的患者包括：①Cobb 角 < 25°，尚未发育成熟的青少年（Risser 征 0～2），应每隔 4～6 个月随访一次，对其进行动态观察；发育成熟的患者（Risser 征 4～5）则不需要随访。②Cobb 角在 25°～45°的女孩，Risser 征 4～5，一年之内需要进行复查。

需要应用支具治疗的患者有：①Cobb 角 25°～45°，Risser 征 0～1（需要立即应用支具治疗）；②Cobb 角 25°～30°，Risser 征 2～3，且半年之内 Cobb 角增加 > 5°（需要应用支具治疗）；③Cobb 角 30°～45°，Risser 征 2～3（需要立即应用支具治疗）；④Cobb 角 40°～45°（支具治疗的效果差）；⑤Cobb 角 > 45°（建议手术治疗）。

手术治疗的目的是矫正脊柱畸形、重建或保持脊柱平衡。Cobb 角 40°～45°，是手术治疗还是保守治疗，仍然存在争议，Hopf[8]认为积极的手术治疗对于防止侧凸的进展、矫正冠状面和矢状面的畸形具有重要意义。但如果躯干平衡良好，手术治疗应慎重，否则可能导致脊柱平衡的丧失，反而会造成明显的外观畸形。

AIS 是发生于冠状面、矢状面及水平面的三维畸形，手术治疗将尽可能达到脊柱的三维矫形，重建或保持脊柱平衡。手术方法有后路矫正植骨融合术、前路矫正植骨融合术和前后路联合手术，并且有各式各样的内固定系统。

1. 后路矫正植骨融合术

Harrington 通过棍棒单纯撑开的作用原理来矫正脊柱侧凸，在凹侧用支持棒支撑，在凸侧用压缩棒压缩，用自体骨或异体骨平铺于凹侧椎板和关节突处。传统的 Harrington 器械能矫正和稳定脊柱在冠状面的畸形，Luque 器械还能在矢状面上矫正畸形，但都不能矫正椎体的旋转畸形，不能获得三维矫形。以第三代的内固定 CD 系统为代表的三维矫正系统已出现，如 Trifix（中华长城系统）、TSRH、ISOLA 等，其对椎体旋转的矫正明显优于 Harrington 器械，可以对脊柱侧凸进行三维矫正，但椎板下置钩有对神经造成损伤的危险。

目前应用椎弓根螺钉系统矫正脊柱侧凸，椎弓根螺钉固定脊柱三柱，其固定作用最有效，与经典的钩棒系统相比较，对矢状面、冠状面的畸形及椎体旋转畸形的矫正能力更强，并且通过旋转棍棒，使胸椎的侧凸转为后凸、使腰椎的侧凸转为前凸，三维矫正脊柱侧凸畸形。应用椎弓根螺钉系统固定具有需要融合的节段相对短、术后矫正度数丢失少、肺部并发症少、术中出血量少等优点，但手术操作技术要求高。林宏生等[9]应用后路钉棒系统治疗特发性脊柱侧弯，冠状位和矢状位 Cobb 角纠正率分别达到了 75.13% 和 76.91%，未发现手术相关并发症（见图 12-1、12-2）。

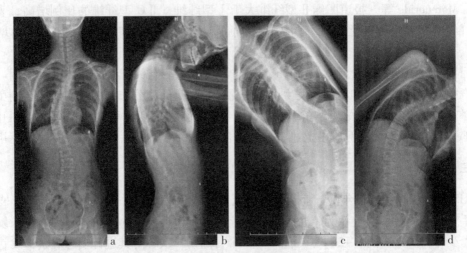

胸弯Cobb角48°，腰弯Cobb角21°（a，b）；胸弯柔韧性差，为结构性弯曲，腰弯柔韧性较好，为非结构性弯曲（c，d）。

图12-1　14岁女性，King Ⅱ 型（Lenke 1BN型)AIS 患者术前脊柱全长正侧位X线片及左、右bending-sideX线片

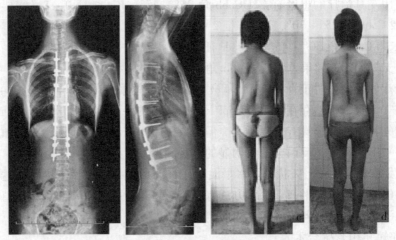

术前见患者左右肩高低不平，胸椎向右侧弯曲，术后站立位背面观见左右肩等高对称，身高较术前增高。

图12-2　术前后站立位背面观及正侧位X线片

King 分型是由 King 和 Moe 提出的，他们通过对脊柱侧凸范围、Cobb 角的测量以及对侧凸活动度进行分析，将 AIS 分成五种类型，并对不同的类型提出融合节段。King 等认为 I、II、IV、V 型远端融合至稳定椎，Ⅲ 型融合至稳定椎的上一个椎体。King 分型是 Harrington 系统和 Luque 系统治疗 AIS 的原则。

但 King 分型不完整，未包括单腰弯、单胸腰弯和三弯，将其应用于三维矫形方案的选择时仍有许多缺陷。在脊柱三维矫正理念的确定、三维矫正器械的大量出现及术式的改变下，King 分型已经显得落后。Lenke[10] 在三维矫正理念下，于 2001 年提出脊柱侧凸新分型，将脊柱侧凸分为六型，这不仅比 King 分型对侧凸类型的命名更精确，而且包括胸腰弯、腰弯及三主弯等 King 分型没有涉及的弯曲。（见图 12-3）

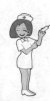

目前对脊柱侧凸的手术方法和远近端的融合阶段还存在不同看法[11]，迄今为止尚无统一、全面的分类方法。由于过去医生术中注意力多集中在侧凸的器械矫正，忽视了植骨融合技术，脊柱侧凸术后内固定脱出率、折断率、假关节形成率及矫正度数丢失率都相当高。矫形后植骨融合后，成为一个整体，保证了脊柱处于矫正初期状态，使金属棒固定作用在后期明显减轻，不会出现金属疲劳，从而避免了断棒、脱钩情况。植骨材料既可以取自剃刀背的畸形肋骨和自体髂骨，也可用异体骨。植骨床骨面准备充分，植骨量尤其是关节突间要充足。

2. 前路矫正植骨融合术

后路多钩、钉节段内固定系统的应用，可较好地解决冠状面的畸形，但仍不能完全重建胸椎的后凸，水平面的矫正亦不理想，融合节段较多，牺牲了较多的运动节段。前路方法可以采用标准的开胸手术或者胸腹联合手术，也可应用胸腔镜进行前路椎间盘切除和融

图 12 - 3　脊柱侧弯 Lenke 分型[10]

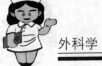

合。胸腔镜的优点是切口小、恢复快和效果好，但适应证窄。前路矫正侧凸是通过短缩而不是延长脊柱来进行的，从而减少了术中牵引性脊髓损伤，术中可于同一切口内完成胸廓成形来改善术后的"剃刀背"畸形。手术可保留更多的运动节段，减少了融合远端退变，且手术中失血量、返修率及感染率明显低于后路手术。尽管前路手术较后路手术具有一定的优越性，但亦存在引起急性肺功能衰竭等缺点。同时，前路融合固定对于 Cobb 角 60°以上的僵硬型侧凸矫形的效果不佳，而且给高位胸弯的前路手术操作带来困难。

3. 前后路联合手术

对于冠状面 Cobb 角 >60°僵直型脊柱侧凸手术治疗采用分期前后路联合手术或一期前后路联合手术。分期前后路联合手术即先于前期行前路手术松解，两周后行后路矫形内固定植骨融合术，前路松解包括椎间盘切除、前纵韧带松解、椎体骨骺软骨切除。一期前后路联合手术即在当天同次麻醉下，先行前路松解，再于后路行矫形固定融合术。随着麻醉及手术技术水平的提高，一期前后路联合手术能获得良好的矫形效果，且并发症较少[10]。相对于分期手术，一期手术存在手术时间长、创伤大、出血较多的缺点，但患者仅需经历一次手术，减少了两次手术对患者的连续打击，也能避免二期手术期间由于牵引带来的一系列并发症以及营养不良等问题，但对术者技术要求较高。

第三节　展　望

AIS 的研究已拓展到多个方面，其病理生理学特点十分复杂。虽然研究者已获得许多有益资料，但仍缺乏确切的病因学资料，未知的病因可能不止一个。因此，AIS 的病因只能考虑是多因素的复合作用。AIS 的治疗应根据患者的性别、年龄、症状、体征及分型制订详细的治疗、随访方案。手术治疗可以控制中重度的患者的病程进展，各种术式既有优势也有缺陷，应根据实际情况选择术式。随着椎弓根螺钉固定系统的广泛运用及手术技术的不断发展，对于非重度但有手术适应证的 AIS，一般选择后路椎弓根螺钉系统矫形植骨融合术，对于重度 AIS，则采用前路松解、后路椎弓根螺钉系统矫形植骨融合术。

（林宏生）

参考文献:

[1] Soucacos P. N. , Soucacos P. K. School-screening for scoliosis: A prospective epidemiological study in northwestern and central Greece1. *Bone Joint Surg Am*, 1997, 79: 1498 - 1503.

[2] Justic C. M. , Miller N. H. , Marosy B. Familial idiopathic scoliosis: Evidence of an X-linked susceptibility locus. *Spine*, 2003, 28 (6): 589 - 594.

[3] Yamada K. , Yamamoto H. , Nakagawa Y. , et al. Etiology of idiopathic scoliosis. *Clin Orthop*, 1998, 357 (184): 50 - 57.

[4] Reyes S. A. , Rosales L. M. , Miramontes V. External fixation of dynamic correction of severs scoliosis. *Spine*, 2005, 5 (4): 418 - 426.

[5] Inoue M. , Minami S. , Nakata Y. , et al. Prediction of curve progression in idiopathic scoliosis from gene polymorphic analysis. *Stud Health Technol Inform*, 2002, 91 (1): 90 - 96.

［6］Maisenbacher M. K. , Han J. S. , O'brien M. L. , et al. Molecular analysis of congenital scoliosis: A candidate gene approach. *Hum Genet*, 2005, 116 (5): 416 – 419.

［7］Moreueride J. A. , Minhas R. , Dolan L. , et al. Allelic variants of human melatonin: A receptor in patients with familial adolescent idiopathic scoliosis. *Spine*, 2003, 28 (7): 2025 – 2028.

［8］Hopf C. Criteria for treatment of idiopathic scoliosis between 40 degrees and 50 degrees: Surgical vs conservative therapy. *Orthopade*, 2000, 29 (6): 500 – 506.

［9］冯浩，林宏生，吴昊等. 后路椎弓根钉系统治疗 11 例青少年特发性脊柱侧凸. 暨南大学学报（自然科学与医学版），2010，31 (6): 596 ~ 602.

［10］Lawrence G. Lenke, Randal R. Betz, Jurgen Harms, et al. Adolescent idopathic scoliosis: A new classification to determine exten of spinal arthrodesis. *The Journal of Bone & Joint Surgery*, 2001, 83 (8): 1169 – 1181.

［11］Shimode M. , Kojima T. , Sowa K. Spinal wedge osteotomy by a single posterior approach for correction of severe and rigid kyphosis or kyphoscoliosis. *Spine*, 2002, 27 (20): 2260 – 2267.

第十三章　非融合技术在椎间盘退行性疾病治疗中的应用进展

第一节　研究背景

腰椎间盘退行性疾病（degenerative disc disease，DDD）是脊柱外科的常见病、多发病，随着人口老龄化的发展，社会生活和工作的日益紧张，其发病率日益增高，这不仅严重影响患者的生活和工作，也极大地增加了社会的经济损失。椎间盘突出、关节突增生和黄韧带增生肥厚引起椎管狭窄，神经受压，局部炎症反应导致下腰痛（low back pain，LBP）、间歇性跛行和下肢放射痛。常规行椎管减压、椎间盘切除并通过后路椎间植骨融合（posterior lumbar intervertebral fusion，PLIF）来重建病变节段的稳定性，在解除神经压迫、改善神经功能和重建脊柱稳定等方面具有满意疗效。近年来，随着手术方法的日趋成熟和脊柱内固定器械的改进，脊柱融合术的成功率明显提高，目前已成为许多脊柱疾病的标准治疗方案。

虽然手术技巧和固定器械的改进使植骨融合率明显提高，但融合所带来的并发症，如邻近椎间隙退变加速、椎弓根螺钉断裂或脱出、神经损伤、手术时间延长以及术中和术后出血增多也逐渐受到关注。同时，随着对脊柱生理功能和生物力学研究的不断深入，融合节段运动功能的丧失、融合区域继发性的疼痛受到越来越多的重视。虽然文献报道的植骨融合率达到了95%，但临床上"极好"的结果大概只有30%[1]，然而相关的并发症报道达到了33%[2]，其中由于植入物失败引发的假关节形成占7%～10%[3]。

同时，融合区邻近节段退行性变的问题变得越来越突出，已引起人们越来越多的关注。20世纪50年代，Anderson和Unander首先报道了腰椎或腰骶融合术后邻近节段退行性变，因脊柱融合术后邻近节段的退行性变可引起临床症状，影响预后，使一些患者不得不再次接受手术治疗，成为脊柱内固定术后一个潜在的长期并发症。Lee[4]等通过尸体进行的体外生物力学实验也表明，脊柱融合术特别是坚强内固定后，由于融合节段更加僵直和相邻节段局部旋转中心的后移，相邻未融合节段的应力增加、位移增加、运动模式改变，其中小关节受影响最明显，从而更易继发不稳和退变，出现新的症状。在此背景下，探索一种更符合生理需要的手术方法，即非融合技术开始受到大家的重视。

非融合性内固定即动力性内固定，由Mulholland在20世纪80年代首先提出，并定义为一种保留有益运动和节段间负荷传递的稳定系统，不作椎体节段融合的固定方式。这种稳定系统能改变脊柱运动节段的负荷传递方式，通过把后方结构置于张力位产生局部的前凸，使前柱负荷转移至后柱，将运动节段的活动限制在正常或接近正常范围内，阻止产生疼痛的运动方向和运动平面的脊柱运动，避免异常载荷的产生，从而解除疼痛。它主要包括针对脊柱前柱功能重建的髓核置换术和全椎间盘置换术以及针对脊柱后柱功能重建的后方动力性稳定技术。

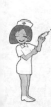

第二节　研究现状

目前非融合内固定技术包括四类：①棘突间撑开装置；②经椎弓根固定的动力稳定装置；③经椎弓根固定的半坚固装置；④人工椎间盘及人工髓核（见图 13 – 1）。

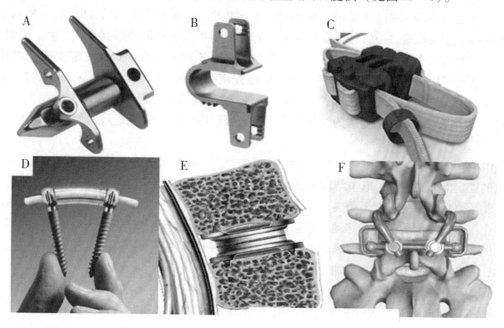

图 13 – 1　常见非融合装置
A：X – stop；B：Coflex；C：Wallis；D：Dynesys 系统；E：Charite 假体；F：TFAS 系统

一、棘突间撑开装置

Whitesides 是第一个提出棘突间内固定概念的人。其设计理念是产生撑开棘突和防止腰椎后伸，内固定产生的撑开力可在植入节段产生相对的后凸，使内折的黄韧带反向张开以减少其对椎管的侵入；椎体间产生的纵向撑开力还可增加椎间孔的大小，从而影响相邻椎体间的相对关系。撑开力维持在一定的阈值，撑开力大小不同的临床目的是治疗不同的腰椎疾病，包括退变性椎管狭窄、椎间盘源性下腰痛、关节突综合征、椎间盘突出症和腰椎不稳。常用的棘突间固定装置包括 Minns Silicone Distraction Device，Wallis System，Coflex，X – stop。

Minns silicone distraction device 设计成一个位于棘突间的垫块，并通过垫块上的弹力带与棘突进行固定。Minns 系统垫块由硅酮制成，后改进为使用钛作为垫块、涤纶 Dacron 带作为绑定的系统，最初称之为"机械力学正常化系统"，随后该装置被认定为"第一代 Wallis 植入物"，以区别于当前更新的版本。1993 年，Senegas 等[5]对两组各 40 名既往行 L$_{4/5}$ 椎间盘切除术但术后复发需行二次椎间盘切除术的患者，进行了前瞻性非随机对照实验，两组患者的腿痛改善基本一致，而接受棘突间植入物的患者下腰痛改善更加明显，更多人不再服用止痛药物。最具意义的是 Jacques Sénégas[6]等对 107 名植入第一代 Wallis 系

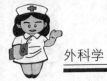

统的患者进行了 13 年的长期随访，其中有 20 名患者拆除 Wallis 系统并进行融合，调查发现其生活质量并不比椎弓根钉加强融合者差。87 名保留 Wallis 系统的病人满意度、ODI 指数、腰腿痛 VAS 评分、生活质量、生理及社会功能均有明显改善。他们认为 Wallis 使 80% 的患者避免融合。

在对第一代植入物的某些需要改良的地方进行了仔细分析以后，研发了第二代植入物，并命名为 Wallis 系统。Wallis 系统的棘突间垫由 PEEK 材料取代了过去的金属材料，形状也有一定的改变。当脊柱承受负荷时，棘突间垫将力学约束转移到脊柱背侧，降低了作用于椎间盘和小关节上的负荷。另外，整个植入系统构成一个固定在脊椎上的"漂浮"装置，从而可以避免植入物松动。生物力学研究表明 Wallis 系统可以限制 35% 的椎间运动，提高 1.5 倍固定节段的强度。Yizhar Floman 等[7]使用第二代 Wallis 系统治疗了 37 例椎间盘突出症患者，一年随访的结果表明，患者腰腿疼痛症状明显缓解，但没有减少椎间盘突出二次手术的发生率。

Coflex 装置是一种"U"形钛合金装置，在"U"形两臂上分别有两个用以夹紧上下棘突的固定翼。在"U"形主结构上下面的波形纹设计，增加了与上下棘突骨面的稳定程度，使压力负荷平均分散至棘突骨面，防止棘突的骨折。其独特的"夹状"固定翼结构可以防止植入物往前后及左右移动。该系统允许在相邻连续节段的棘突间同时使用，能维持棘突间高度，在脊柱后伸位时表现为动态压缩，允许腰椎屈曲，伸直时受压，缓冲前后方的力，旋转中心靠近椎管，增加了旋转的稳定性。

Tsai 等[8]在针对棘突间 Coflex 装置生物力学的体外研究中，使用 8 个成人腰椎标本（$L_{4/5}$ 节段）模拟腰椎活动中纵向挤压、前屈/后伸、左右侧屈和左右轴向旋转，以 5 个不同的负荷状态测试每个运动节段，结果显示棘突间 Coflex 装置提供一种动态弹性的固定，在前屈/后伸和轴向旋转上可使一个不稳定的标本恢复到完整标本状态的程度；在部分失稳的腰椎棘突间植入 Coflex 装置，在生物力学研究上要显著优于传统的全椎板切除联合椎弓根钉棒系统内固定。

林宏生等[9]通过与单节段椎间融合术治疗腰椎间盘退行性疾病的对比研究发现，Coflex 在改善临床症状方面与后路椎间融合术无明显差异，但平均住院日、手术时间和术中失血量较少。Lin 等[10]在融合上邻节段应用 Coflex 装置治疗腰椎管狭窄症发现，应用 Coflex 装置在与融合取得相似的临床疗效的同时能显著减少手术出血量和手术时间，Coflex 装置能显著减少融合邻近阶段活动度（典型病例如图 13 - 2）。

X - Stop 系统由美国弗朗西斯医疗技术公司于 2001 年开发研制，该系统使脊柱处于屈曲状态，增加了椎管容积，是一种专用于腰椎管狭窄的动力性稳定装置。植入物可在局麻下使用微创技术植入，适用于无法耐受大手术的老年患者。Zucherman 等[11]对 100 例腰椎管狭窄症患者进行 X - Stop 植入治疗，另外选择 91 例患者行保守治疗，对两组患者的疗效进行对比。通过两年随访，实验组患者满意程度为 73.1%，对照组为 35.9%，证明 X - Stop 系统治疗腰椎管狭窄症效果良好。

腰椎棘突间动态稳定内固定技术体现了脊柱后路动态稳定技术的精髓，除了增加固定节段稳定性、保留固定节段的运动功能、避免相邻节段退变加速等优点以外，更令人鼓舞的是在一定程度上腰椎棘突间动态稳定还能促使椎间盘组织发生逆转，即髓核重新水合，这一点是目前任何其他非融合技术和融合技术都难以达到的。同时，腰椎棘突间动态稳定

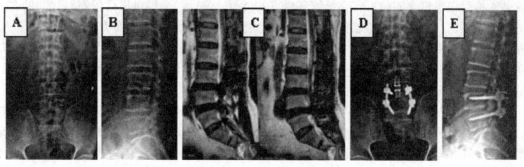

图 13 - 2　Coflex 装置应用典型病例

A、B：术前腰椎正侧位 X - ray；C：术前 MR；D、E：术后腰椎正侧位 X - ray

系统的植入过程简单、安全，组织结构创伤小，出血少，不存在任何手术操作方面的风险，患者术后恢复时间也相应缩短。

二、经椎弓根固定的动力稳定装置

常用的包括 Graf 系统、Dynesys 系统、FASS 系统、Twinflex 系统。

1992 年，Graf 首先提出了 Graf 系统，由椎弓根钉和连接于钉尾的聚酯带构成。该系统以关节突为支点，通过拉紧聚酯带使固定节段稳定于完全后伸位，并消除腰椎的异常活动。该系统建议应用于有足够腰背肌力量及腰椎小关节轻度退变的年轻患者。Grevitt 等[12]回顾了 50 例 Graf 韧带固定患者的随访情况，认为其在短期内可以达到与融合固定相似的效果。Kanayama 等[13]随访了 43 例接受 Graf 韧带固定术的患者，包括有椎体滑脱、椎间盘突出伴屈曲不稳、椎管狭窄伴屈曲不稳和退行性脊柱侧凸等症状的患者，随访 10 年发现患者的腰痛症状和 JOA 评分都有明显改善，手术节段的前凸没有明显变化，同时有 14 例患者在术后 1.5 ~ 10.8 年随访中出现了小关节融合，其中 3 例接受了再次手术。他们认为 Graf 韧带固定术对退行性椎体滑脱和屈曲不稳的患者长期疗效较好，对退行性脊柱侧凸和/或椎体侧向滑脱患者治疗的临床效果较差，70% 的患者可以维持脊柱前凸和保存节段间活动，故建议该系统应用于轻度的退行性椎体滑脱和屈曲不稳、退行性脊柱侧凸或椎体侧向滑脱。

Dynesys 系统又称为动态中和固定系统，由椎弓根钉和连接于钉尾的聚酯带以及包裹聚酯带的中空的间隔物构成，可维持或恢复腰椎节段的正常或接近正常的运动。与 Graf 系统相比，Dynesys 系统在连接带间增加了一较硬的管状袖套，在聚酯带拉紧的情况下，在屈曲时 Dynesys 系统可以消除腰椎的异常活动，将后方聚酯带的压缩力转变为前方的分离力，从而减轻椎间盘载荷。在后伸时间隔物可以抵抗压缩力。Stoll 等[14]报道采用 Dynesys 系统治疗腰椎管狭窄、退行性椎间盘病、椎间盘突出、退变性滑脱，结果表明 Dynesys 系统与传统融合手术疗效相当，但 Dynesys 系统创伤小、手术时间短，不增加相邻阶段退变。

杠杆辅助的软固定系统（fulcrum assisted soft stabilization system，FASS）可以说是 Graf 韧带的改进。其旨在解决 Graf 韧带存在的两个缺点：①Graf 韧带造成的前凸尤其在合并小关节病变时会导致椎间孔狭窄及神经根受压；②Graf 韧带增加了纤维环后方的负荷，可导致椎间盘源性疼痛。FASS 系统由椎弓根螺钉、套管及后方的弹性韧带构成。柔软的套管

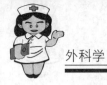

安装在椎弓根螺钉之间，可转移纤维环后方的负荷，弹性韧带提供椎弓根螺钉之间的张力并维持脊柱前凸，可起到压缩作用，同时套管把后方的压缩应力转变为前方的撑开应力。相当于 Graf 韧带的高分子韧带安放在杠杆的后方压缩椎弓根帽，通过增加杠杆力后有效地防止 Graf 韧带所引起的侧隐窝狭窄和后纤维环应力增加。目前此系统仍在临床试验阶段，缺少其疗效、安全性方面的相关文献资料。

Twinflex 动态固定系统由两对可弯曲的 2.5 mm 不锈钢和其间的平头连接器组成，椎弓根螺钉通过连接器固定，由其上的拧紧螺钉锁住。一些学者比较了硬性、半硬性内固定器械及 Twinflex 固定系统治疗退变性腰椎管狭窄的临床结果[15]，经过平均（47±14）个月的随访，发现三种固定方式的影像学和临床结果并无明显不同，证实半硬性及动态固定器械能达到与传统融合固定同样的临床效果。

三、经椎弓根固定的半坚固装置

脊柱外科医生仍然应用融合技术的主要原因是脊柱的众多椎间关节构成独特的"动力学链条"，这种多关节体系为某个受损节段相应地提供了很好的补偿。但术后相邻节段退变发生率较高，这促使了动态稳定伴随融合术的混合性技术——半坚固装置的出现。DSS系统（dynamic stabilization system）是其代表，由 Spinal Concepts 公司设计，包括两种类型：DSS - I 系统由椎弓根钉及其后方的 3 mm 的"C"形弹性钛棒构成；DSS - II 系统由椎弓根钉及其后方的 4 mm 的弹性钛线圈构成。两种设计均预置了张力负荷，可减轻椎间盘负荷。DSS - I 系统在腰椎屈曲时能合适地分散椎间盘负荷并限制脊柱的运动；在腰椎后伸时椎间盘负荷减少，完全伸直后几乎完全限制了脊柱的运动，椎间盘的负荷也减到最小。近期研究表明，DSS - II 系统的最佳瞬时旋转轴（IAR）可接近正常运动节段，从而在腰椎的屈伸运动中能够更均匀地减轻椎间盘的负荷，因此有可能实现较为理想的弹性固定效果[16]。DSS 系统还处在实验研究阶段，尚未应用于临床。

Bioflex 系统即镍钛记忆合金弹簧棒动力稳定系统，是由钛制椎弓根螺钉和镍钛记忆合金带螺旋连接棒构成。连接棒直径 4 mm，附有 1 个或多个型号的螺旋；钛制椎弓根螺钉钉尾有两个沟槽，便于置入和安装。镍钛记忆合金具有高弹性和高张力的特点，< 10 ℃时柔韧性好，> 30 ℃时刚度好，生物相容性好，抗腐蚀，属非磁性物质，抗疲劳强度大。Park 等[17]进行的临床研究表明，该系统可部分保留非融合节段的活动度，并较好地维持腰椎前凸，轻度增加邻近节段的活动度。Cho 等[18]报道，术后 1 年 MRI 检查显示患者椎间隙高度增加，椎间盘液化，有自行修复征象。其优点：能够重新恢复脊柱正常的矢状面的平衡，不管患者术前的腰骶角呈前凸或后凸；容易安装，组织损伤小，矫正前凸并发症少。

四、人工椎间盘及人工髓核

因为椎间盘或髓核假体在设计上遵循了动态固定以均衡负荷传递和保护运动节段正常活动的生物力学原理，所以也将其归入非融合固定的范畴。1956 年，首次出现了椎间盘假体的概念，经过 40 余年的发展，人工椎间盘（artificial disc replacement, ADR）置换术已在临床应用。ADR 的主要优点是恢复了脊柱运动单位的运动学能力和载荷特性，达到分担负荷、节段性稳定和节段性运动的目的，同时去除了椎间盘源性腰痛的致痛根源。临床应用较多的有 Charite 假体和 Prodisc - L 假体。

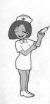

Charite 假体由两个关节面组成。美国食品及药物管理局（Food and Drug Administration, FDA）开展了多中心前瞻性临床对照试验，两年的随访结果显示，Charite 假体组和腰椎前路椎体间融合组术后症状均显著改善，前者在视觉模拟评分（visual analog scale, VAS）、Oswestry 功能障碍指数（Oswestry disability index, ODI）和 SF-36 评分上均明显优于后者，且前者手术节段的运动范围（range of motion, ROM）、椎间隙高度得到更好的维持，假体下沉的发生率也更低。

Prodisc-L 假体属半限制型人工椎间盘，与 Charite 假体不同，只有一个关节，可用于多节段的椎间盘置换。FDA 的前瞻性随机对照研究表明，Prodisc-L 假体组术后 VAS、ODI 明显高于融合组，再手术及翻修失败率低于或等于对照组，未发现与操作和假体相关的并发症。结果证实该装置保留了腰椎绝大部分的活动度，推测其可能对邻近节段的退变起到延缓作用。但亦有研究发现，人工椎间盘置换并不能完全避免相邻节段退变的发生，因此该技术的安全有效性还有待长期随访研究加以验证。

人工髓核置换的目的是恢复髓核对应力的均匀传导，从而缓解疼痛。目前腰椎人工髓核主要有注射的原位聚合材料（Dascor）和成形的植入物（PDN-Solo）两类。Dascor 是一种带有球囊的原位聚合人工髓核。Ahrens[19] 等在欧洲 11 个国家对 Dascor 进行一项前瞻性非随机对照研究，通过 VAS、ODI、反射学评估、止痛药应用情况对 85 名 DDD 患者进行评价，通过短期随访认为，DASCOR 装置可以使 DDD 患者 VAS 和 ODI 明显改善，并且具有安全性和更小的侵入性，长期效果有待进一步研究和临床随访。PDN-Solo 是由可吸水膨胀的水凝胶小丸外部包绕超高分子聚乙烯纤维构成。前期试验已证实该植入物的生物安全性和机械持久性，其多中心前瞻性研究亦表明，髓核置换术后 ODI 下降 74%，而已报道的两个技术领先的椎间融合器其 ODI 分别下降 41% 和 42%，全椎间盘置换术后 ODI 也仅下降 50%[20]。Alejandro[21] 等对数名患者随访 3 年，从 VAS、OS 功能量表、椎间盘影像学等方面进行评估，结果认为 PDN-Solo 可以减轻疼痛，减少残疾指数，增加椎间隙高度。

第三节　展　望

脊柱融合术是否与融合节段相邻节段退变存在因果关系，目前尚存较大争议，有学者认为，相邻节段退变的原因很可能与疾病的自然进程有关，非因融合引起邻近节段应力集中所致。而非融合技术是否能够预防相邻节段的退变，也同样未能获得充分的证据。事实上，对于腰椎间盘退行性疾病而言，非融合技术与融合技术治疗方法的选择尚有待更多的长期随机对照研究的结果来证实，而非融合技术能够保留并较好地恢复脊柱功能，因此仍可作为腰椎间盘退行性疾病阶梯治疗中的重要一环。

（林宏生）

参考文献：

[1] Mulholland R. C., Sengupta D. K. Rationale, principles and experimental evaluation of the concept of soft stabilization. *Eur Spine J*, 2002, 11（2）：S198-S205.

［2］Mayer H. M. , Korge A. Non-fusion technology in degenerative lumbar spinal disorders：Facts, questions, challenges. *Eur Spine J*, 2002, 11（2）：S85 – S91.

［3］Korovessis P. , Papazisis Z. , Koureas G. , et al. Rigid, semirigid versus dynamic instrumentation for degenerative lumbar spinal stenosis：A correlative radiological and clinical analysis of short-term results. *Spine*, 2004, 29（7）：735 – 742.

［4］Lee C. K. Accelerated degeneration of the segment adjacent to a lumbar fusion. *Spine*, 1988, 13：952 – 953.

［5］Senegas J. Mechanical supplementation by non-rigid fixation in degenerative intervertebral lumbar segments：The Wallis system. *Eur Spine*, 2002, 2（Suppl）：164 – 169.

［6］Jacques Sénégas, Jean – Marc Vital, Vincent Pointillart and Paolo Mangione. Clinical evaluation of a lumbar interspinous dynamic stabilization device（the Wallis system）with a 13-year mean follow-up. *Neurosurgical Review*, 2009, 32：335 – 342.

［7］Yizhar F. , Michael A. M. , Yossi S. , et al. Failure of the Wallis interspinous implant to lower the incidence of recurrent lumbar disc herniations in patients undergoing primary disc excision. *Spinal Disord Tech*, 2007, 20（5）：337 – 341.

［8］Kai – Jow T. , Hideki M. , Gary L. L. , et al. A Biomechanical Evaluation of an Interspinous Device（coflex™ Device）used to stabilize the Lumbar Spine. *Paradigm Spine*, 2006, 1：1 – 4.

［9］林宏生，张国威，吴昊等. Coflex 棘突间植入与后路椎间融合固定治疗单节段腰椎退行性疾病的对比研究. 中山大学学报（医学科学版），2011, 32（3）：364～369.

［10］Lin H. S. , Zhang G. W. , Wu H. , et al. Treatment of bisegmental lumbar spinal stenosis：Coflex interspinous implant versus bisegmental posterior lumbar interbody fusion. *Scientific Research and Essays*, 2011, 6（2）：479 – 484.

［11］Zucherman J. F. , Hsu K. Y. , Hartjen C. A. , et al. Amulticenter, prospective, randomized trial evaluating the X – Stop interspinous process decompression system for the treatment of neurogenic intermittent claudication. *Spine*, 2005, 12：1351 – 1358.

［12］Grevitt M. P. , Gardner A. D. , Spilsbury J. , et al. The Graf stabilization system：Early results in 50 patients . *Eur Spine*, 1995, 4：169 – 175.

［13］Kanayama M. , Hashimoto T. , Shigenobu K. , et al. A minimum 10-year follow-up of posterior dynamic stabilization using Graf artificial ligament. *Spine*, 2007, 32（18）：1992 – 1997.

［14］Stoll T. M. , Du bois G. , Schwarzenbach O. The dynamic neutralization system for the spine：A multi-center study of a novel non-fusion system. *Eur Spine*, 2002, 11（Suppl 2）：170 – 178.

［15］Korovessis P. , Papazisis Z. , Koureas G. , et al. Rigid, semi rigid versus dynamic instrumentation for degenerative lumbar spinal stenosis：A correlative radiological and clinical analysis of short-term results. *Spine*, 2004, 29（7）：735 – 742.

［16］Sengupta D. K. , Herkowitz H. N. , Hochschuler S. , et al. Loads sharing characteristics of two novel soft stabilization devices in the lumbar motion segments：A biomechanical study in cadaver spine. *SASAC*, *Scottsdale*, 2003 (9): 1 – 3.

[17] Park H. , Zhang H. Y. , Cho B. Y. , et al. Change of lumbar motion after multilevel posterior dynamic stabilization with bioflex system: 1 year follow up. *Korean Neurosurg Soc*, 2009, 46 (4): 285 – 291.

[18] Cho B. Y. , Murovic J. , Park K. W. , et al. Lumbar disc rehydration post-implantation ofa posterior dynamic stabilization system. *Neurosurg Spine*, 2010, 13 (5): 576 – 580.

[19] Ahrens, Michael M. D. et al. Nucleus replacement with the DASCOR disc arthroplasty device: Interim two-year efficacy and safety results from two prospective, non-randomized multicenter european studies. *Spine*, 2009, 34 (13): 1376 – 1384.

[20] Jin D. , Qu D. , Zhao L. , et al. Prosthetic disc nucleus (PDN) replacement for lumbar disc herniation: Preliminary report with six months' follow-up. *Spinal Disord Tech*, 2003, 16 (4): 331 – 337.

[21] Alejandro Antonio Reyes – Sánchez, et al. Clinical and radiological development in the treatment of intervertebral disc with prosthesis PDN – SOLO with anchors: Follow-up to a minimum of three years. *Coluna/Columna*, 2010, 9 (1): 1 – 7.

第十四章 立体定向脑内核团毁损治疗癌症顽痛

第一节 研究背景

癌症顽痛是公认的世界性难题之一，它是 21 世纪公共健康的大敌。根据 2000 年世界卫生组织（WHO）的报告，全球范围内有 300 万～400 万癌症患者承受着疼痛的折磨，无法得到及时的治疗。在接受治疗的癌症患者中 50% 有不同程度的疼痛，70% 的晚期癌症患者认为癌痛是主要症状，30% 的癌症患者有难以忍受的剧烈疼痛。近年我国的调查报告显示，伴有不同程度疼痛的癌症患者占 51%～61.6%。有效的镇痛治疗对提高癌症患者的生活质量十分重要。WHO 和我国政府都将癌痛列为急需解决的重点问题之一。1986 年，WHO 制订了癌痛药物治疗三阶梯方案。中国于 1993 年制定了"癌症三阶梯止痛"指导原则，即根据患者疼痛的轻、中、重分别选择第一（以阿司匹林为代表的非阿片类药物）、第二（以可待因为代表的弱阿片类药物）及第三（以吗啡为代表的强阿片类药物）阶梯的止痛药。该方案可以使 85% 癌症患者的疼痛得到有效缓解，75% 以上癌症晚期患者的疼痛得以解除。即便如此，仍然有约 8% 的患者经各种药物治疗不能缓解疼痛，而需要进行外科手术。在众多的外科手术方式中，一般采用脑立体定向技术，选择脑内核团毁损来控制癌痛，这是因其创伤小、效果肯定、范围覆盖全身，为广大患者和医生所接受。全世界的神经外科学者对此进行了不懈的努力，有代表性的是 Spiegel 教授在 1947 年选择丘脑，Mark 在 1960 年选择丘脑束旁核，Bosch 在 1991 年选择丘脑腹后外侧核，汪业汉在 1997 年选择脑内多核团（丘脑中央中核＋扣带回），本课题组 2003 年选择丘脑中央中核，Romanelli P. 2004 年选择中脑脊丘束，Yen 在 2005 年选择双侧扣带回毁损缓解癌症顽痛，都取得了肯定的效果。更令人振奋的是近十年来，国外采用对人体基本无创伤的伽玛刀技术，进行核团毁损治疗癌痛。本课题即在此背景下，对下面三个目的进行进一步的探索。

目的一：如同上面所说，在众多的用于治疗癌症顽痛的脑内核团中，究竟哪个核团毁损后的镇痛效果更好？据相关文献检索，目前国内外尚无学者对其进行对比研究。本课题拟采用大鼠进行动物实验，比较上述几个临床常用核团的镇痛效果，为临床镇痛的应用提供客观的科学依据。

目的二：在相关动物实验的基础上，结合对中央中核镇痛的相关研究，应用微创的脑立体定向热凝射频技术，选择一定数量的该核团毁损治疗的多类癌症顽痛患者，总结治疗的镇痛效果、并发症、CT 定位该核团以及电极热凝射频核团等方面的经验。

目的三：近年来，国外关于应用无创的伽玛刀技术对脑内的某些核团一次性照射毁损以治疗癌症顽痛的文献研究与报道不少。在国内此项工作基本上未开展，本课题拟在上述工作的基础上，选择相同的中央中核用伽玛刀毁损，就其镇痛效果、并发症与热凝射频进行对比研究，同时对此项工作的经验进行总结。

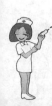

第二节　研究现状

一、癌症顽痛的概况和治疗

（一）癌症顽痛的概况

疼痛是癌症患者一个最常见的、主要的症状。对癌症患者而言，疼痛是最令人恐惧的并发症。对医生而言，癌症的顽固性疼痛目前仍是诊断、治疗过程中较棘手的问题，是一个世界性难题。据世界卫生组织（WHO）统计，全世界每年新发癌症患者 700 万，其中 30% ~50% 的患者伴有不同程度的疼痛。在非转移的癌症患者中 15% 伴有疼痛，在接受抗癌治疗的成人和儿童中，50% 的患者感觉有疼痛。60% ~90% 的晚期癌症患者有不同程度的疼痛，疼痛是 70% 的患者的主要症状。研究表明，在癌症患者中，50% 有中等至剧烈的疼痛，30% 有剧烈至难以忍受的疼痛。全世界至少有 400 万人忍受着癌症疼痛的折磨。在我国各期癌症患者中，有 51.5% 的患者伴有不同程度的疼痛。一组调查晚期癌症患者的报告指出，我国 60.5% 的患者有不同程度的疼痛。

（二）癌症顽痛的手术治疗

早在 1986 年，世界卫生组织曾推荐一个由阿司匹林、可待因到吗啡的三阶梯方案，以及在此基础上加用抗抑郁和抗焦虑的辅助加强药物治疗，即使给予足够量的镇痛药和进行系统的正规治疗，大部分患者可以得到有效的缓解，但仍有相当一部分顽固性癌痛患者不能得到有效控制，或者不能耐受长期大剂量强效镇痛药所带来的副作用，而需寻求所谓的"第四阶梯治疗"，即外科手术的治疗，其数量约为 8%。外科手术治疗的方法主要包括交感神经节阻断、脊髓腔注药镇痛、脊髓刺激镇痛、脑深部电刺激镇痛、周围神经阻断、脊髓切开术、腺垂体破坏术和丘脑切开术等，现将这些方法介绍如下：

1. 交感神经节阻断

目前，把主要与交感神经有关的疼痛称为交感神经依赖性疼痛，用来泛指涉及交感神经的多种疾病的疼痛症状。交感神经链分布在沿椎骨两边自颈到盆腔，分别在不同的节段接收相应部位的疼痛传入信息。因此，通过阻断相应的交感神经链，可缓解相应部位的疼痛。在颈 6 椎交感节可阻断颜面、乳房区域的疼痛。腹部的顽痛可以通过腹腔神经丛衻的阻断而控制，它最常用于胰腺癌及整个上腹部的顽痛，某些良性疾病的慢性顽痛也可用此方法止痛。这种穿刺注药阻断方法通常是在 CT 和超声技术的指导下进行的，被认为是一种简单易行和安全的技术。而下腹部和盆腔的顽痛，Plancarte 等指出通过腰 2 交感神经节作穿刺注药，能达到阻断交感链的作用，这对除卵巢癌痛之外的其他盆腔的癌痛均有效。

2. 脊髓腔注药镇痛

早在 20 世纪 70 年代，Wang 就报道过在蛛网膜下腔或者硬脊膜外注药或留置带泵的胶管按时注药来控制躯体顽固性癌痛的经验。人们通过将麻醉的镇痛药注入相应的脊髓节段或神经根而起作用，尤其是带泵的胶管，可以留置长达四个月的时间，根据患者疼痛的规律和时间随时调节注药。这种方法简便易行，效果显著，一般没有严重并发症和副作用，需注意的是感染问题和何时更换导管的问题。

3. 脊髓刺激（spinal cord stimulation，SCS）镇痛

早在公元前，人们就有用电刺激镇痛的经历。例如用能产生电的鳗鱼和带电的鱼种放

在身体疼痛的部位而起镇痛的作用。20 世纪 60 年代，Shealy 在脊髓的背侧实验中用电刺激镇痛取得成功。但就当时的工业技术，电池和电线的技术要求都不能达到在临床推广应用的水平。而其真正的止痛机理也没完全弄清楚，人们推测是传导痛通路的"阀门学说"和抑制疼痛的"P 物质释放"学说两种解释。将刺激器放置在疼痛部位稍高节段的硬膜外，由一导线经皮下隧道连接体外的控制盒。当患者感到疼痛时，就开启控制盒开关，使刺激器工作而达到止痛的效果，这在我国北京、广州、上海和深圳等多家医院开展。它的最大好处是，患者仅通过控制盒开关就可止痛，而不需止痛药，根据使用情况 5 至 6 年更换一次电池即可。此外，感染等并发症也很少，但其费用非常昂贵，即使在经济发达的国家和地区，也难以广泛使用。

4. 脑深部电刺激（deep brain stimulation）镇痛

脑深部电刺激镇痛术，即采用立体定向的方法将微电极植入脑深部某一特定的区域，并通过皮下植入的程序化的脉冲发生器进行大脑深部电刺激。最早是行内囊电刺激治疗神经阻滞性疼痛和脑室周围灰质电刺激治疗躯体痛。后来更多的脑内靶点被发现对控制疼痛有效。中脑结构的相关核团对神经痛效果好，而刺激丘脑附近对神经阻滞性疼痛效果更佳，成功率可超过 70%。它的使用方法与上述脊髓电刺激镇痛法相似，存在的问题也是费用昂贵。

5. 周围神经阻断

根据疼痛区域的相应神经节段，选择其周围神经用化学制剂破坏阻断其传导通路，这是一种简单而又古老的有效办法。其效果可达到如同周围神经切断一样，但也可能 3 至 6 个月后复发。近年随着脊髓腔用药，周围神经阻断的选择有所减少，但就范围较局限的顽痛仍是一种较好的选择。因为这种方法不仅能有效止痛，而且能最大限度地避免并发症和副作用的发生。阻断破坏周围神经既可用化学制剂，也可用热凝射频的物理手段。化学制剂主要是用无水酒精和苯酚两种，而后者常跟甘油混合使用，因为它的黏稠度高、渗透性小、比重高、容易在局部沉淀形成高浓度而使得效果颇佳。而热凝射频则常要求穿刺将电极定位在周围神经。

6. 脊髓切开术

脊髓后根较细的纤维主要是无髓纤维，专司痛觉传导。它们从后根进入脊髓，在胶状带区与第二神经元形成突触，其纤维越过白质联合，交叉到对侧形成脊丘侧束。脊髓纵行切开术因双侧的交叉部位同时切断，而可达到双侧止痛的作用。因第一节神经元常上升数个节段才进入胶状带，所以，该手术对骨盆、双下肢、会阴部癌痛的治疗效果较好。为确保足够的镇痛效果，一般脊髓纵行切开术水平应高于疼痛最高水平 3 个节段。对于双侧上肢、躯干、内脏的癌痛，可施行高于 2 至 5 个节段的脊髓纵行切开术。在大多数的报道中，缓解疼痛有效率在 90% 以上。虽然近十来年有多种镇痛术式报道，但脊髓切开术仍是一种重要的术式，因能立即有效镇痛和并发症少而被广泛采用。

7. 腺垂体破坏术

垂体的神经腺体破坏术是一种有用的癌痛治疗手段。但其确切机制迄今尚无定论，疼痛抑制性神经元的体液和神经调节是一种可能的机制。疼痛的解除可能是疼痛中枢抑制的结果，脑垂体破坏术可诱发来自下丘脑的神经或体液效应，使疼痛被抑制。也有可能是切除垂体的内啡肽来源后，引起脑部其他部分的内啡肽代偿性分泌过多，进而提高痛阈有

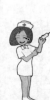

关。其适用于有多处转移，尤其是激素依赖型肿瘤患者。破坏的方法以前是用特殊的器械穿刺到垂体后，注入无水酒精，而现在主要是使用伽玛刀技术毁损垂体腺组织。

8. 丘脑切开术

丘脑是疼痛的最高中枢，行丘脑切开术是治疗慢性疼痛的一种有效方法，它是采用立体定向技术破坏单侧或双侧丘脑内部的特殊细胞群。感觉中继核细胞群是代表触和痛温的第三级神经元。毁损这种特殊感觉核，会让各种躯体感觉丧失。有一些痛觉纤维不经特殊的感觉核，而是通过其内侧的网状结构来传导的，它接收来自多突触系统的神经冲动，感受更原始、更深层次和难以定位的疼痛。这种非特异性的痛感觉细胞群的毁损，能达到止痛的目的，而一般不会导致躯体感觉丧失。长期以来，人们一直在寻找一种安全而有效的核团毁损来控制癌痛。Spiegel 教授早在 1947 年就用脑立体定向选择丘脑毁损来治疗顽痛，并取得了一定效果。Mark 在 1960 年选择丘脑束旁核作为靶向毁损核团。Romanelli 等在 2000 年认为可以通过脊髓前侧柱切断术和毁损丘脑的某些核团来缓解癌症顽痛。汪业汉等在 1997 年选择毁损脑内多核团：丘脑中央中核（central medial thalamic nucleus，CM） + 扣带回（cigulum，cg）来治疗癌症顽痛。Yen 在 2005 年用立体定向技术毁损双侧扣带回来治疗顽固性癌痛。此外，还有多位学者报道毁损丘脑的其他相关核团来控制顽固性癌痛，他们认为丘脑切开术镇痛具有并发症少和能持续止痛的优点。此外，丘脑是高级的疼痛神经中枢，在定位上能覆盖全身的疼痛区域。此种术式也可使用伽玛刀和 X 刀来完成，它们具有无创伤、并发症少和效果显著的优势。特别是当其他方法无效时，仍可选用。在前人取得这一领域成果的基础上，结合相关的文献与报道，笔者遴选了丘脑内髓板中的中央中核毁损来治疗癌症顽痛。在完成相关动物实验的基础上，证实了丘脑中央中核毁损后的镇痛效果。而后再应用于临床，采用脑立体定向热凝射频方法毁损该核团，治疗了 90 例各类癌症顽痛的患者，均取得成功。

二、立体定向丘脑中央中核热凝射频毁损控制癌症顽痛

（一）主要仪器和设备

1. 脑立体定向仪

暨南大学附属第一医院目前使用的定向仪是深圳安科高技术股份有限公司生产的 ASA - 602S 高精度脑立体定向仪［国药器监（准）字 96 第 103068 号］。该脑立体定向仪的技术性能指标和技术要求是：靶点命中准确度≤1.0 mm。可允许的手术靶点范围是：X 方向 50 ~ 145 mm，Y 方向 30 ~ 170 mm，Z 方向 55 ~ 145 mm。可允许的手术入路点的活动范围是：弓形架上的拖板沿弧形架作左右滑动 10° ~ 170°，弓形架沿框架作前后转动 20° ~ 250°。

2. 热凝射频仪和电极

本院使用的热凝射频仪是美国 Radionics 公司生产的 RFC - 3B 型和广州无线电研究所生产的 DSZ - 1 型，以及与其相配套的温度监控电极（直径为 1.8 mm，尖端裸露长度为 4 mm）。该热凝射频仪的主要技术性能指标如下：输出射频功率≤30 W，刺激方波频率是 2、10、25、40、50 Hz，刺激方波宽度是 0、1、2、5、10 ms，刺激方波幅度是 0 ~ 4 V。与其配套的电极直径为 1.8 mm，尖端裸露长度为 4 mm。

（二）手术方法

本组患者均使用国产 ASA - 602S 高精度脑立体定向仪。在局部麻醉下，正确稳妥地安置好脑立体定向仪框架，再将患者送往 CT 室扫描靶点定位，求出丘脑中央中核的三维立体坐标（$X=8$ mm，$Y=-8$ mm，$Z=0$ mm）。为了在 CT 扫描中能准确得到前、后连合的轴位图像，笔者的经验是将外眦上方 20 mm 之点与外耳门中点上方 35 mm 之点的连线作为 CT 扫描的基线，由此向上作薄层扫描几个平面，即能取得包括前连合和后连合在内的水平 CT 图像。在 CT 机的图像上可以直接测出丘脑中央中核的位置。求得该核团的三维立体坐标后转换至立体定向仪上，然后将患者送入手术室，在局麻的情况下，以眉弓后 12 cm，旁开中线 3 cm 处切开头皮、钻孔、切开硬膜应用热凝射频仪和配套的电极，将电极送入靶点后，毁损前进行低频（2 Hz）和高频（100 Hz）的电生理刺激验证核团的位置，尽量保证运动和感觉功能不受损伤，先行可逆性毁损实验（45 ℃，30 s），确定无明显并发症，逐渐加温到 70 ℃ ~75 ℃，持续 90 s。电刺激验证和热凝射频核团毁损是用同一电极前后完成的。本组有 63 例行双侧丘脑中央中核毁损，其余为疼痛明显对侧的丘脑中央中核毁损。在严密观察患者的神志、生命体征和四肢活动的同时，询问患者的主观感觉，取得满意的止痛效果后即终止手术，否则应适当地调整或扩大毁损区。

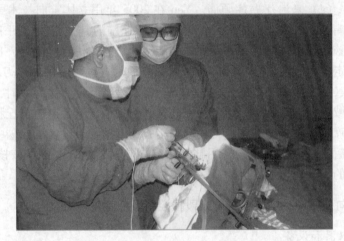

图 14-1　立体定向脑内核团毁损手术

三、伽玛刀丘脑中央中核毁损治疗癌症顽痛

（一）手术方法

在伽玛刀组是使用玛西普 SRRS 型伽玛刀及配套的 3.0 计划系统和 Leksell-G 型立体定向仪。首先在局麻下安装脑立体定向仪，安装前在头部标出 $AC-PC$ 的体表标志线，即鼻翼下缘与耳垂切迹所作的一条连线，并要求头架的基底环尽可能与标志线相平行，头架正中矢状面尽可能与头颅正中矢状面重叠。用 1.5 T 的 MRI 行薄层定位扫描，扫描方法：先行矢状位定位，后行 T1WI 和 T2WI 轴位扫描。扫描参数为 T1WI，TR400 ms，TE13 ms，2 次信号平均，矩阵 256×224，视野 FOV：24。T2WI，TR3 000 ms，TE102 ms。扫描范围包括以 $AC-PC$ 连线为中心的上下各三层，层厚/间距：2/0.2，这样可准确得到 $AC-PC$ 连线的轴位图像。在这张图像上定出 CM 核的三维立体坐标（$X=8$ mm，$Y=-8$ mm，$Z=0$ mm），以此坐标为中心，在计划系统中勾画直径约为 6 mm 近似 CM 核团的靶区。使用 4 mm 准直器，一个等中心点，用 50% ~60% 等剂量曲线包绕，中心最大剂量达 160 Gy，同时行双侧 CM 核伽玛射线照射毁损。

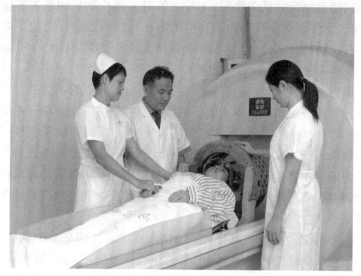

图 14 - 2　伽玛刀脑内核团毁损手术

（二）头颅伽玛刀毁损中枢核团镇痛概述

目前，应用非药物治疗顽固性癌痛主要是手术止痛和伽玛刀治疗两种，其原理均是通过破坏痛觉传导通路和刺激神经核团抑制疼痛反应来实现。手术止痛的方法有很多，主要有神经阻滞术、脊髓切开、丘脑切开、功能性垂体毁损、传导通路阻断和电刺激等一些方法。本课题采用脑立体定向丘脑中央中核热凝射频和伽玛刀毁损，都是应用传导通路阻断原理。总的来说，据相关综述文献与报道，在上述几种手术止痛方法中，无论采用哪一种手术来止痛，其总体有效率为 70% ~ 90%。但是，在手术后存在出血、感染、肢体瘫痪和脑脊液漏等一些并发症，更为严重的是存在一定的死亡率。特别是对一些晚期癌症顽痛患者，他们很难耐受手术的创伤。在各种强效的镇痛药物也起不到作用，或难以耐受其副作用的情况下，患者可能因丧失治疗的机会而感到绝望。伽玛刀作为一种基本无创的神经外科技术，具有损伤小、安全性高、无感染、无出血及死亡率基本为零等优点，为患者和医务人员所接受。其在毁损脑内核团治疗顽固性癌痛方面，更显示出其独到的优势，起着越来越重要的作用。

1968 年，Leksell 首次用伽玛刀治疗顽固性癌痛，并取得成功。1980 年，Steiner 等报告应用 Leksell 伽玛刀治疗 52 例恶痛，其中 32 例为癌性恶痛。他们采用丘脑腹后内侧核（VPM）毁损，照射剂量为 160 ~ 180 Gy。24 例患者单侧照射，26 例患者双侧照射。照射后 2/3 的患者立刻完全解除疼痛，8 例患者效果良好，18 例患者中度有效，15 例轻度有效，9 例无效。此外，还显示了 VPM 核毁损对上肢疼痛更有效。1995 年，Yung 等报道应用伽玛刀治疗各种顽痛，其靶点是以髓内板核为中心，有板内核、束旁核、中央中核、中背核外侧部等多个靶点。照射剂量为 160 ~ 180 Gy，准直器为 4 mm，1 ~ 3 个等中心点，多数单侧毁损，也有一部分是双侧同时毁损，随访时间是 1 ~ 22 个月，2/3 患者疼痛缓解，其中有 1 例死于双侧丘脑毁损后产生的放射性坏死。Yung 小组对难治性疼痛病例的丘脑髓板内核行电生理监测时发现，当患者疼痛发作时该部位产生过度的神经活动，抑制这种过度的神经活动即可止痛。这就是伽玛刀毁损丘脑髓板内核行中枢性镇痛的依据。

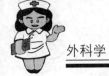

为验证丘脑核团毁损后的镇痛作用，Hirato 等对 8 例丘脑痛的患者实施了伽玛刀丘脑毁损术，5 例丘脑出血，3 例壳核出血。其中 7 例在行伽玛刀治疗之前，对丘脑进行了深层微电极记录并行丘脑切开术，采用 4 mm 准直器，最大剂量为 120 ~ 150 Gy，选择靶点为 Vim 核。其中 3 例病人做了第二次伽玛刀治疗。术后随访 7 个月至 8 年。结果在所有行常规丘脑切开的 7 例患者中，电生理研究表明在感觉丘脑的脑血管病变处，常常能够测到不规则脉冲放电的异常神经活动，其中 4 例，用伽玛刀对之前行丘脑切开术病变周围进行治疗，疼痛在 3 ~ 6 个月内缓解。未做过常规丘脑切开的患者，疼痛在 2 个月内缓解。2 例患者无效。全部病例未出现并发症，包括行 2 次伽玛刀手术者。Hirato 认为，在丘脑内的脑血管病变处和其周围存在异常神经电活动，包括对自然外周刺激的感觉反应变化或不规则的脉冲放电。伽玛刀镇痛手术选择的靶点应是接近源发丘脑病变的腹或尾侧部分，目的是改变丘脑感觉核未经治疗的残留部分。

其后，还有很多的学者在这方面开展了工作。有代表性的是，2004 年，Hayashi 等报告了应用伽玛刀治疗 9 例晚期癌痛伴全身骨转移患者，毁损靶点为脑内垂体和垂体柄，照射剂量为 160 Gy，选用 4 mm 或 8 mm 的准直器，1 ~ 2 个等中心点，视神经接受剂量 <9.0 Gy。随访 1 ~ 24 个月，结果显示，照射后数天患者疼痛完全解除，疼痛控制的时间持续到患者死亡而没有疼痛复发，也没有出现尿崩、垂体功能减退等并发症，其安全性和有效性均明显优于传统的外科功能性垂体切除。Yen 在 2005 年选择双侧扣带回毁损，Nelson 在 2006 年选择脊丘束，他们都公布了治疗癌症顽痛的经验。

（三）伽玛刀毁损脑内核团的机制和剂量

1. 伽玛射线毁损脑内核团的机制

普遍认为，DNA 是细胞内对放射线最敏感的靶点，细胞对电离辐射反应的分子基础是 DNA 损伤。现已证实，位于细胞核周边区的 DNA 是放射敏感区。除此之外，电离辐射可引起多种类型的 DNA 损伤，如单链断裂、双链断裂和碱基损伤等。这些损伤是放射线或自由基直接作用于 DNA 的结果，而自由基源自细胞内水和其他分子的放射性水解。电离辐射不仅损伤 DNA，并且干扰复制和转录功能。电离辐射干扰 mRNA 的合成，说明电离辐射干扰了基因表达。已有许多放射线引起的基因调节机制被发现，包括翻译后和转录后的修饰、RNA 传递过程被抑制、诱发转录新的基因以及原有基因转录被取消。对细胞本身的损伤，一般认为是放射线通过直接或间接的细胞作用使细胞关键组织成分失活而引起的，这些关键的成分就是靶体内的增殖细胞，也就是说，有能力复制的细胞对电离辐射更敏感。放射性死亡细胞有两种类型，即间期性死亡和增殖性死亡，前者需要数百 Gy 照射剂量，而后者只要通常治疗剂量即可引起死亡。增殖性死亡被认为是染色体异常的表现，目前普遍认为染色体异常的原因就是放射性 DNA 的双链断裂。

而就中枢神经系统来说，脑内神经组织主要由两类细胞组成，即神经元和神经胶质细胞，均来自神经外胚层。由于大脑皮质神经元数量是静止的或几乎是静止的，所以神经元对放射线相对不敏感，神经元变性和灰质坏死需要较大的放射剂量。脑内胶质细胞主要有两类：星形胶质细胞和少突胶质细胞。星形胶质细胞被认为是向神经元提供保护屏障，并且是组织修复和疤痕形成的主要细胞。研究证实，脑内胶质细胞和血管内皮细胞有保持继续增长的能力，其细胞周期近 20 小时，增殖状态的细胞在出生后两周占总量的 10%，成年后降至 0.4%。因而脑内对放射线敏感的增殖细胞就是血管内皮细胞和神经胶质细胞，

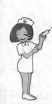

后者主要指少突胶质细胞。肿瘤组织和血管畸形通常对很低的辐射剂量敏感，是因为相对于健康组织，其增殖较为快速。

2. 伽玛射线毁损脑内核团的剂量

综合文献研究与报道，就针对脑内核团毁损所需要的一次性总剂量，各报道大体相同。因为丘脑核团主要由神经元构成，而神经胶质细胞很少。神经元细胞在数量上几乎是静止的，他们对放射线相对不敏感。所以，一般都用 4 mm 的准直器，一次性单剂量给予 150 ~ 180 Gy。为进一步验证一次性毁损脑内核团所需剂量和准直器的资料，刘宗惠等曾用狗的动物实验报告，使用 4 mm 的准直器，依次给予 90 Gy、120 Gy、150 Gy、180 Gy 的一次照射剂量。1 个月、3 个月、6 个月、12 个月后，用 MRI 和病理光镜检测狗经伽玛放射线照射后脑组织的变化。图 14 - 1 可见坏死区呈干酪性坏死，血管周围水肿。

刘宗惠报告还证实，直径 4 mm 的准直器，120 Gy 照射后即可产生毁损灶，但并不十分稳定。直径 4 mm 的准直器，150 Gy 照射后可出现稳定的坏死灶。直径 4 mm 的准直器，180 Gy 照射后 2 个月内即可产生 8 ~ 9 mm 的坏死灶。但周围脑组织的反应很强烈。因此，在临床上脑内核团毁损治疗时，一般一次大剂量照射不应大于 180 Gy。据报道，国内有用伽玛刀技术毁损脑内相关核团治疗癫痫和震颤麻痹。资料检索还没有发现与伽玛刀治疗癌症顽痛相关的文章。在本课题研究中，治疗都是用 160 Gy 的一次单剂量，经临床和术后的 MRI 观察，都达到了预定的目的，且没有出现其他的严重并发症。这样既能保证靶区毁损灶的稳定产生，又能大大减少术后脑水肿反应的发生。

3. 丘脑中央中核及其 MRI 的定位

丘脑中央中核（centromedian nucleus）属于丘脑的板内核群，是间脑中最大的部分，位于第三脑室两侧。丘脑背面覆盖了一薄层纤维，称为带状层，丘脑内部有与带状层相续连的 Y 形白质板，称为内髓板（internal medullary lamina），它将丘脑大致分为前、内和外侧三个群。内髓板有板内核群，它位于丘脑内、外侧核之间的内髓板内，内髓板有板内核群，其中包括中央中核、中央旁核、中央外侧核、束旁核和中央内侧核。丘脑中央中核是丘脑内髓板核群中最大的一个，它前后直径约 7 mm，上下约 8 mm，左右约 6 mm，整体约呈球形。在与神经纤维的联系中，它不仅是脊髓前外侧网状结构上行纤维到大脑皮层投射的主要通路，还要在脊髓丘脑束的许多传导慢痛的无髓纤维穿越期间，同时接受中脑中央灰质等传导的疼痛。

要在伽玛刀计划系统中将中央中核准确定位，首先需在磁共振断层扫描中，求得大脑立体定向坐标系统中的大脑原点、前连合、后连合等重要结构。本课题的经验是首先在安装脑立体定向仪时，在头部标出 AC - PC 的体表标志线（鼻翼下缘与耳垂切迹所作的一条连线），并要求使头架的基底环尽可能与标志线相平行，头架正中矢状面尽可能与头颅正中矢状面重叠。这样在头部扫描时，才能在不打角度的情况下，用薄层轴位于丘脑区域扫描，就能准确得到同一图片上包含有前联合和后联合的结构。在具体扫描时，先行矢状位定位片，后行 T1WI 和 T2WI 轴位扫描。扫描参数为 T1WI，TR400 ms，TE13 ms，2 次信号平均，矩阵 256 × 224，视野 FOV：24，T2WI，TR3 000 ms，TE102 ms。扫描范围包括 AC - PC 连线为中心的上下各三层，层厚/间距：2/0.2，这样就可准确得到含有 AC - PC 连线的轴位图像。在这张图像上定出 CM 核的三维立体坐标（$X = 8$ mm，$Y = -8$ mm，$Z = 0$ mm），以此坐标为中心，在计划系统中勾画直径约 6 mm 近似 CM 核团的靶区。这个靶

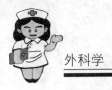
区基本等同中央中核的解剖体积，据伽玛刀计划系统模拟的靶点精确度，误差可控制在0.5 mm 以内。伽玛刀术后，笔者曾复查患者的磁共振影像片，也得到了证实，在图14-2中可见伽玛刀毁损核团后的位置和大小与 CM 核团的位置和大小基本一致。

第三节　展　望

早在公元前，人们就有用电刺激镇痛的经历。例如用能产生电的鳗鱼和带电的鱼种放在身体疼痛的部位，能起到镇痛的作用。20 世纪 60 年代，Shealy 在脊髓的背侧实验中用电刺激镇痛取得成功。但由于当时工业技术的原因，电池和电线的技术要求都不能达到在临床推广应用的水平。而其真正的止痛机理也没完全搞清楚，人们推测是传导痛通路的"阀门学说"和抑制疼痛的"P 物质释放"学说两种解释。脑深部刺激真正应用于临床治疗顽固性疼痛是在 1954 年，随着时代的发展和技术的进步，人们不断对刺激电极、发射器盒、电池的寿命和电线的材料进行改进，同时对脑深部和脊髓内的刺激靶点结构加以探索和提高，使得这一技术成为当今治疗顽固性疼痛的重要术式。其治疗顽固性疼痛的效果虽众说纷纭，但普遍认为对伤害性疼痛的治疗效果优于传入性疼痛，据 Bittar 研究，两者的镇痛效果分别是 63% 和 47%。这也是在国外该术式主要用于治疗一些良性的顽固性疼痛，而很少治疗癌症顽痛的原因之一。其二是该套电极设备价格十分昂贵，根据我国的国情应用中枢刺激电极来治疗癌症顽痛还是难以接受的。

总之，顽固性癌痛的治疗是一个非常棘手的难题，没有一种特别的专一治疗方法，须根据患者的原发病变、身体情况、疼痛部位和程度、当地医院的技术条件和设备等，选用合适的治疗方法。

（刘灵慧）

参考文献：

［1］刘灵慧，陈善成，龙大宏等. 丘脑中央中核毁损治疗癌症顽痛的实验和临床应用. 癌症，2003，22（3）：314～316.

［2］Yen C. P. , Kung S. S. , Su Y. F. , et al. Stereotactic bilateral anterior acingulotomy for intractable pain. *Clin Neurosci*, 2005, 12（8）：886－890.

［3］World Health Organization. *Cancer Pain Relief*. Albany, NY：WHO Publications Center, 1986.

［4］Yen C. P. , Kung S. S. , Su Y. F. , et al. Stereotactic bilateral anterior cingulotomy for intractable pain. *Clin Neurosci*, 2005, 12（8）：886－890.

［5］Hayashi M. , Taira T. , Chernov M. , et al. Gamma knife surgery for cancer pain-pituitary gland-stalk ablation：A multicenter prospective protocol since 2002. *J Neurosurg*, 2002, 97（5）：433－437.

［6］Yoon M. H. , Choi J. I. , Kim S. J. , et al. Synergistic antinociception between zaprinast and morphine in the spinal cord of rats on the formalin test. *Eur J Anaesthesiol*. 2006, 23（1）：65－70.

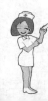

第十五章 肝移植的现状和展望

大器官移植是现代医学领域的前沿学科，肝移植（liver transplantation，LT）是其中难度最大、涉及学科最多的一项新兴技术。它已成为治疗终末期肝病唯一有效的手段，目前在欧美国家已成为常规治疗方法。

第一节 肝移植的发展历史

1955 年，Welch 最早施行了狗的同种异位肝移植并提出肝移植的方法，许多肝脏病学家对此表示困惑不解。1956 年，Jack Cannon 提出肝移植手术的最初设想并实施了狗同种原位肝移植，且描述了手术的基本步骤。这一智慧的构思很快由实验室进入临床实践，随后 50 年时间里，肝脏病学在基础研究的方式和内容方面发生了巨大的改变。1959 年和1960 年，Moore 和 Starzl 分别进行了狗肝移植的实验研究，摸索和创造了一整套可行的手术技术和移植术式。1963 年，Starzl 首先为一先天性胆管闭锁患儿施行原位肝移植（orthotopic liver transplantation，OLT），虽然患儿死于术中出血，但毕竟揭开了人类肝移植的序幕。1963—1967 年，Starzl 共施行 9 例人肝移植，大多数患者均在术后短期内死亡，仅 1 例存活 400 余天。几乎是与 Starzl 在同一时期，Calne 也为肝移植的临床应用作出了贡献。但由于当时免疫抑制剂仅局限于类固醇和硫唑嘌呤，移植效果令人失望。以 5 年生存率计，20 世纪 80 年代初仅 20% 左右。直到新一代药物环孢素 A 问世，加之主要适应证逐渐转为良性终末期肝病，手术效果取得巨大进展，1 年存活率为 82%~85%，5 年存活率已达 75%~80%。长期生存的患者中近半数可做部分或全日工作，存活者最长已过 30 年。肝移植使肝脏病在临床治疗方面找到了一条更先进的手段，并且使肝脏外科的范畴形成了一种新的概念。

1983 年，美国国家卫生研究院正式批准肝移植为终末期肝病的一种治疗方法，应予以推广。自此，全世界广泛开展肝移植手术。以"肝移植中心"计数为例，仅美国就由原来的 6 个扩展到 102 个。欧洲和澳洲也有许多"肝移植中心"相继成立。目前可以说一个真正的肝脏病治疗中心不可能不具备进行肝移植的能力。现今全球肝移植手术以每年8 000~10 000 例次速度前进，迄今已累计超过 10 万余例，等待接受肝移植的患者每年高达万人以上。

我国肝移植始于 1977 年，从 20 世纪 70 年代末期的最初尝试到 80 年代的彷徨、停滞再到 90 年代再度起步，并获得较大发展，特别是近几年来，这一工作在国内得到广泛开展和迅猛发展，主要表现在：移植数量每年大幅增加，开展移植的单位越来越多，具有一定规模的中心逐步形成；移植近远期疗效不断提高；新的术式不断开展；UW 液、CsA、FK506、塞尼哌等器官移植用药普遍用于临床；相关的基础研究更加广泛和深入。（据统计，截至 2001 年年底，国内肝移植的数量达 961 例，其中 2001 年全年超过 500 例。国内受体存活时间最长达 8 年。良性肝病移植后 1 年存活率已超过 80%。）

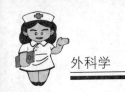

第二节　肝移植的现状与进展

一、肝移植的适应证

从理论上说，一切肝病用常规的内外科疗法不能治愈，而预计在短期内（6～12个月）无法避免死亡者，均可作肝移植。但由于手术适应证不同，肝移植术后生存期有显著差异，由此人们认识到肝移植的患者术前必须进行严格的选择。肝移植的主要适应证已由肝脏的恶性肿瘤转变为各种终末期肝病。所谓终末期肝病，指内外科无法治愈的各种急性、慢性、先天性和代谢性肝脏疾病。肝移植已成为终末期肝病最确切、最根本的治疗手段。据不完全统计，迄今为止，肝移植已被成功用于60多种肝脏疾病的治疗。依据疾病的性质，可概括分为：终末期肝病（包括肝炎后性肝硬化、胆汁淤滞性疾病、酒精性肝硬化）、肝脏恶性疾病、先天性代谢障碍疾病和急性或亚急性肝功能衰竭。对成人来说，适应证主要是坏死后性肝硬化、酒精性肝硬化、原发性胆汁性肝硬化、原发性硬化性胆管炎及肝脏恶性肿瘤等；儿童主要为胆管闭锁、先天性代谢障碍疾病。而以往死亡率很高的各种肝炎病毒、药物或毒物所致的爆发性肝功能衰竭患者接受肝移植术成功的数量越来越多，并且疗效良好。虽然，大多数肝移植患者的适应证是终末期肝病患者出现一个或多个严重的肝功能衰竭和门脉高压症相关并发症，但为了改善一些慢性肝病患者严重不佳的生活质量，肝移植可在肝病尚未出现上述并发症的早期进行。

二、肝移植的禁忌证

肝移植的禁忌证不断地发生改变，一些以往认为是肝移植的绝对禁忌证，如门静脉栓塞，现已成为相对禁忌证；而一些以往认为是良好的适应证，如慢性乙型或丙型病毒性肝炎、肝脏恶性肿瘤等，由于术后的复发率极高，目前被认为是相对甚或绝对禁忌证。一般认为，肝移植的绝对禁忌证是指患者在一定的临床状况下，肝移植的疗效或预后极差，不应该成为治疗方式予以选择。相对禁忌证是指肝移植可能会产生并发症和极高的死亡率，但某些情况下可取得令人满意的长期存活率。绝对禁忌证包括肝胆管以外存在难以根治的恶性肿瘤，存在难以控制的全身性感染、难以戒除的酗酒或吸毒者、HIV阳性、心理变态或精神病以及重要生命器官功能衰竭者。相对禁忌证包括受体年龄≥65岁、曾行复杂的上腹部手术者、门静脉栓塞者、肝细胞性肝癌和胆管细胞癌以及HBeAg阳性者。

三、关于适应证的争议和把握

（1）原发性肝癌作为肝移植的适应证一直存在许多争议。早期的肝移植对象大都是肝癌病人，肝移植治疗肝癌的总体疗效让人沮丧，患者5年生存率低于20%。由于供肝的日益紧缺，肝癌是否是肝移植的适应证近年来存在较大争议。目前欧洲各个国家对肝癌患者适应证把握更为严格，美国、欧洲、加拿大及澳大利亚因肝癌行肝移植的仅占3%～8%。目前国际上通常以米兰标准作为选择肝癌患者行肝移植的标准：①单个肿瘤直径≤5 cm；②多发肿瘤不超过3个，每个直径≤3 cm；③无血管浸润；④无肝外转移病灶。有报道显示，符合该标准的病例3年生存率高于80%，而超过该标准的病例3年生存率低于50%。

越来越多的证据表明，符合米兰标准的肝癌肝移植术后无瘤生存率明显高于肝切除，常可获得与良性肝病肝移植同样满意的术后生存率和生活质量。其他如器官共享联合网络（UNOS）的 Pittsburgh 标准、UCFS 标准及日本京都大学标准等，均对肝癌肝移植的标准有指导意义。但实际工作中各个移植中心很难完全按照某一固定的标准选择患者，而肝癌肿瘤的大小及数量、血管和淋巴结侵犯、肝外转移、肿瘤的组织分化程度、移植技术等均会影响肝移植预后。如果拘泥于某个规范的肝癌肝移植适应证的标准，可能会使一些患者失去肝移植治疗机会。

我国肝癌患者较多，每年死于肝癌者超过 10 万，全球每年原发性肝癌新发病例的一半以上在我国。如果严格按照米兰标准，许多肝癌病人将丧失治疗机会，所以我国肝癌肝移植的适应证相对要宽泛一些。肝癌肝移植不仅局限于早期肝癌，许多无远处转移的进展期肝癌亦成为肝移植的适应证。2005 年度中国肝移植注册数据显示，有 49% 的供肝移植给了肿瘤病人。但目前在我国肝癌肝移植尚未制定出统一的适合我国国情的移植标准，许多大的移植中心根据各自的经验，因地制宜，在米兰标准的基础上适当扩大适应证，以最大限度地将肝癌患者纳入移植患者的群体中，并取得了不俗的成绩。

（2）酒精性肝硬化。欧美国家酒精性肝硬化很常见，此类病例在我国近年有明显增长的趋势。由于移植后患者重新酗酒，最初酒精性肝硬化肝移植效果较差。后来一些移植中心成立包括精神科在内的多学科组织来预测患者对长期禁酒的依赖性，从而作为选择受者的标准。这些中心报道酒精性肝硬化肝移植的长期生存率与其他类型肝硬化相比并无差异。虽然越来越多的移植学家已经认可酒精性肝硬化应行肝移植，但在行肝移植的选择标准上仍存在争议。目前各大移植中心通常在移植前要求患者戒酒一段时间，选择那些低度危险，即戒酒超过 6 个月，经预测可长期禁酒且依赖性良好的患者行肝移植。

（3）慢性乙型肝炎近几年发展最为迅速。由于最初不能很好地解决移植后受者乙肝复发的问题，患者移植术后生存率很低。乙肝终末期患者行肝移植术后，若没有预防措施，乙肝复发率极高。据文献报道，术前 HBsAg（＋）者肝移植术后乙肝复发率高达 70% ~ 80%，复发后 1 年实际生存率仅为 68%，3 年生存率为 44%，5 年生存率为 17%。能否为乙肝病毒（HBV）表面抗原阳性的患者行肝移植曾是一个有争议的问题。但随着近年来抗病毒治疗技术的进步，肝移植术后乙肝复发率被大大降低，肝移植已成为慢性乙肝肝硬化失代偿期首选的治疗方法。目前公认的预防肝移植后乙肝复发最有效的方法，是肝移植术后高效价乙肝免疫球蛋白（HBIg）联合拉米夫啶。目前，欧洲的多数治疗中心使用 HBIg 治疗时，其剂量以能维持患者体内抗 HBs 的最低滴度水平 > 100 μg/L 为准。Ciccorossi 等报告，联合应用拉米夫啶与大剂量 HBIg，可使肝移植后乙肝复发率减少到 13.4%。Angus 等使用肌注 HBIg ＋拉米夫啶预防疗法使肝移植术后乙肝的复发率维持在 3%。

四、肝脏移植的适宜时机

如何确定适宜的移植时机是十分重要和必要的，但有时是很困难的。许多移植中心的经验表明，移植前肝病越重，手术病死率越高，存活率越低，故确定为肝移植候选者后，应积极进行术前准备，等待供肝，争取在出现肝功能衰竭或严重并发症以前实施手术，即肝移植术应该在疾病有足够的发展病程以使患者有充分的机会通过其他方法稳定或恢复病情，但又要在手术能成功施行的阶段进行。因此，患者需依据以下 3 个方面来判断是否需

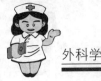

行肝移植：①患者不进行肝移植的预期生存率；②手术并发症和病死率的风险因素；③移植后的生存率。人们一直试图从患者的多项参数中筛选出对判断肝移植风险及预后有指导意义的客观指标。但迄今为止尚无一种得到普遍公认的评价模式可对肝移植受体的预后作出准确的预测。另外，患者的精神社会因素和经济状况也是确定时机时需要考虑的因素之一。

五、肝移植外科技术的发展

传统的肝移植术式是原位全肝移植。由于供体来源远较受体为少，特别是儿童，供肝短缺的问题尤为突出，因此，出现了新的手术方式以适应各种病情的需要，如减体积肝移植、劈裂式肝移植、背驮式肝移植、活体部分肝移植、辅助性肝移植、再次肝移植以及肝与其他器官联合移植。这样部分地解决了供肝短缺的问题，增加了全球肝移植的数量，并开创了多器官联合移植的崭新领域。

在没有建立静脉—静脉转流的条件下，原位肝移植术中血流动力学严重紊乱使移植初期的术中和围手术期病死率增加。1982年，匹兹堡移植中心首次将静脉转流用于肝移植，为肝移植发展清除了一大障碍。随即转流在全球范围内被广泛运用，但逐渐发现转流也有许多缺点，如耗时，费用昂贵，全身肝素化的应用可引起全身凝血功能障碍、机械性血细胞破坏和转流血管并发症等。随着手术技术的不断提高，无肝期愈来愈短，近年来愈来愈多的移植中心已不再采用该技术。资料显示，采用静脉转流与否并不影响肝移植术后患者的生存率，转流和不转流两者在术中出血、术后肠道功能恢复、肾功能损害等方面均无差别。年迈体弱、心功能差尤其是合并肺高压的患者，因无法忍受无肝期血流动力学的剧烈波动，使用转流较为安全。保留受体下腔静脉的背驮式原位肝移植技术不需采用转流，但该术式不适用于肝脏恶性肿瘤患者。

由于供肝的日益短缺，供肝匮乏已成为制约肝移植进一步发展的世界性难题，移植学家不得不进一步开展新的移植术式以拓展供肝。其中活体肝移植（LDLT）由于具有亲属间组织配型好、供肝冷热缺血时间短等优点，近年发展最为迅速。

自从澳大利亚 Strong 医师于 1989 年成功开展第一例活体肝移植以来，LDLT 在世界各地得到了普遍的接受和积极的开展，尤其是在亚洲主要的肝移植中心。据日本、韩国和中国的台湾、香港地区 4 个中心报告，在过去 12 年间共施行 LDLT 1 508 例，其中日本京都大学达 1 100 例，患者 1 年和 5 年生存率分别为 90% 和 85%。早期的 LDLT 是人供体供肝给小儿患者，后来日本的 Makuuchi 等于 1993 年成功地施行了首例成人间左叶 LDLT。早期 LDLT 采用的是左半肝移植物，左半肝可以满足小儿受者肝功能的需要，但由于左半肝体积偏小，不足以满足成人受者肝功能的需要，术后并发症较多。1996 年，日本学者和香港大学玛丽医院施行了世界上首例成人间活体右半肝肝移植，获得成功。从 1998 年开始，肝右叶成为成人活体肝移植的标准移植物。成人右半肝移植最主要的问题是如何保证供者的安全及受者移植物的功能。供体的安全应为活体肝移植首先考虑的最重要的问题。左叶供肝供者承担的风险较小，临床鲜有报道供者死亡的病例。而右叶供肝风险较大，早期资料显示右叶活体肝移植供者的死亡率为 0.3%，最主要的死亡原因是大范围右肝叶切除后发生肝功能衰竭。近年来随着外科技术的进步，死亡率有所降低，但仍时有供者死亡的个例报道。采用成人右叶肝移植目前已有共识：移植物和受体的体重比最好在 0.8% ~

1.0％。如果采用体积计算，供体右叶肝脏占受体预测标准肝脏体积（ESLM）比应该在40％以上。右半肝移植是否保留肝中静脉一直存在较多争议，目前很多移植中心采用不包括肝中静脉的右半肝作为供体，主要是基于供体安全性的考虑，但缺乏肝中静脉的右半肝移植物往往存在不同程度的静脉回流障碍，且易导致严重的小肝综合征。胆道重建被认为是 LDLT 手术的最难点，目前比较一致的意见是：如果供肝只有一根右肝管，则将右肝管与受体肝总管或者右肝管行端端吻合；如果有多根肝管分支，则在行胆管—胆管端端吻合的基础上将其余胆管与近端空肠行 Roux－Y 吻合。

到目前为止，肝移植的手术技术已发展为以下 8 大种类：

（1）典型全肝移植（whole liver transplantation）。

（2）减体积肝移植（reduced-size liver transplantation）。

（3）劈离式左—右半肝移植（split liver transplantation，一肝两受）。

（4）活体左半肝移植（living left-lobe-liver transplantation）。

（5）活体右半肝移植（living right-lobe-liver transplantation）。

（6）全肝骨牌式肝移植（domino whole liver transplantation，一肝两受）。

（7）全肝—劈离式半肝混合骨牌式肝移植（domino split liver transplantation，一肝三受）。

（8）活体双左半肝移植（double living-left-lobe liver transplantation，两供一受）。

减体积及活体肝移植均采用类似于背驮式肝移植的技术，为保证肝静脉流出道的通畅，多采用扩大的吻合口术式，如 T 形切开肝左或肝右静脉入口并剪开部分供肝肝静脉开口，使之相匹配，这样形成一个较大的吻合口，既可避免成角又可避免吻合口狭窄。

1. 右半肝移植

右半肝移植多用于成人—成人活体肝移植（adult-to-adult living donor liver transplantation，ALDLT），通常因左半肝体积过小而不能满足另一成年患者的生理要求，因而出现活体右半肝移植。右半肝移植在切除时由于解剖部位的特点，难度较大，对供者的损伤也较重，尤其是关于肝中静脉的取舍问题，各中心经验尚不一致。右半肝有较大的肝静脉引流，第Ⅴ和Ⅷ肝段汇入肝中静脉。右半肝移植而不带肝中静脉可引起肝前段严重淤血、肝功能不良甚至死亡。Lee 和 Tanaka 都有此类惨痛的教训，因此提出没有肝右静脉主支的供者是右半肝供肝的绝对禁忌证（Tanaka）。同时指出前叶的引流问题可以通过静脉搭桥的重建而得到解决（Lee）。丹佛中心采用右半肝作为成人—成人供肝，1997—2001 年共施行 41 例，术后供者全部返回工作岗位，93％的受者存活超过 9.6 个月。成人—成人肝移植是目前发展最为迅速的治疗方案，过去 5 年中共 1 000 例，而其中 500 例是过去 6 个月中猛增的结果，约占同期活体肝移植总数的 1/3。该比例几乎与同期亲属活体肾移植在总体肾移植中的比例相当。2000 年在美国具有代表性的纽约州已经全面达到以上指标。

2. 骨牌式肝移植

骨牌式肝移植亦称为连锁型肝移植，主要用于治疗某些代谢性疾病（metabolic disorder），其典型病例为"家族性淀粉样多神经变性"（familial amyloidotic polyneuropathy，FAP），此种肝脏易主后可在新的受者发挥相当的肝功能作用，因此具有再利用价值，并作为"边缘型"供肝来源之一。日本 Tanaka 中心将劈离式肝移植与骨牌式肝移植连用，施行两例连锁型肝移植，手术涉及 2 个原供者、2 个 FAP 病人受者和 4 个由于其他原因所

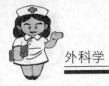

引起的终末期肝病患者。虽然术后受者中有 1 例死亡，但该术式已将肝移植技术推到了极限。必须指出此种连锁移植应严格控制适应证，已有报道过敏体质可通过肝移植转给受者。

3. 活体双左半肝移植——两供一受

一项来自韩国的报道表明，为解决亲属活体肝移植供—受者双方安全性问题，如"小肝综合征"（small for size syndrome），采用双活体—双左半肝移植，即"两供一受"的手术方式。10 余例临床手术表明效果良好。该术式涉及两个供者，不但手术难度和危险性因此提高一倍，而且也将医学伦理问题推向了极限。

值得强调的是：活体肝移植、劈离式肝移植及"一肝多受"移植均需严格计算和评估各自肝脏保留部分或移植部分体积是否能支持和维持生命。推荐移植部分体积应占受者体重的 0.8% ~ 1%，但同时必须考虑患者的病情。Fan 提出供肝部分只要大于原受者肝的 40% 就行，供肝占受者体重 1% 的概念约相当于占受者肝的 50%。CT 成像的应用可以精确地计划成人—成人活体肝移植切面及手术方案。现普遍认为三维立体 CT 比血管造影有更好的、至少相当的肝动脉成像效果。其优点在于能精确地了解血管发源状况和某血管段的相对长度以及分支的位置。以上发现与术中所见几乎完全吻合。

活体肝移植受者手术虽类似于背驮式肝移植，但供者手术并不类似于单纯的肝叶切除。其不同之处在于供移植部分具有强烈的"自私性"：①必须保护所切取部分肝脏所属血管可供移植；②持续灌注直到最后一秒；③为重建各系统而需多切取一定长度的肝静脉、肝内胆管、门静脉，因此对受者危险性极大。个别活体供肝后因发生肝功能衰竭自己需要肝移植，此种并发症如发生在供肝缺乏的地区，若不能及时得到供肝其后果可想而知。活体供肝供者因手术原因的直接死亡率目前约为 0.05%，比活体供肾供者大 10 ~ 20 倍。

4. 在体或离体劈裂供体肝

此类特殊问题仅存在于有心跳脑死亡尸体供肝和 Domino 供肝，实际上活体供肝均为在体劈肝，其缺点在于：手术时间长，出血多，可影响其他器官，如心、肾、胰。但 6 例追踪观察表明，如能在术中维持血压、呼吸稳定，将不会对其他脏器造成负性影响。而离体劈肝的缺点有：①冷缺血时间长；②不易发现可能潜在的出血点；③不易发现可能潜在的胆漏。

鉴于活体肝移植手术难度及供—患和患—患之间的高风险性，此类手术应仅限于在具有丰富经验的肝外科和肝移植中心进行。由于亚洲地区文化习俗的差异，供者器官捐献来源极其匮乏，因而刺激了亲属活体肝移植在该地区的发展，目前已形成具有国际领先地位的 4 大中心：①日本京都（Tanaka K.）；②中国台湾高雄（陈肇隆，Chen C. L.）；③中国香港（范上达，Fan S. T.）；④韩国首尔（Lee S. G.）。亚洲亲属活体肝移植无论在数量上还是在长期存活的质量上均超过欧美其他移植中心。目前欧美大约有 50 个中心可以开展成—成活体肝移植手术（ALDLT）。

在众多的亲属活体肝移植中，据报道有 1 例由内脏转位的父亲供肝，移植给内脏转位的儿子，实属罕见病例。全内脏转位畸形多同时伴有胆道闭锁畸形，该受者属于此类。

5. 术后胆道并发症

肝移植术后胆道并发症发生率约为 1/8，早期多为手术因素；晚期多为肝动脉栓塞，保存损伤、排斥反应、原发病复发。重建良好的移植肝血供是避免中晚期胆道并发症的关键。

六、新免疫抑制剂不断推向临床

临床肝移植发展至今，所取得的成功在很大程度上有赖于免疫抑制剂治疗的发展。1979 年，Calne 首先将环孢素 A（cyclosporine，CsA）应用于临床，使肝移植 1 年存活率明显提高，它的出现对近 20 年来器官移植的发展起到了巨大的推动作用，并促进了新型免疫抑制剂的研究工作。1989 年日本推出 FK506，使肝移植的生存率进一步提高。目前以 CsA 为主辅以小剂量激素和硫唑嘌呤的三联，以及以 FK506 为主的二联用药成为免疫抑制用药方案的经典案例。此外，多克隆抗体（ALG 和 ATG）、单克隆抗体（OKT$_3$）在移植时抗排斥中也起重要作用。近年来 CsA 的新剂型 Neoral、新抗代谢药物 MMF（骁悉）、IL－2α 受体拮抗剂塞尼哌等均已在临床获得应用，虽然这些药物在肝移植中的长期疗效有待进一步总结，但它们为临床的个体化方案选择提供了帮助。免疫抑制剂应用的总原则是尽量减少药物的种类和剂量，只要移植肝功能正常，就不囿于固定的药物浓度，以取得预防排斥和减轻副作用的最佳效果。

七、肝移植术后并发症及其处理

肝移植术后的各种并发症仍然是阻碍受体存活率及移植肝存活率进一步提高的重要原因。目前术后早期并发症如术后出血、重建血管和胆管的并发症较前已大为减少，然而肝移植毕竟是一项技术复杂的手术，手术的成功仅仅是完成了一个完整工作量中的一小部分，围手术期及远期的管理治疗工作仍相当艰巨。胆道并发症和血管并发症仍然是阻碍肝移植疗效进一步提高的重要因素。此外，长期应用免疫抑制剂可发生神经系统并发症、骨病、高血压、糖尿病、肾功能损害等后期并发症。器官移植后新生恶性肿瘤发生的危险性上升也被公认。如何正确认识、及时诊断和处理这些并发症是提高肝移植远期效果的关键。

第三节　肝脏移植术后移植肝肝炎的防治

肝移植术后移植肝的肝炎主要有药物性肝炎和病毒性肝炎，若不能得到及时治疗，严重者将危及生命。

一、药物性肝炎

移植肝发生药物性肝炎的主要原因是免疫抑制剂的使用，免疫抑制剂均可在一定条件下引起肝脏损害；肝移植患者亦可因肝脏受损、感染及其他并发症的治疗引起药物性肝炎。预防的最根本方法是减少或避免使用对肝脏有损害作用的药物。在使用有肝损作用的药物时，有条件的话可进行药物浓度检测，定期复查肝功能。应用免疫抑制剂的时候，要随时监测药物浓度，及时调整药物剂量。

二、病毒性肝炎

在器官移植后 6 个月内及移植后期，病毒感染成为感染的一个主要原因，免疫抑制剂的应用也增加了病毒感染的易感性。常见的能引起移植肝肝炎的病毒为巨细胞病毒、单纯疱疹病毒、乙型肝炎病毒、丙型肝炎病毒和腺病毒等。

我国为乙肝高发国，极大部分接受肝移植者为感染乙肝的晚期肝病者，乙肝病毒阳性的受体肝移植后大部分面临乙肝复发的危险，移植肝发生乙肝严重感染是移植失败的重要原因。肝移植后乙型肝炎复发的患者其预后尚难令人满意。目前认为，乙肝免疫球蛋白（HBIg）、干扰素以及抗乙肝病毒药物泛昔洛韦（Famciclovir）、拉米夫啶（Lamivudine）可抑制 HBV 的复制、降低其复发或将 HBV – DNA 转阴。大剂量的 HBIg 的应用可在一定程度上预防 HBV 复燃，遗憾的是 HBIg 价格昂贵，且有资料显示 HBIg 治疗者的单核细胞中仍存在 HBV 复制体，很难确定停药时机。拉米夫啶能抑制 DNA 的复制，是目前较有前景的一种抗病毒药，现已明确在肝移植前后用药能预防乙肝复发。但单用仅中等程度有效，而用药 1 年 60% 的患者出现基因突变，有资料显示它与小剂量 HBIg 连用的预防作用较单用好，可预防 HBV 复发。

对于丙型肝炎所致终末期肝病，肝移植是唯一有效的治疗措施。丙肝较乙肝隐匿，长期随访研究显示丙肝病毒感染的病理组织变化较乙肝轻，但术后复发率大于 95%，主要为病毒血症，并不影响移植后 5 年生存率。目前尚无有效抗病毒疗法抑制它的复发，虽有资料显示干扰素可能在某些患者中能抑制其活性，但治疗前景尚不乐观。

第四节　对移植肝肝病复发的预防研究

进入 21 世纪以来，作为治疗终末期肝病最有效方法的肝移植得到了蓬勃的发展，与此同时，供肝短缺问题较以往更为突出。严峻的现实促使移植学家在选择受体方面更为谨慎，更为重视移植肝肝病的复发，以期提高受者长期生存率，更好地利用宝贵的供肝资源。移植肝肝病复发主要指病毒性肝炎和肝癌复发，它们是目前影响移植肝长期存活的主要问题，已经引起广大移植学家们的高度重视和深入研究。移植肝肝炎包括 HBV 和丙型肝炎病毒（HCV）复发问题，移植肝肝炎的复发在国外主要是丙型肝炎。肝移植后若丙肝复发，则有 25% ~33% 的患者在 5 年内发生肝硬化。如何预防肝移植术后丙肝复发的问题已引起越来越多的移植学家的重视。潜伏在受者体内的 HCV 是丙肝复发的主要原因，目前尚无特异性的抗 HCV 免疫球蛋白，因此多数学者主张术前即开始抗 HCV 治疗。临床已证实肝移植受者术前使用干扰素和利巴韦林（ribavirin）可将 HCV – RNA 降至较低水平，甚至转阴。有报道显示，HCV – RNA 载量低者，移植术后生存率高。如果抗病毒治疗成功，患者可获得所谓的持续病毒应答反应（SVR），而研究显示，丙肝肝硬化经干扰素和利巴韦林治疗后取得 SVR 者，肝移植术后无一例发生丙肝复发。我国主要是乙型肝炎，与丙肝不同，临床上已广泛使用特异性抗 HBV 免疫球蛋白。目前公认的预防乙肝复发有效的方法是术后使用高效价 HBIg 联合拉米夫啶。另外，国内有研究者认识到，减少免疫抑制剂用量或尽早激素减量甚至撤除，可预防肝炎在移植肝中复发。

近几年来，原发性肝癌的治疗方案发生了很大变化，肝移植为肝癌患者提供了一种治愈的可能，越来越多的肝癌患者乐于接受肝移植，尤其是早期肝癌合并肝硬化的患者。但移植术后肝癌复发问题一直困扰着移植学家，肝癌患者肝移植术后化疗能否延长生存期目前尚无定论，目前多数移植中心主张对高危病人（如血管侵犯）行术后化疗。最近美国加

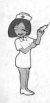

州大学（UCLA）移植中心研究提示，化疗可改善丙肝相关肝癌肝移植后的生存率。肝癌肝移植患者免疫抑制剂的应用问题也是一个一直存在争议的问题。目前被普遍接受的观点是，移植术后应适当减少免疫抑制剂的用量和缩短激素类药物的使用时间。

第五节　肝脏移植的发展前景

21 世纪的医学是器官移植、微创手术、基因治疗的时代。器官移植是 20 世纪末迅猛发展起来的新兴学科，被称为 21 世纪的"医学之巅"。目前肝移植技术业已成熟，但供体器官的极度短缺是限制其进一步发展的最大瓶颈，如何更好地拓展肝源是目前研究的焦点。成人活体肝移植对解决目前供肝匮乏的矛盾具有重要意义，活体肝移植仍是一种年轻的术式，外科技术仍需进一步改进，以在保障供者安全的前提下，更好地减少受体近期和远期的并发症。

异种移植物是目前研究的热点，克隆器官和肝细胞移植也是未来发展的方向，它们都为解决供器官短缺问题带来了希望。在即将到来的基因治疗时代，肝移植的前景是乐观的。

另外，临床实践中应重视免疫抑制方案的个体化，根据个体不同的情况随时调整免疫抑制方案，避免在所有患者中依据某固定统一的模式，实行"一刀切"的方案。全身免疫抑制剂的应用又带来了一系列相关的副作用，如何进一步开发新一代的免疫抑制剂，在有效抑制免疫排斥的同时，将机体全身免疫功能的抑制控制在安全范围，减少药物相关不良反应，是肝移植今后努力的方向之一。总之，目前在供器官严重短缺的不利形势下，不应该再单纯地追求移植数量，更为重要的是重视移植质量，以取得最大的效益。

Starzl 曾预言，移植外科在 21 世纪将会垄断整个外科领域。随着器官来源问题的解决和抗排斥反应的进一步突破，可以断言，肝移植将在肝病治疗领域占据不可替代的重要地位。

（龚　瑾）

参考文献：

［1］陈实. 移植学前沿. 武汉：湖北科学技术出版社，2002.

［2］郑树森，梁廷波. 国内肝移植的现状. 中华普通外科杂志，2003（2）：69～70.

［3］曹晖，吴志勇. 肝移植现状及未解决的问题. 中华普通外科杂志，1999，14（1）：64～66.

［4］Everson G. T. , Kam I. Liver transplantation：Current status and unresolved controversies. *Adv Intern Med*，1997，42：505－553.

［5］Eason J. D. , Freeman R. B. Jr. , Rohrer R. J. , et al. Should liver transplantation be performed for patients with hepatitis B？*Transplantation*，1994，57（11）：1588－1593.

［6］丁义涛，孙喜太. 我国肝移植现状及展望. 外科理论与实践，2002（2）：89～90.

［7］陈实，裘法祖. 肝移植——肝外科发展的高峰. 外科理论与实践，2002（2）：

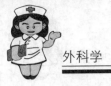
79~82.

[8] 黄洁夫. 肝脏移植在肝癌治疗中的地位和评价. 中国实用外科杂志, 2001 (1): 13~14.

[9] Pichlmayr R., Weimann A., Ringe B. Indications for liver transplantation in hepato-biliary malignancy. *Hepatology*, 1994, 20: 33S–40S.

[10] Ghobrial R. M., Yersiz H., Farmer D. G., et al. Predictors of survival after in vivo split liver transplantation: Analysis of110 consecutive patients. *Ann Surg*, 2000, 232 (3): 312–323.

[11] Sugawara Y., Makuuchi M., Takayama T., et al. Safe donor hepatectomy for living related liver transplantation. *Liver Transpl*, 2002, 8 (1): 58–62.

[12] Mutimer D. Lamivudine for hepatitis B after liver transplantation. *Liver Transpl*, 2001, 7 (6): 511–512.

[13] Bak T., Wachs M., Trotter J., et al. Adult-to-adult living donor liver transplantation using right-lobe grafts: Results and lessons learned from a single-center experience. *Liver Transpl*, 2001, 7 (8): 680–686.

[14] Trotter J. F., Everson G. T., Bock S. A., et al. Transference of peanut allergy through liver transplantation. *Liver Transpl*, 2001, 7 (12): 1088–1089.

[15] Lee S. G., Hwang S., Park K. M., et al. Seventeen adult-to-adult living donor liver transplantations using dual grafts. *Transplant Proc*, 2001, 33 (7–8): 3461–3463.

[16] Ben-Haim M., Emre S., Fishbein T. M., et al. Critical graft size in adult-to-adult living donor liver transplantation: Impact of the recipient's disease. *Liver Transpl*, 2001, 7 (11): 948–953.

[17] Bogetti J. D., Herts B. R., Sands M. J., et al. Accuracy and utility of 3-dimensional computed tomography in evaluating donors for adult living related liver transplants. *Liver Transpl*, 2001, 7 (8): 687–692.

[18] Roberts J. Clinical liver transplantation. *American Journal of Transplantation*, 2001, 1: 18–20.

[19] Ramcharan T., Glessing B., Lake J. R., et al. Outcome of other organs recovered during in situ split-liver procurements. *Liver Transpl*, 2001, 7 (10): 853–857.

[20] Malago M., Testa G., Marcos A., et al. Ethical considerations and rationale of a-dult-to-adult living donor liver transplantation. *Liver Transpl*, 2001, 7 (10): 921–927.

[21] Sugawara Y., Makuuchi M., Takayama T., et al. Liver transplantation from situs in-versus to situs inversus. *Liver Transpl*, 2001, 7 (9): 829–830.

[22] Moser M. A., Wall W. J. Management of biliary problems after liver transplantation. *Liver Transpl*, 2001, 7 (11 Suppl 1): S46–S52.

第十六章 肿瘤干细胞对消化道肿瘤治疗的临床意义

肿瘤干细胞是恶性肿瘤的起源，又是恶性肿瘤治疗的靶点，因此，肿瘤干细胞的研究已成为当前肿瘤研究的热点，也是创新研究的前沿。

第一节 概念、生物学来源和培养

肿瘤干细胞（tumor stem cell, TSC; cancer stem cell, CSCs）是近年来生物医学刊物上出现频率较高的一个新词汇，是指癌组织中"存在的"为数不多的具有自我更新能力、分化潜能的细胞。事实上，恶性肿瘤来自干细胞是 150 年前已有的一种假设。Lapidot 等[1]报道的具有 CD34$^+$CD38$^-$ 表型的人急性髓性白血病（human acute myeloid leukaemia, AML）干细胞，是关于人恶性肿瘤干细胞的首次报道，但该文仍没有引起多大关注。直到近几年，人们又开始关注人实体瘤中肿瘤干细胞是否存在的问题。AACR（American As. Sociation for Cancer Research）2006 年给出的定义是：肿瘤中具有自我更新能力并能产生异质性肿瘤细胞的细胞。

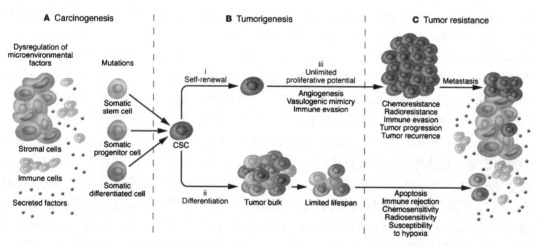

图 16-1 肿瘤干细胞的机制和耐药性

CSCs, carcinogenesis, tumorigenesis, and tumor resistance. （**A**）Tumors can arise from somatic cells through genetic mutations of cancer-critical genes. In addition, dysregulation of microenvironmental factors can contribute to the carcinogenic process. Such events might predominantly affect long-lived somatic stem cells, which can represent the cancer cell of origin, for example, in mouse models of colorectal cancer (48). However, the CSCs definition does not imply a specific relationship between CSCs and physiological stem cells. Findings in other disease models support

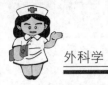

progenitors or terminally differentiated somatic cell types as the source of malignant transformation. (**B**) CSCs are posited to be exclusively capable of driving tumorigenesis through 3 defining features: (i) their ability for long-term self-renewal, (ii) their capacity to differentiate into tumor bulk populations devoid of CSC characteristics, and (iii) their unlimited potential for proliferation and tumorigenic growth. Furthermore, CSCs in certain malignancies possess the capacity to drive tumor angiogenic responses and/or to engage in vasculogenic mimicry, potential means of promoting tumor growth. In addition, immunoevasive features of CSCs might contribute to tumorigenesis and ultimately to tumor progression. (**C**) CSCs can exhibit increased resistance to chemotherapeutic agents and/or ionizing radiation. CSCs might also possess a preferential capacity to withstand immune-mediated rejection. If CSCs indeed represent the pool of resistant cells in human cancer patients, they likely also drive neoplastic progression, tumor recurrence, and metastasis. Although this hypothesis requires further validation, clinical tumor progression has already been correlated with CSC frequency in human melanoma patients.

Natasha Y. Frank, Tobias Schatton, and Markus H. Frank. The therapeutic promise of the cancer stem cell concept. *J Clin Invest*, 2010, 120: 41 – 50.

一、癌细胞群体中存在肿瘤干细胞的实验证据

许多肿瘤移植动物实验表明，只有当注射（皮下或股部）肿瘤细胞数大于 1×10^6 时才能在局部形成肿瘤，由此产生了两种肿瘤形成学说，即 Stochastic 与 Hierarchy 学说[2]，分别解释了为何不是每个肿瘤细胞都能再接种形成移植瘤。Stochastic 学说认为所有肿瘤细胞的功能是同质的，每个肿瘤细胞都有再形成肿瘤的能力，但其进入细胞周期增生分裂是由一些低概率的随机事件控制。因此，要阐明肿瘤的生物学特性必须研究全部肿瘤细胞。而 Hierarchy 学说认为，肿瘤细胞在功能上存在很大的异质性，只有极小部分肿瘤起源细胞（tumor-initiating cell, T-IC）才有成瘤能力，且成瘤率较高。这种 T-IC 即肿瘤干细胞，与其他肿瘤细胞不同，其具有自我更新和分化能力，因此应该成为肿瘤研究的靶点。

Hamburger 等[3]在 1997 年发现，只有 1/5 000 ~ 1/1 000 的肺癌、卵巢癌与神经母细胞瘤细胞有能力在体外软琼脂培养基上形成克隆，这与 LSC 有很大的相似性，是一种肿瘤干细胞（cancer stem cell）。但由于当时实验技术等条件的限制未对其进行分离纯化。2003 年，Al-Hajj 等[4]通过特异性的细胞表面标志率先在人乳腺癌中分离纯化出乳腺肿瘤干细胞（breast cancer initiating cell, BRCa IC）。BRCa IC 的发现证实了 TSC 的存在，为其他实体 TSC 的发现提供了理论支持。Singh 等[5]在包括成神经管细胞瘤、星形细胞瘤、室管膜细胞瘤及神经节细胞瘤在内的一系列脑部肿瘤中分离出 CD133$^+$ 的脑肿瘤干细胞（brain tumor stem cell, BTSC）。

尽管早在 1994 年报道的 AML 肿瘤干细胞的“干细胞特征”的证据较充足，但癌细胞群体（肿瘤细胞系、白血病、实体肿瘤组织等）中是否普遍存在肿瘤干细胞，仍有待证实。迄今已报道肿瘤干细胞（包括干细胞样细胞“stem-like cells”，肿瘤起始细胞“tumor initiating cells”）的人实体瘤有脑瘤、乳腺癌、室管膜瘤、皮肤癌、前列腺癌、视网膜母细胞瘤、胰腺癌、肝母细胞瘤等；人肿瘤的实验动物模型中胃肿瘤干细胞、肺肿瘤干细胞也有实验性研究报道。Setoguchi 等[6]发现很多肿瘤细胞系中持续存在肿瘤干细胞，

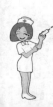

Patrawala 等[7]也证实人多种肿瘤细胞系中存在干细胞样细胞，Kondo 等[8]证实大鼠胶质瘤细胞系 C6 中分离的 SP 细胞在体内外可分化为神经元细胞和胶质细胞，提示 C6 SP 细胞是典型的干细胞样细胞，也就是肿瘤干细胞。上述研究证据表明，大多数肿瘤细胞群中的确存在肿瘤干细胞，只是不同肿瘤中干细胞的研究进展不尽相同，有些研究成果尚未报道。

二、肿瘤干细胞的特征

（一）自我更新

自我更新（self-renewal）是指一个细胞分裂为两个细胞，其中一个子代细胞仍然保持与亲代细胞完全相同的未分化状态，而另一个子代细胞则定向（commit）分化，这种分裂称为不对称分裂（dissymmetric division）。肿瘤干细胞与成体干细胞类似，也应具有自我更新的特性。认识正常干细胞自我更新的调节机制是理解肿瘤细胞增殖机制的基础，因为癌通常被认为是自我更新失控所致的疾病。有人认为肿瘤干细胞自我更新的特性是造成肿瘤复发、转移及预后不良的主要原因[9]。正常干细胞通过不对称分裂在实现自我更新的同时，也通过分化、细胞周期的有序进行，为机体在生命过程中维持恒态（homeostasis）起了不可替代的作用。不同组织中干细胞究竟是自我更新还是向特定细胞分化取决于干细胞的内在能力及其 niche 细胞的作用。肿瘤干细胞通过自我更新维持着肿瘤的持续生长。肿瘤干细胞积累了所在肿瘤的基因突变，正是这些基因突变导致了肿瘤细胞的过度增殖，乃至转移播散。

（二）高致瘤性

肿瘤干细胞的致瘤性因肿瘤种类不同而差别较大，主要从两个方面进行评价：一是肿瘤干细胞的体外克隆形成（clonogenicity）能力，即源自原发性肿瘤组织或肿瘤细胞系的肿瘤干细胞在软琼脂（soft agar）或基底膜类似物（matrigel）上形成的克隆数及其大小；二是肿瘤干细胞在免疫缺陷动物体内的肿瘤形成（tumorigenicity）能力，即将分选的相同数量的肿瘤干细胞和非干细胞分别原位或异位接种免疫缺陷动物，观察其在相同时间内的成瘤情况（统计成瘤动物数，比较形成肿瘤的大小等）。迄今报道的成瘤性最强的是脑瘤干细胞，每只 NOD/SCID 小鼠接种 100 个 CD133$^+$肿瘤干细胞，结果在接种后 6 个月内形成肿瘤；而每只接种 10 万个 CD133$^-$肿瘤非干细胞的小鼠在相同时间内未形成肿瘤。乳腺肿瘤干细胞也具有很强的成瘤性，200 个 ESA$^+$/CD44$^+$/CD24$^-$/low 乳腺肿瘤干细胞可在 NOD/SCID 小鼠内形成肿瘤；而 1 万个 ESA$^-$/CD44$^+$/CD24$^-$/low 乳腺癌非干细胞在相同时间内未形成肿瘤，同样数量的 5 000 个 ESA$^+$/CD44$^+$/CD24$^-$/low 干细胞形成肿瘤的时间要比 ESA$^-$/CD44$^+$/CD24$^-$/low 非干细胞早 2～3 周。以上实验结果支持肿瘤干细胞比肿瘤非干细胞具有更高的成瘤潜能[5~10]。

（三）分化潜能

分化潜能（differentiation potential）也是肿瘤干细胞的重要特征之一。肿瘤干细胞在体外及体内应具有分化的能力，其子代细胞应呈现分化特征的表型及其相应的标志。以肝病为例，肝癌的干细胞理应分化成具有 AFP、albumin、CK8、CK18、CK7、CK19 等肝脏细胞（肝细胞或胆管细胞）分化标志物的癌细胞[11]。

（四）耐药性

耐药性（drug resistance）是肿瘤干细胞的特性之一，因而不少研究者认为肿瘤干细胞

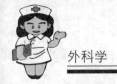

的存在是导致肿瘤化疗失败的主要原因。正常情况下，多数耐药分子，如 P-glycoprotein、MRP1、MRP2 及 Bcrp1/ABCG2（ATP-binding cassette transporter G2，ABCG2）在营养吸收的器官组织（如肺、消化道）、代谢和排泄器官组织（肝、肾）等的上皮细胞均有不同程度的表达，同时这些运输分子对维持体内的生理屏障（血脑屏障、血脑脊髓液屏障、血睾屏障、母体—胎儿屏障及胎盘）具有重要作用。因此，这些 ATP-binding-cassette（ABC）transporters 具有调节吸收、营养分布、代谢、分泌和外源毒性物质的功能。Zhou 等[12]的实验结果表明，只剔除 Bcrp1 基因的小鼠骨髓和骨骼肌侧群（side population，SP）细胞，即 SP 细胞明显减少，骨髓中几乎没有 $Lin^-/c-kit^+/Sca-1^+$ SP 细胞，而残存的 SP 细胞进行的移植实验结果表明其再生能力衰竭，Bcrp1 −/− 造血细胞对抗癌药物米托蒽醌（mitoxantrone）敏感性提高，提示 Bcrp1 表达是正常骨髓干细胞 SP 表型所必需的。肿瘤干细胞膜上多数表达 ABC transporter 家族膜蛋白，这类蛋白大多可运输并外排包括代谢产物、药物、毒性物质、内源性脂类物质、多肽、核苷酸及固醇类等多种物质，使许多原本对肿瘤非干细胞具有抑制或杀伤作用的化疗药物却对肿瘤干细胞杀伤作用明显减弱。Bcrp1/ABCG2 是目前研究中常用的肿瘤干细胞耐药靶标。该领域的突破性研究进展可能会开发出新型肿瘤化疗策略。

三、肿瘤干细胞与正常干细胞的相似性

癌变是否来自正常干细胞？癌细胞来自正常细胞的恶变是公认的事实，但是正常细胞处于分化的哪一阶段能发生癌变是尚未解决的科学问题。原则上，终末分化的细胞很难发生癌变。分化程度愈低的细胞理论上更易于癌变。所以，干细胞可能是最易发生恶变的起始细胞。最近有些实验研究证实，至少一部分正常干细胞在体内的特定环境下可直接分化为癌，如 Houghton 等[13]用异源性骨髓移植试验证实，小鼠幽门螺杆菌感染合并胃溃疡小鼠模型中，在用致死剂量的放射线完全破坏受体骨髓的情况下移植的供体骨髓干细胞可直接恶性转化成癌细胞并形成胃癌；此外，小鼠正常支气管肺泡上皮干细胞可转化为肺腺癌。

对于肿瘤干细胞，Polyak 和 Hahn[14]总结了三种假设：①组织干细胞发生的一次突变，导致它不对称分裂的调控异常。这些突变干细胞的子细胞继而发生其他突变，从而形成恶性转化细胞。②正常干细胞只有获得更多突变的组合才能形成肿瘤干细胞，即起始的肿瘤干细胞已具有多种突变。③癌变起始于子细胞的突变，这些子细胞属于"瞬时性扩增"（transient amplifying，TA）的干细胞，甚至是部分分化的细胞。由于突变阻断了它们的分化程序，从而去分化为类似干细胞行为的细胞。支持该假设的证据是果蝇卵巢中的正常 TA 细胞保留了通过去分化逆转为干细胞的能力。以上三种假设，目前均有待更多的实验与临床证据的支持。需要指出的是，人恶性肿瘤的基因突变谱型远比想象的要复杂，如 p53 基因的突变率远比先前的报道低，其他基因的突变率也是如此。不同组织来源的恶性肿瘤，以及不同患者间的个体差异，迄今为止尚无完整的恶性肿瘤的基因突变的谱型。因此，要确定癌变及肿瘤干细胞中基因突变及其积累尚有困难。

四、肿瘤干细胞的分离培养技术

肿瘤干细胞的分离和分选，目前主要采用两种手段，一种是流式分选（fluorescence-activated cell Sorting, FACS），另一种是磁式分选（magnetic activated cell sorting, MACS）。

1. 流式分选

一种策略是目前使用最多的利用干细胞通用分子标记——Bcrp1/ABCG2。这个 Bcrp1/ABCG2 基因在多种来源的干细胞膜表面都有表达，而在大多数成熟细胞中不表达。AB-CG2 高表达的细胞可高效外排 DNA 荧光染料 Hoechst 33342，从而能用流式分选分析系统分选出 SP 细胞。在某些恶性肿瘤中，SP 细胞具有肿瘤干细胞的特性，如人脑瘤、乳腺癌和肝癌（细胞株）、大鼠胶质瘤（细胞株）等肿瘤干细胞的研究就是采用这种方法。另一种策略是利用干细胞表面一些膜蛋白（主要是一些 CD 抗原，如 CD117、CD133、CD34、CD44/CD24）的某些成员的表达上调，另一些成员则下调的特点，用其一种或两种以上的不同激发波长的荧光素标记的单克隆抗体标记单细胞悬液后，用 FACS 分选干细胞，如 AML 干细胞，脑瘤、乳腺癌、室管膜瘤、前列腺癌、视网膜母细胞瘤、胰腺癌等肿瘤干细胞的研究就是采用这种方法。

2. 磁式分选

其原理是利用未标记的 CD 抗原等蛋白的单克隆抗体作为第一抗体与单细胞悬液孵育后，再与免疫磁珠（micro-beads）标记的第二抗体结合，利用这种特异性一抗、二抗标记的细胞悬液流过特制的永久磁铁的磁场时，可吸附在磁式分选柱内，再将磁式分选柱移开，磁场从柱内洗脱、收集干细胞。应用以上技术已成功分离了多种肿瘤干细胞，但在这些报道中，其特征鉴定的方法与指标不尽相同，现将已报道的代表性肿瘤干细胞标志物归纳为表 16-1，尚有待进一步发现与验证。[15]

表 16-1 肿瘤干细胞的分选表面标志物

肿瘤类别	肿瘤干细胞标志物	报道年度	报道人
急性髓细胞白血病	$CD34^+/CD38^-$	1994	Lapidot, et al.
	$CD34^+/Thy-1^-$	1997	Blair, et al.
	$CD34^+/c-kit^-$	2000	Blair, et al.
	CD133 and/or CD34	2005	Feller, et al.
慢性髓细胞白血病	$Ph^+/CD34^+/CXCR4^+$	2002	Peled, et al.
乳腺癌	$ESA^+/CD44^+/CD24^+$, $CD44^+/CD24^+/Lin^-/B38.1^+/ESA^+$	2003	Al-Hajj, et al.
脑瘤	CD133	2004	Singh, et al.
前列腺癌	Integrin $\alpha_2\beta_1$/CD133	2004	Richardson, et al.
	CD133	2005	Collins, et al.
	$Sca-1^+/CD45^-$	2005	Xin, et al.
室管膜瘤	$CD133^+/RC2^+/BLBP^+$	2005	Taylor, et al.
胰腺癌	ESA CD44, CD24	2005	Li, et al.
视网膜母细胞瘤	ABCG2/ALDH1, Mcm2, SCA-1, p63	2005	Seigel, et al.
儿童肝母细胞瘤	$CD34^+/Thy1^+/c-kit^+$	2004	Fiegel, et al.

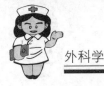
（续上表）

肿瘤类别	肿瘤干细胞标志物	报道年度	报道人
肝细胞腺瘤	CK7, CK19, Chromogranin A, OV – 6, NCAM	2001	Libbricht, et al.
恶性黑色素瘤	CD133	2005	Frank, et al.
胶质瘤，乳腺癌，前列腺癌	ABCG2/BCRP1	2005	Patrawala, et al.
消化道肿瘤（食道癌，胃癌，结直肠癌，肝癌）		2006	Haraguchi, et al.
脑胶质瘤	Dlk – 1/Pref – 1	2006	Yin, et al.
转化胚胎干细胞	CD30	2005	Herszfeld, et al.
小鼠胃癌	(GFP$^+$/) CD45$^+$	2004	Houghton, et al.
小鼠肺腺癌	Sca – 1$^+$/CD45$^+$/Pecnr/CD34$^+$	2004	Kim, et al.
小鼠 Lewis 肺癌，B16 黑色素瘤	VEGFR1$^+$/CD133$^+$/CD34$^+$/CD117$^+$	2005	Kaplan, et al.

五、肿瘤干细胞的识别、分离与鉴定

肿瘤干细胞的识别、分离与鉴定是目前研究重点。基于对正常干细胞的认识，且因肿瘤干细胞表面标记（膜蛋白、黏附分子及受体等）与一般肿瘤细胞不同，可使用正常干细胞标记物，采用流式细胞仪或免疫磁珠法进行分选。正常干细胞标记物有巢蛋白、白细胞分化抗原 CD133 等。Eramo 等[16]报道，注射 104 个只占肺癌组织 0.32% ～ 1.13% 的 CD133$^+$细胞，可在重度联合免疫缺陷（SCID）小鼠中形成移植瘤。实验还证实，CD133$^+$细胞在含上皮生长因子的无血清培养基中形成瘤球，具有多向分化和自我更新能力，认为 CD133 可作为肺肿瘤干细胞标志物。他们还发现肺肿瘤干细胞属于 CD133$^+$细胞。Levina 等[17]将 H460 肺癌细胞株培养细胞通过阿霉素（ADM）、顺铂（CDDP）、依托泊苷（VP16）化疗后得到的细胞能形成新的克隆，且表达 CD133、干细胞因子受体（CD117，又名 c – kit）、胚胎干细胞相关蛋白等干细胞标志物，分化后祖细胞失去 CD133 表达，重新表达细胞角蛋白 8/18（CK8/18）和获得化疗药物敏感性。他们认为这些细胞就是肺肿瘤干细胞，化疗能导致肺肿瘤干细胞的增殖和抑制其分化，这与其大量的细胞因子网产物有关。董强刚等[18]研究发现，在 A549 和 SPCA1 肺腺癌细胞株中应用磁性细胞分选（MACS）肿瘤干细胞时发现 CD133、多药耐药蛋白（MRCP$^+$）、CD24$^+$、表皮生长因子受体（EGFR$^+$）、胰岛素样生长因子受体（IGF – R1$^+$）的细胞具备肿瘤干细胞特征。

巢蛋白是神经祖细胞的生物学标记。Kondo 等发现体外长期培养的肿瘤细胞系中也存在类似肿瘤干细胞，称为边缘细胞群（side population, SP）。因干细胞表达乳腺癌耐药蛋白（BCRP），可排斥荧光染料罗丹明 123（Rho123）和 Hoechst33342，通过荧光染色技术结合流式细胞分选技术即荧光活化细胞分选系统分选肿瘤细胞，没有荧光的那群不被染色的细胞称为边缘细胞群。Han 等[19]研究发现具有肿瘤干细胞特性的 MCF7 和 T47D 乳腺癌细胞系存在边缘细胞群且表达乳腺肿瘤干细胞分子标志物，其边缘细胞群在体外形成肿

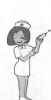

瘤，且边缘细胞群比非边缘细胞群对放射线更易产生耐受，进一步证明了边缘细胞群中存在肿瘤干细胞。

肿瘤干细胞的鉴定主要有体内移植和体外培养两个方面。体内移植是将分离所得肿瘤干细胞和一般肿瘤细胞分别移植到非肥胖性糖尿病/重度联合免疫缺陷（NOD/SCID）小鼠体内，原理是肿瘤干细胞仅需少量即可形成肿瘤，而一般肿瘤细胞需要大量细胞才能形成肿瘤。Bussolati 等[20]研究发现肿瘤干细胞存在于肾细胞癌中。间充质干细胞存在于正常大鼠肾脏中，实验挑选 5 个肾细胞癌患者，其癌细胞中均表达间充质干细胞标志 CD105，将 CD105（＋）细胞群注射到重度联合免疫缺陷小鼠体内，这些细胞群表现出致瘤性，克隆出具有 CD105（＋）的细胞。观察到 CD105（＋）细胞有以下干细胞特征：①具有巢蛋白、干细胞调控因子（Nanog）、胚胎干细胞相关蛋白等干细胞表面分子标志；②有克隆形成能力；③有形成瘤球黏着力；④体外生长可分化为内皮和上皮细胞；⑤体外移植可形成 CD105 抗原（＋）的具有致瘤性的细胞群和 CD105 抗原（－）的非致瘤性细胞群。

体外培养采用无血清培养基，通过集落形成实验比较两者差异。目前有学者提出，微流控芯片技术可发现更多肿瘤干细胞生物标记，作为识别与鉴定肿瘤干细胞的方法。最近，Cho 等[21]将用流式细胞分选出的胸腺抗原 - 1（Thy1$^+$）CD24$^+$乳腺肿瘤细胞注射到动物模型中，发现占 1%～4% 的 Thy1$^+$CD24$^+$相比 Thy1CD24 细胞含有更多具有致瘤性的成肿瘤细胞，且传代的肿瘤与原发肿瘤在表型和生物学特性上具有很多相似性。生物芯片技术发现两种细胞的基因表达存在差异，这为评估乳腺癌患者预后提供了新思路。但还有学者认为因对肿瘤干细胞的鉴定采用了异种移植，因此对 CSC 学说以及其是否适用于所有类型的癌症仍存在争议。Kelly 等[22]认为是人和小鼠细胞因子受体不相容导致了实验结果的偏差，通过小鼠肿瘤细胞移植均产生淋巴瘤的实验，认为这类细胞应被称为"肿瘤传播细胞"。

第二节 消化道肿瘤干细胞证据和研究进展

目前，消化系统肿瘤发病率较高、治愈率低，因此消化道肿瘤中是否存在肿瘤干细胞引起了大家的关注。

一、肝肿瘤干细胞

肝癌作为最常见的恶性肿瘤之一，在所有恶性肿瘤的发病率中居第三位。肝癌肿瘤干细胞的研究工作才刚刚起步，到目前为止还没有确切定论，但是已有的研究结果显示在肝癌组织中存在肝祖细胞，推测它们很可能是肝肿瘤干细胞。

（一）肝肿瘤干细胞的来源

对于原发性肝癌的细胞起源有两种代表性学说：一种学说认为肝癌细胞来源于成熟肝细胞，另一种学说则认为肝癌细胞是肝内未分化的干细胞或卵圆细胞（oval cell，OVC）异常分化的结果。尽管目前学术界对上述两种学说均有争议，但绝大多数研究结果均支持后者。由于肝干细胞更新迅速，生命周期长，极易成为致癌因子的靶细胞。肝癌既可发生于干细胞，也可起源于其后代，当然也可能发生在去极化的成熟肝细胞或胆管上皮细胞。有学者在肝脏肿瘤中发现了体积相对较小且兼具肝细胞和胆管细胞双重特点的细胞，推测

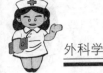

可能是未成熟的肝祖细胞。随后，Baumann 等[23]认为原发性肝癌的发生与肝干细胞分化受阻有关，早期阶段受阻表现为低分化肝癌，后期阶段受阻则表现为干细胞肝癌或胆管细胞癌。Sell[24]报道肝干细胞在化学致癌剂和癌基因的诱导下转化成癌前细胞并最终发展成肝癌。Libbrecht 等[25]在可以发展成为肝细胞癌的良性肝腺瘤标本中发现了一种介于肝祖细胞和成熟细胞之间的中间细胞类型，该细胞形态与成熟肝细胞相似，但表达肝祖细胞的标志，这些细胞与肝祖细胞在一起，周围被肝癌细胞包围着。朱争艳等[26]发现，人胚胎肝组织中分离出的肝干细胞集落可体外培养分化为肝癌细胞，SCID 鼠体内移植具有成瘤性。Liu 等[27]从肝癌细胞系中分离出表达肝干细胞标志物 c – kit、CD34 和 CK19 的细胞，占癌细胞总数的 1% ~ 2%。周思朗等[28]按照 OVC 表面标志物对大鼠肝癌细胞进行分选，得出 Thy1 阳性细胞、CK7 阴性细胞与 AFP 阳性细胞，成瘤能力明显大于对应的细胞亚群，具备初步的肝肿瘤干细胞特征。这些证据都表明肝肿瘤干细胞与肝干细胞有直接、密切的关系。

（二）肝肿瘤干细胞的相关研究

肝肿瘤干细胞研究领域已有证据证实肝内 OVC 在致癌因素的作用下可向癌细胞异常分化。因此，有许多学者认为肝内 OVC 为肝癌发生的始动细胞。

目前观点认为 OVC 是肝脏干细胞到成熟肝细胞的中间产物，具有典型的干细胞特征，具有双向分化潜能，可定向分化为肝细胞和胆管细胞。OVC 呈卵圆形，核大而胞质少，细胞体积小且具有特殊的表面标志，如肝细胞 Hep Parl、白蛋白和 α1 抗胰蛋白酶；胆管标志 CK1、CK8、CK18、CK19 和 HEA125；神经内分泌标志嗜铬粒蛋白 2A、甲状旁腺相关肽等及造血干细胞标志 CD34、c – kit、Thy1、flt3R。成年肝脏中 OVC 含量很低，处于休眠或静止状态，通常情况下无法检测。OVC 作为一种肝脏的前体细胞，在肝脏实质受到严重损害且肝细胞再生功能受到抑制时被激活并大量增殖。这些细胞首先出现在胆管旁，然后迁移到肝脏实质，分化为肝细胞和胆管细胞，起到修复损伤的作用。对于 OVC 的来源，目前多数观点认为其来源于肝内休眠的肝干细胞，定位于胆管树的最小单位——Hering 管，也被称为微胆管或终末胆管[29]。但也有实验证据表明 OVC 是肝外来源的肝干细胞。Petersen 等[30]首先证实了 OVC 的肝外来源为骨髓的造血干细胞，虽然数量少却有强大的自我更新能力，可横向分化为肝干细胞和肝细胞。大量研究证实肝内 OVC 在致癌因素的作用下可向癌细胞异常分化。与原发性肝癌发生密切相关的疾病（如慢性病毒性肝炎）患者的肝脏标本中可见 OVC 增生，且数量随着病情程度的加重而增加。Dumble 等[31]对敲除 p53 基因的子鼠喂缺乏胆碱而补充硫氨酪酸的饮食，诱导 OVC 大量增生，分离 OVC 进行培养，将有永生化特性的细胞接种入裸鼠皮下长出与肝细胞癌相似的肿瘤，检测肿瘤细胞表面标志物，确定其由 OVC 分化而来，该细胞成瘤倾向提示 OVC 可能参与肝癌的发生。朱海英等[32]以肝癌细胞组织为材料进行体内体外培养建立人肝癌 P2 HCC 细胞系，并对该细胞系进行了增殖和体外诱导实验，研究发现该细胞系具有很强的增殖能力，同时发现该细胞系既具有肿瘤细胞特征也具有一定的干细胞性质。另外，D34 阴性表达及 CK7 阳性表达也可能说明人肝细胞癌起源于过渡的前体细胞或祖细胞。Hixson 等[33]追踪癌前病灶的发生与肝细胞或 OVC 可能存在的亲子关系，他们发现 OVC、癌前灶、早期肿瘤结节以及原生的肝癌细胞都表达 OVC 和肝细胞抗原，提示 OVC 和肿瘤是前体—产物关系。可见肿瘤的发生是正常干细胞或者其下游细胞恶性转化的结果。

二、肿瘤干细胞与胃癌

近年来越来越多的证据表明胃癌中存在一小部分细胞具有干细胞的特点。2009 年，Takaishi 等[34]利用人胃癌细胞表面分子标志物 CD44，从胃癌细胞株中分离出 CD44$^+$细胞，极少数量便能在 NOD/SCID 小鼠体内成瘤。但就其来源目前认为有两种可能：一是来源于胃的成体干细胞，二是来源于骨髓的间充质干细胞。目前，SP 细胞分选作为肿瘤干细胞研究的重要手段，在胃癌中得以应用并证实胃癌中确实存在小部分具有干细胞特性的 SP 细胞。Fukuda 等[35]也在胃癌细胞系中分离出一些具有肿瘤形成能力的细胞。Haraguchi 等[36]从 16 个胃肠道肿瘤细胞株中分离得到 15 株 SP 细胞，占整个细胞的 0.3%～2.2%，该类细胞有很强的自我更新繁殖能力，与致瘤性高度相关，而且这些 SP 细胞较非 SP 细胞对 5-氟尿嘧啶、阿霉素、吉西他滨有更高的耐药性。在 SGC7901/OXA 细胞中 SP 细胞比例增加了 6.1%，提示胃癌在获得耐药性发生的过程中，具有干细胞特性的比例较前明显升高，可能是胃癌复发、转移的原因。这一现象与 Liang 等[37]研究发现的一致，可能与肿瘤细胞基因不稳定有关。

三、肿瘤干细胞与结肠癌

每种大肠癌中包括 0.25%～2.5% 细胞数量的肿瘤细胞亚群被认为是癌症起始干细胞。癌症干细胞以其具备自我更新、保证自身长时间的存活、保持在不对称分裂中产生各种分化细胞的能力为特征[38]。正常干细胞（stem cell，SC）具有特殊的表面标志物，RNA 结合蛋白 Musashi-1（Msi-1）是第一个人类结肠干细胞的表面分子标志，Nishimura 等[39]指出，Msi-1 阳性细胞分布在人类肠隐窝基底部，在距隐窝 1～10 个细胞位置之间，正是结肠干细胞所在的位置，与干细胞分布位置相同。Fujimoto 等[40]发现整合素亚单 β1（CD29）能够作为人类结肠隐窝增殖区干细胞和祖细胞的表面标志。最近，Barker[41]研究小组应用谱系追踪实验筛选出新的结肠干细胞标记——Wnt 通路。Lgr5 是 G 蛋白偶联受体，功能尚不明确。Lgr5 在体外小肠重组和肠上皮分布中起重要作用，肠源性 Lgr5 阳性细胞在体外能够再生完整的隐窝样结构。

肿瘤干细胞具有特殊的标记，如 CD133 已被证实为多种肿瘤干细胞的标志物，但其是否为肠癌干细胞尚存在争议，后续又提出 CD44、CD166、musCD29、CD24 [27]、Lgr5 等潜在的肠癌干细胞表面标志。Dalerba 等[42]发现动物模型嗜同种的钙非依赖性上皮细胞黏附分子（EpCAM）high/CD44$^+$的肿瘤细胞具有肿瘤干细胞特性，还高表达乙醛脱氢酶 1，且表达 CD133$^+$的细胞群要大于 CD44$^+$细胞群。进一步研究发现，间充质干细胞标记物 CD166 抗原分子可作为结直肠肿瘤干细胞独立的标记物。因此，他们认为 EpCAM high/CD44$^+$/CD166$^+$比 CD133$^+$能更好地作为结直肠肿瘤干细胞的标记物。

Shmelkovl 等[43]通过建立半乳糖苷酶基因（LacZ）敲入小鼠模型（CD133lacZ/ +），即半乳糖苷酶基因的表达是由内源的 CD133 启动子驱动的；发现 CD133 既表达于干细胞，也表达于分化的结肠上皮细胞中，但在转移结肠癌和具有致瘤性的细胞中并不都表达 CD133，且研究发现表达 CD133$^+$和 CD133 的转移肿瘤细胞均具有致瘤性，而且具有转移性的 CD133 的肿瘤细胞可以形成侵袭性更强的肿瘤，并表达典型成肿瘤细胞的表型标记物 CD44（CD44 + CD24），而在表达 CD133 的细胞中为 CD44、CD24$^+$。因此，CD133$^+$是否

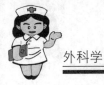

能作为鉴定结肠肿瘤干细胞的标记还需要进一步的研究证实。

正常胃肠道包括 107 个腺窝，每个腺窝中有少量正常干细胞。这些干细胞被保护在腺窝底部的干细胞巢中，缓慢而不对称地分裂，产生一些转变——扩增细胞并向腺窝上方迁移、扩散，并且逐渐分化为肠上皮细胞、杯状细胞、内分泌细胞及潘氏细胞。曾有研究提出 APC 的首次突变在肠道干细胞，产生 APC + / - 突变干细胞，其突变克隆化然后移至腺窝底部，逐渐地，其他干细胞巢被 APC 突变细胞所占据，腺窝中为其子代细胞，称为单克隆转换。一旦第二次 APC 等位基因丢失出现，细胞巢演替再次发生，腺窝中均为 APC - / - 细胞，形成单腺窝腺瘤。随后的 K - ras 及 p53 等基因突变积累，肿瘤形成。因此，在此基础上，有学者提出了克隆进化模型，该理论认为肿瘤起源于正常干细胞，这些细胞突变并产生异常的子细胞，而后代又发生突变形成大量的遗传变异癌细胞，从而促使肿瘤形成，克隆进化模型比肿瘤干细胞理论的致瘤率更高[44]。

但无论是干细胞假设还是克隆进化模型，在肿瘤干细胞标志表达、关键分子信号通路 Wnt/β - catenin-pathway 的激活上都存在异质性，也就是说其分子基础并不一致，这说明任何一个理论都不能适用于所有肿瘤患者，而这也是肿瘤"个体化"治疗的理论基础之一。

四、肿瘤干细胞与胰腺癌

胰腺诊断明确时多处于进展期，对常规化疗和放疗都不敏感，5 年存活率只有 3%。2000 年年初美国研究人员发现胰腺中存在干细胞[45]，系在胚胎发生中未进行终末分化的胰腺细胞，具有自我更新和分裂能力，在一定条件下可分化为各种胰腺细胞。一般认为胰腺导管细胞具有胰腺干细胞的功能。Pour 等[46]用人和大鼠胰岛细胞共同培养体研究发现，胰岛干细胞有转化成恶性细胞的潜能，且转化率较高，这可能与其较高的酶活力和增殖速率有关。Regitnig 等[47]研究胰岛瘤肝转移时胰岛和胰管的分化情况发现，原发肿瘤具有一致的内分泌性，而转移灶中含有两类不同的呈器官样排列的细胞系：一类是胰岛素（+）呈胰岛样排列的结构，另一类是胰岛素（-），pan - CK（+），CK7（+）呈管状排列的结构。分析肿瘤形成及转移的可能机制是：①肿瘤细胞可能起源于一类可分化成两种不同表型细胞的干细胞；②一类细胞通过化生来源于另一类细胞。因此推测在一定条件下，内分泌细胞和导管细胞同时发生分化，两者可能都起源于胰岛，具有内/外分泌功能的胰腺肿瘤不一定必须起源于全能导管细胞，也可以起源于有原始内分泌功能的细胞。

Chenwei Li 等[48]在胰腺癌的研究中发现：胰腺癌细胞中有一表面标志为 CD24 + CD44 + ESA + 的细胞亚群，这群细胞占癌细胞总数的 0.2% ~ 0.8%，其致瘤能力比其他的癌细胞强 100 倍，100 个 CD24 + CD44 + ESA + 细胞可在胰尾的原位注射中形成与人类胰腺癌免疫组化结果相同的肿瘤，并具有干细胞特性，如自我更新能力、Shh 信号通路的上调。因此，他们认为表面标志为 CD24 + CD44 + ESA + 的这群胰腺癌细胞就是胰腺癌干细胞。Heidt 等用人胰腺癌组织制成的细胞悬液中，候选干细胞标志 CD44、CD24 和上皮细胞膜抗原（ESA）的表达率为 3% ~ 8%，在传代细胞中亦保持较为恒定的比例。以 CD44、CD24 和上皮细胞膜抗原为表型分选细胞分别在 6/9 和 3/11 只小鼠中成瘤，而未分选的细胞需相应分选细胞数量的 100 倍才有肿瘤生长。因此认为，CD44、CD24 和上皮细胞膜抗原是胰腺肿瘤干细胞的标志。研究表明，仅占胰腺癌细胞 0.2% ~ 0.8% 的 CD44 + CD24 +

ESA + 细胞的致瘤能力是其他肿瘤细胞的 100 倍，注射 100 个细胞后约 50% 的动物形成组织学上不可分辨的相同肿瘤，表现出高度自我更新和分化等干细胞的特性，同时其 Sonic-Hedgehog 基因（SHH）的表达有所升高，说明 SHH 信号通路对于自我更新同样具有调节作用。通过以上 Wnt 信号通路和 SHH 信号通路在肝癌和胰腺癌等不同组织的干细胞的自我更新的调节作用，使得信号通路与自我更新关系的研究更加有趣。

第三节　尚未解决的科学问题

肿瘤干细胞目前已有不少报道，但仍有不少科学与技术问题尚未解决。

一、肿瘤干细胞形成是否还有"演进"（progression）

恶性肿瘤的发生发展被公认为是一个多步骤的过程，包括它的生长能力、侵袭与转移、对药物的抗性等。这种多步骤的过程，可能反映了癌细胞发生与获得的突变的积累过程。长期以来，"两次打击"学说被认为是癌变最基本的条件，但癌变后，从癌的形成到癌的转移，究竟发生了多少次突变，尚无定论；由于人体癌细胞大多为多倍体，癌细胞基因组高度不稳定，因此其突变的基因数，甚至个体差异均属未知数。对于某一个体的某一种组织发生的恶性肿瘤的肿瘤干细胞究竟有多少个基因发生了突变，以及肿瘤干细胞在癌发展过程中，是否继续发生基因突变与积累而导致癌的"演进"，目前尚无实验证据[50]。

二、肿瘤干细胞的信号通路

Yamaguchi 等[51]以及 Moore 和 Lemischka[52]概括了几个与正常干细胞自我更新及干细胞群（stem cell pool）维持相关的信号转导通路，包括 Wnt/β - catenin、Notch、Hedgehog（Hh）、PTEN/Akt、TGF - β 及 Bmi。Wnt/β - catenin 通路已被证实在胚胎形成、成体恒态维持中发挥着非常关键的作用。Notch 通路在决定乳腺组织干细胞命运中也发挥重要作用，而 Hedgehog 更是从果蝇到人类的很多物种进化中都非常保守的信号通路。这些信号通路大多在肿瘤的发生发展，甚或肿瘤干细胞的自我更新过程中仍然发挥作用。已被证实与肿瘤干细胞密切相关的信号转导途径有：Wnt/β - catenin、Notch 和 Hedgehog（Hh）。Kucia 等[53]归纳了 SDF - 1 - C - XCR4 轴分子运输是造血干细胞归巢（homing）和肿瘤干细胞转移的基本分子调节机制的证据。Dvorak 等[54]发现胚胎干细胞和肿瘤干细胞中也存在 FGF - 2 通路。肿瘤干细胞信号转导通路的研究还刚起步，对于正常干细胞和肿瘤干细胞中信号途径的异同及其功能性调节机制了解尚少。

三、肿瘤干细胞抗药性的争议

已有不少报道称所分离的肿瘤干细胞具有耐药性，从而提示了肿瘤干细胞的重要意义[55]。这些报道中不少实验室应用了细胞对核 DNA 荧光染料 Hoechst33342 的排斥特性分离 SP 细胞，癌的 SP 细胞具有干细胞样的某些特性，并与耐药基因 ABCG2 表达相关；但是也有报道认为 SP 的癌细胞群中也存在非干细胞。因此，SP 的特征不能完全等同于肿瘤干细胞。此外，来自生殖细胞的恶性肿瘤，理应更近似正常干细胞，但对铂类化合物敏感。格列卫（gleevec/imatinib）对慢性髓细胞白血病（chronic myelocytic leukemia, CML）

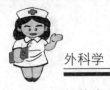

的治疗及曲妥珠单抗（trastuzumab）对 HER2 基因扩增的乳腺癌患者的治疗效果似不能使临床专家支持肿瘤干细胞抗药的假设。

当然，这些治疗病例中的失败或多发的病例是否与肿瘤干细胞的存在及其进一步演进有关，尚无法提供证据。以上论述，可以让我们更客观地去思考这些尚存在争议的问题。

第四节　展望今后的治疗方向——肿瘤干细胞靶向治疗

一、展望与设想

尽管人们目前对肿瘤干细胞的起源有不同观点，各种肿瘤也不尽相同，认识也还有待深入，但有一点已达成共识——那就是肿瘤干细胞在肿瘤的发生发展、转移复发及预后中起着重要的作用。正常组织中细胞通过基因突变的积累导致其恶性转化，以致形成肿瘤，这一点已基本上被人们接受。很多实验证据表明干细胞自我更新分子调节的失控将导致肿瘤发生。阐明干细胞自我更新、分化的分子调控机制，其成果将惠及骨髓移植、干细胞治疗、组织工程研究及肿瘤临床治疗。今后肿瘤干细胞研究需着重解决以下几个问题：①肿瘤干细胞特异性分子标志物（specific molecular marker）的确定；②肿瘤干细胞保持沉默和启动复制的分子调控机制；③肿瘤干细胞 niche 的本质以及它和肿瘤干细胞的相互作用与机理；④正常干细胞恶性转化的分子机制；⑤肿瘤干细胞耐药/抗药机制的进一步证实及阐明；⑥针对肿瘤干细胞的治疗措施的研发[56]。

干细胞表达多药耐药蛋白（MDR1）及 ABC 转运蛋白，对化疗不敏感，若肿瘤干细胞高表达这类分子，也有可能对治疗耐受，这就解释了肿瘤治疗后复发转移现象[57]。传统肿瘤治疗都是针对所有的肿瘤细胞，且认为肿瘤细胞具有功能同质性，而实际上如果肿瘤源于肿瘤干细胞，先前诸多关于肿瘤发生发展机制、细胞信号途径等的研究成果需要重新评价，因为肿瘤干细胞的生物学行为与其他肿瘤细胞可能有质的差别，如果能有效地选择性杀伤肿瘤干细胞，挖掘出针对肿瘤干细胞而不损伤正常干细胞的治疗新靶点，就会为临床彻底治愈肿瘤带来新希望。

二、未来的研究方向

第一，对正常组织干细胞生物学行为、细胞表面标志物的研究，为更多实体肿瘤干细胞的分离鉴定提供理论支持。第二，对实体肿瘤干细胞与正常组织干细胞及其他异质肿瘤细胞的差异基因及信号转导途径的差异进行功能研究，可以阐明肿瘤干细胞的起源以及肿瘤发生发展的基本机制，为治疗实体肿瘤提供新靶点。因肿瘤干细胞的含量极少且不断分化，所以发展高效的体外培养系统、细胞扩增技术及维持干细胞未分化状态技术是今后研究的艰巨任务。

三、肿瘤干细胞靶向治疗

通过肿瘤干细胞靶向治疗来遏制肿瘤的生长、复发和转移是一种全新的肿瘤治疗方法，但目前肿瘤干细胞的研究尚处于起始阶段，如何将这一全新的肿瘤治疗思路有效地应用到临床实践中，还需要进一步探索、完善和解决。如何针对肿瘤干细胞进行特异的治疗，而不影响正常干细胞功能的发挥，是一个关键的问题。还应当考虑到肿瘤干细胞功能的发挥需要一个适宜的微环境。改变微环境，可能会控制肿瘤的生长，正如 Paget 提出的"种子与土壤"理论所阐述的那样。相信随着肿瘤干细胞研究的不断深入，特别是相关信号转导通路的阐明，必将给肿瘤干细胞的靶向治疗带来新的希望，从而阻止肿瘤复发，诱导细胞遗传学的完全缓解，最终治愈肿瘤。

（劳学军）

参考文献：

［1］T. Lapidot，C. Sirard，J. Vormoor，et al. A cell initiating human acute myeloid leukaemia after transplantation into SCID mice. *Nature*，1994，367：645－648.

［2］Reya T.，Morrison S. J.，Clarke M. F.，et al. Stem cells，cancer，and cancer stem cells. *Nature*，2001，414：105－111.

［3］Hamburger A. W.，Salmon S. E. Primary bioassay of human tumor stem cells. *Science*，1997，197（4302）：461－463.

［4］Al-Hajj M.，Wicha M. S.，Benito-Hernandez A.，et al. Prospective identification of tumorigenic breast cancer cells. *Proc Natl Acad Sci USA*，2003，100（7）：3983－3988.

［5］S. K. Singh，C. Hawkins，I. D. Clarke，J. A. Squire，et al. Identification of human brain tumour initiating cells. *Nature*，2004，432（7015）：396－400.

［6］Setoguchi T.，Taga T.，Kondo T. Cancer stem cells persist in many cancer cell lines. *Cell Cyde-Landes Bioscience*，2004，3（4）：414－415.

［7］Patrawala L.，Calhoun T.，Schneider-Broussard R.，et al. Side population is enriched in tumorigenic，stem-like cancer cells，whereas ABCG2 + and ABCG2 - cancer cells are similarly tumorigenic. *Cancer Res*，2005，65（14）：6207－6219.

［8］Kondo T.，Setoguchi T.，Taga T. Persistence of a small subpopulation of cancer stem-like cells in the C6 glioma cell line. *Proc Natl Acad Sci USA*，2004，101（3）：781－786.

［9］Hanahan D.，Weinberg R. A. The hallmarks of cancer. *Cell*，2000，100（1）：57－70.

［10］Singh S. K.，Clarke I. D.，Terasaki M.，et al. Identification of a cancer stem cell in human brain tumors. *Cancer Res*，2003，63：5821－5828.

［11］Dahlke M. H.，Popp F. C.，Larsen S.，et al. Stem cell therapy of the liver-fusion or fiction. *Liver Transpl*，2004，10（4）：471.

［12］Zhou S.，Schuetz J. D.，Bunting K. D.，et al. The ABC transporter ABCG2/Bcrp1 is expressed in a wide variety of stem cells and is a molecular determinant of the side-population phenotype. *Nat Med*，2001，7：1028－1034.

［13］Houghton P. J.，Germain G. S.，Harwood F. C.，et al. Imatinib mesylate is a potent inhibitor of the ABCG2（BRCP）transporter and reverses resistance to topotecan and SN－38 in vitro. *Cancer Res*，2004，64：2333－2337.

［14］Polyak K.，Hahn W. C. Roots and stems：Stem cells in cancer. *Nat Med*，2006，

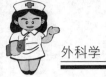
12 (3): 296 –300.

[15] 李锦军，顾健人. 癌干细胞研究进展. 生命科学，2006，18 (4)：333 ~339.

[16] Eramo A., Lotti F., Sette G., et al. Identification and expansion of the tumorigenic lung cancer stem cell population. *Cell Death Differ*, 2008, 15 (3)：504 –514.

[17] Levina V., Marrangoli A. M., De Marco R., et al. Drug selected human lung cancer stem cells：Cytokine network, tumorigenic and metastatic properties. *Plos ONE*, 2008, 3 (8)：e3077.

[18] 董强刚，姚明，耿沁等. 人肺腺癌干细胞的分离与鉴定. 肿瘤，2008，28 (1)：1 ~7.

[19] Han J. S., Crowe D. L. Tumor initiating cancer stem cells from human breast cancer cell lines. *Int J Oncol*, 2009, 34 (5)：1449 –1453.

[20] Bussolati B., Bruno S., Grange C., et al. Identification of a tumor-initiating stem cell population in human renal carcinomas. *FASEB J*, 2008, 22 (10)：3696 –3705.

[21] Cho R. W., Wang X., Diehn M., et al. Isolation and molecular characterization of cancer stem cells in MMTV Wnt – 1 murine breast tumors. *Stem Cells*, 2008, 26 (2)：364 –371.

[22] Kelly P. N., Dakic A., Adams J. M., et al. Tumor growth need not be driven by rare cancer stem cells. *Science*, 2007, 317 (5836)：337.

[23] Baumann U., Crosby H. A., Ramani P., et al. Expression of the stem cell factor receptor c – kit in normal and diseased pediatric liver identification of a human hepatic progenitor cell. *Hepatology*, 1999, 30 (1)：112 –117.

[24] Sell S. Stem cell origin of cancer and differentiation therapy. *Crit Rev Oncol Hematol*, 2004, 51 (1)：1 –28.

[25] Libbrecht L., De Vos R., Cassiman D., et al. Hepatic progenitor cells in hepatocellular adenomas. *Am J Surg Pathol*, 2001, 25 (11)：1388 –1396.

[26] 朱争艳，杜智，李涛等. 来源于人胎肝干细胞的肝癌细胞系建立及初步研究. 世界华人消化杂志，2005，13 (6)：779 ~780.

[27] Liu B. B., Qin L. X., Liu Y. K. Adult stem cells and cancer stem cells：Tie in or tear apart? *J Cancer Res Clin Oncol*, 2005, 131 (10)：631 –638.

[28] 周思朗，李鹏，曹漫明等. 大鼠肝癌干细胞生物学行为的研究. 中华肝脏病杂志，2006，14 (5)：364 ~366.

[29] Knight B., Yeoh G. C., Husk K. L., et al. Impaired preneoplastic changes and liver tumor formation in tumor necrosis factor receptor type 1 knockout mice. *J Exp Med*, 2000, 192 (12)：1809 –1818.

[30] Petersen B. E., Bowen W. C., Patrene K. D., et al. Bone marrow as a potential source of hepatic oval cells. *Science*, 1999, 284 (5417)：1168 –1170.

[31] Dumble M. L., Croager E. J., Yeoh G. C., et al. Generation and characterization of p53 null transformed hepatic progenitor cells：Oval cells give rise to hepatocellular carcinoma. *Carcinogenesis*, 2002, 23 (3)：435 –445.

［32］朱海英，张朵，谢东甫等. 人肝癌细胞系 P2HCC 的建立及体外诱导. 第二军医大学学报，2005，26（3）：247～250.

［33］Hixson D. C., Brown J., McBride A. C., et al. Differentiation status of rat ductal cells and ethionine induced hepatic carcinomas defined with surface reactive monoclonal antibodies. *Exp Mol Pathol*，2000，68（3）：152－169.

［34］Takaishi S., Okumura T., Wang T. C. Gastric cancer stem cells. *J Clin Oncol*，2008，26（17）：2876－2882.

［35］Fukuda K., Saikawa Y., Ohashi M., et al. Tumor initiating potential of side population cells in human gastric cancer. *Int J Oncol*，2009，34（5）：1201－1207.

［36］Haraguchi N., Utsunomiya T., Inoue H., et al. Characterization of a side population of cancer cells from human gastrointestinal system. *Stem Cells*，2006，24（3）：506－513.

［37］Liang Y., Zhong Z., Huang Y., et al. Stem-like cancer cells are inducible by increasing genomic instability in cancer cells. *J Biol Chem*，2010，285（7）：4931－4940.

［38］Liu S., Dontu G., Wicha M. S., et al. Mammary stem cells, self-renewalpathways, and carcinogenesis. *Breast Cacner Res*，2005，7（3）：86－95.

［39］Nishimura S., Wakabayashi N., Toyoda K., et al. Expression of Musashi-in human normal colon crypt cells：A possible stem marker of human colon epithetlium. *Dig Dis Sci*，2003，48（8）：1523－1529.

［40］Fujimoto K., Beauchamp R. D., Whitehead R. H., et al. Identification and isolation of candidate human colonicclonogenic cells based on cell surface integrin expression. *Gastroenterology*，2002，123（6）：1941－1948.

［41］Barker N., van Es J. H., Kuipers J., et al. Identification of stem cells insmall intestine and colon by marker gene Lgr5. *Nature*，2007，449（7165）：1003－1007.

［42］Piero Dalerba, Scott J. Dylla, In-Kyung Park, et al. Phenotypic characterization of human colorectal cancer stem cells. *Proceedings of the National Academy of Sciences of the USA*，2007，104（24）：10158－10163.

［43］Sergey V. Shmelkovl, Jason M. Butlerl, Andrea T., et al. CD133 expression is not restricted to stem cells, and both CD133$^+$ and CD133$^-$ metastatic colon cancer cells initiate tumor. *J Clin Invest*，2008，18（6）：2111－2120.

［44］Shackleton M., Quintana E., Fearon E. R., et al. Heterogeneity in cancer：Cancer stem cells versus clonally evolution. *Cell*，2009，138（5）：822－829.

［45］Ramiya V. K., Maraist M., Arfors K. E., et al. Reversal of insulin-dependent diabetes using islets generated in vitro from pancreatic stem cells. *Nat Med*，2000，6（3）：278－282.

［46］Pour P. M., Schmied B. The link between exocrine pancreatic cancer and the endocrine pancreas. *Int J Pancreatol*，1999，25（2）：77－87.

［47］Regitnig P., Spuller E., Denk H. Insulinoma of the pancreas with insular-ductular differentiation in its liver metastasis—Indication of a common stem-cell origin of the exocrine and endocrine components. *Virchows Arch*，2001，438（6）：624－628.

［48］Chenwei Li, David G. Heidt, Charles F. Burant, et al. Identification of pancreatic cancer stem cells. *Cancer Res*, 2007, 67（3）：1030 – 1037.

［49］Lee C. J., Dosch J., Simeone D. M. Pancreatic cancer stem cells. *J Glin Oncol*, 2008, 26（17）：2806 – 2812.

［50］Virginie C., Denis M., Cristina C., et al. Marker-independent identification of glioma-initiating cells. *Nature Methods*, 2010, 7（3）, 224 – 228.

［51］Yamaguchi A., Komori T., Suda T., et al. Regulation of osteoblast differentiation mediated by bone morpho genetic proteins, hedge-hogs and cbfal. *Endoc Rev*, 2000, 21（4）：393 – 411.

［52］Moore K., Lemischka I. R. Stem cells and their niches. *Science*, 2006, 311：1880 – 1885.

［53］Magda Kucia, Ryan Reca, Katarzyna Miekus, et al. Trafficking of normal stem cell sand metastasis of cancer stem cells involve similar mechanisms：Pivotal Role of the SDF – 1 – CXCR4 Axis. *Stem Cells*, 2005, 23：879 – 894.

［54］Dvorak H. F. Vascular permeability factor/vascular endothelial growth factor：A critical cytokine in tumor angiogenesis and a potential target for diagnosis and therapy. *J Clin Oncol*, 2002, 20：4368 – 4380.

［55］Dean M., Fojo T., Bates S. Tumour stem cells and drug resistance. *Nat Rev Cancer*, 2005, 5（4）：275 – 284.

［56］Takebe N., Harris P. J., Warren R. Q., Ivy S. P. Targeting cancer stem cells by inhibitingWnt, Notch, and Hedgehog pathways. *Nat Rev Clin Oncol*, 2011, 8（2）：97 – 106.

［57］Valent P. Targeting of leukemia-initiating cells to develop curative drug therapies：Straight forward but nontrivial concept. *Curr Cancer Drug Targets*, 2011, 11（1）：56 – 71.

第十七章　整形外科学过去、现在和未来

第一节　整形外科发展史简介

整形外科（plastic surgery）是外科学的一个分支学科，又称整复外科或成形外科，治疗范围主要是皮肤、肌肉及骨骼等创伤、疾病，先天性或后天性组织或器官的缺陷与畸形[1~2]。其治疗包括重建器官和功能，因此，欧美等国家称为整形与重建外科（plastic & reconstructive surgery），日本则称为成形外科。整形外科与传统的按解剖部位或系统划分医学专业的一般模式不同，整形外科的手术范围遍及全身，它是从头到足，涉及许多不同系统的横向联系的一个外科专业，常与其他外科专业有联系且有交叉，如修复头面部器官的缺损与脑外科、五官科、颌面外科有联系，修复肢体与矫形外科、手外科有交叉等。所以，整形外科也可说是外科学的一门边缘学科。有的日本学者甚至提出，整形医学是继临床医学、预防医学、康复医学之后一门新兴医学，可称为第四医学。整形外科虽然是一个新兴医学专业，只有近百年的历史，但整复体表缺陷的手术可追溯到古代，我国早在晋代（265—420 年）就有关于修复唇裂的记录。公元前 7—公元前 6 世纪时，印度的 Sushruta 就有鼻子再造手术的描述（印度法）。1818 年，德国 Von Graefe 发表《鼻整形》专著，第一次使用了整形这一术语，一直至今。

20 世纪是整形外科大力发展的新时代，而第一次世界大战催生了现代整形外科，因战争中出现了大量爆炸性创伤，特别是颅颌面部创伤，许多非致命性颌面部创伤占了全身创伤的 10% 左右。这些伤员迫切需要进行后期修复性手术整形矫治，这就促进了欧美各个国家的外科医师专心致志于修残补缺的工作，为近代整形外科专业的建立和发展奠定了坚实基础。而第二次世界大战促进了整形外科的较快发展，由于大量的战伤需要整形手术治疗，同时带动了手外科、烧伤科以及组织移植的研究和发展，相继建立了一些相关专业的医疗中心，如烧伤中心、颌面中心及手外科中心等。鉴于整形治疗范围不断扩大和整形外科医师的不断增加，1955 年在 Tord Skoog 的主持下成立了国际整形外科医师协会，并在斯德哥尔摩举行了整形外科的第一次国际会议。从此，整形外科作为一个新兴的医学专业不断发展，新的理论和技术如内镜技术、基因治疗、移植免疫、组织工程、计算机技术等进入了整形外科的研究领域，促使整形外科发展成为一个具有鲜明特色的学科，并派生出颅面外科、美容外科等分支。

而我国整形外科也是西医外科学的一个分支，其发展与国外整形外科的发展息息相关，我国整形外科发展历史的有关文献始见于 1896 年，以整形外科命名的科室最早出现于 1934 年。特别是朝鲜战争爆发后，大量伤员需要接受整形外科的治疗，这就需要培训大量的整形外科医师以加强对这方面的研究工作。1948 年，美国哥伦比亚大学 Webster 教授来上海中山医院举办我国第一个整复外科学习班，学员有朱洪荫、张涤生等[3]。50 年代中期，一些著名的医学院校相继创建了整形外科专业，建立整形外科病房，收治各种类型

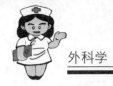

的整形外科病人，如北京医学院附属三院、上海第二医学院附属广慈医院、西安第四军医大学西京医院以及 1957 年在北京成立的中国医科院整形外科医院等，推进了我国整形外科的快速发展。从 1963 年我国陈中伟医师的首例临床断肢再植成功，至 1973 年我国杨东岳医师第一例吻合血管的游离皮瓣移植成功的报道，以及其后改革开放政策的施行和与国际交流日渐增多，使国内外有关整形外科的新理论、新方法迅速传播，推动了我国整形外科的发展和提高。1985 年，中华医学会整形外科学会在北京成立并创刊发行了专业杂志，从此不断开展全国和国际的学术交流活动，使我国整形外科不断得到发展和提高，并获得了国际上的重视与好评。

随着我国经济建设的发展和人们生活水平的提高，对形体美的追求日益增长。20 世纪 80 年代美容外科或称之为美容整形外科也得到了迅猛发展，在有关理论和方法引进的同时，也进行了符合我国民族特点的改进和研究，使美容外科成为我国整形外科领域中最活跃的一个分支学科[4]。

20 世纪后期，是现代科学技术飞跃发展的新时期。随着生命科学和物理、化学、材料学以及各种新技术的发展，新学科、新专业相继兴起，也使整形外科有了更广阔的发展空间。组织工程、基因工程、内窥镜技术、胎儿外科、激光技术、材料学、超声技术、人工材料替代以及康复医学技术等新技术的兴起，使整形外科愈加显示了它的边缘交叉性和强大的生命力。

颅面外科是整形外科的一个分支。20 世纪 60 年代起始于法国，目前已在许多技术先进的国家蓬勃发展。我国于 20 世纪 70 年代开始在上海市第九人民医院，继而在西安、北京等地开展了颅面外科手术，但至今未能在全国普遍开展，与国外先进水平尚有一段距离。1998 年由张涤生院士主编的《颅面外科学》问世，预示着我国颅面外科普及和提高的时代终将到来。

计算机技术是 20 世纪末席卷全球的技术浪潮之一，在协助人们深入认识和改造客观世界的同时，也正悄悄地改变着人们自身的思维模式和行为模式。

整形外科同样面临着这场变革带来的机遇。自 20 世纪 80 年代以来，整形外科在信息管理、手术设计、假体设计、疗效观察、实验研究、辅助教学、远程诊疗等方面，积极应用现代计算机技术，不断提高工作效率。

内镜技术在整形外科的应用，充分体现了其皮肤切口小、创伤反应轻、瘢痕少等优点。20 世纪 90 年代初应用于额部上提术，并获得预期效果。其后在面部、乳房、腹部整形美容手术，组织瓣切取，皮肤软组织扩张器植入等方面，都有应用这一技术进行操作的经验报道。

组织工程是 20 世纪末在世界范围内发展的新兴学科，是应用分子生物学、基因工程学等学科的理论和技术研究组织、器官修复和重建的学科。其发展涉及细胞生物学、分子生物学、生物材料学、生物力学、组织学、生理学、免疫学等学科的基础理论和技能。目前在种子细胞的培养研究与组织构建方面均有很好的突破，组织工程化软骨、骨组织、皮肤发展较快，此外，血管、角膜、肌腱等组织器官的构建也正在深入研究，并已在动物实验中取得初步成功。

自第一台医用激光器问世（1961 年），以及其后有关激光对生物作用机制的研究和激光医疗设备的研制，使激光技术进入临床医学各个领域。激光在整形外科的应用始于 20 世纪 80 年代，主要用于治疗浅表血管瘤、皮肤色素病损、皮肤表面重塑、脱毛以及鼻泪管阻塞等。近有报道面颈部除皱术与激光皮肤表面重塑技术联合应用，使面颈部再年轻化的效果更好。我国整形外科对激光技术的应用，也取得了很好的效果。

第二节　现在的整形外科学

改革开放后，由于受到现代西方外来文化和科学技术的冲击，近十几年来整形、美容热潮在中国这片古老的土地上急剧兴起。随着我国经济生活水平的快速增长，人们爱美和崇尚美的精神需求也日益增长，整形、美容也成为时下最具时髦的社会流行词汇之一[5]，甚至有些爱美人士达到了盲目追求的程度，产生了不同程度的负面效果。这不仅引起了我们从事整形美容外科专业医务工作者的高度重视，而且引起了全社会的高度关注。为使这一学科健康顺利地发展，我们整形美容外科医务工作人员有必要对这一学科的发展有一个充分的认识，并进行科学的研究和实践，为广大患者提供优质的医疗服务。

1. 皮肤软组织扩张

皮肤软组织扩张术是将皮肤组织扩张器经手术置入正常皮肤软组织内，以解决修复组织移植时材料来源不足的难题，通过定期向扩张囊内注入生理盐水使其不断扩张，以提供"额外"的皮肤软组织来进行皮肤软组织缺损修复和器官再造[6]。皮肤软组织扩张术自1957年由Neman首创，1976年Radovan首创皮肤软组织扩张器用以扩大皮肤和软组织的面积，获得了理想的效果。1980年上海第九人民医院首先将器材引入我国并临床应用于烧伤后疤痕挛缩和烧伤后疤痕性秃发的修复治疗，获得满意的效果。张涤生教授于1985年首次应用皮肤扩张术。近年，又发展出了诸如快速、亚快速、持续恒压、注射式软组织扩张器在烧、创伤后的修复重建、肿瘤切除后的创面覆盖、器官再造及注射壶外置以及皮肤外牵引扩张法或皮肤伸展术等进行皮肤扩张的方法，值得进一步研究和临床观察。

2. 颅面外科

颅面外科（craniofacial surgery）是以各类颅面部畸形为主要研究对象，通过颅面部的各类截骨、骨块重组和固定等外科手段进行治疗的新外科[7]。1967年，法国Paul Tessier提出各种颅颌面骨畸形或缺陷，完全可以通过颅颌面骨本身的重新排列组合或植骨充填手段予以彻底纠正，并首次成功地开展颅内外联合手术。在1985年成立的第一届颅面外科学会，是20世纪后半叶现代外科医学史上最富有生命力的新学科之一。在我国，上海张涤生教授于1978年进行第一例眶距增宽症手术治疗获得成功，并于1983年发表了手术治疗眶距增宽症的总结报告，揭开了我国发展颅颌面外科的序幕。

3. 显微外科

显微外科是研究利用光学放大设备和显微外科器材进行精细手术的学科。显微外科技术不断发展成熟，为整形美容外科提供了得以引进并应用于临床的先进技术，如头皮撕脱再植、重睑成形、口腔前庭的修复、乳房再造、断指再植术等。它的应用使一些不完美的传统术式得以改善，并提高了手术成功率，甚至使一些以往不可行的术式变得可行。如术中出血减少，术后伤口愈合更佳，瘢痕减少，疼痛减轻，患者满意度和生活质量显著提高，体现了整形美容手术的优势，具有广阔的前景[8]。1963年，我国首例经过吻合小血管的断肢移植在上海获得成功，促进了吻合小血管游离皮瓣的动物实验的开展。张涤生等于1965年报道了狗腹股沟游离皮瓣再植和移植的研究。1973年，几乎与国外Danial同时，我国

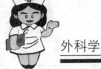

杨东岳取得游离皮瓣临床成功。1975 年，沈阳杨果凡首创的前臂皮瓣游离移植成功，被国际誉称为"中国皮瓣"。这也是将小血管吻合技术与带有动静脉血管的皮瓣远位转移技术相结合的一次飞跃。现今，显微外科不断发展，在整形美容手术中的运用也越来越多，越来越深入，相信不久的将来，显微外科技术将成为一名整形医师所必须掌握的技术。

4. 烧伤处理及疤痕修复

烧伤是指由各种热力、化学物质、电流、放射线等引起的组织损害，主要涉及皮肤和黏膜，严重者也可伤及皮下和黏膜下组织，如肌肉、关节甚至内脏。严重烧伤后，皮肤及身体状况会产生一系列的病理变化，甚至危及生命，需及早治疗[9]。较严重的烧伤愈合后，会在皮肤上形成瘢痕组织，而增生性瘢痕则是瘢痕组织的一种，这种瘢痕组织会突起在皮肤的表面，会令患者产生痛感和挛缩，瘢痕逐渐增厚、变硬，以致引起肢体的变形和关节挛缩。烧伤疤痕及挛缩畸形为整形外科的主要治疗对象，随着烧伤治疗水平的提高，特别是在观念上改变了以往提出的"救命第一，功能第二"的认识而主张"抢救生命的同时，做好功能恢复工作"的观点。对深度烧伤积极采用了早期切（削）痂及植皮手术治疗；对小范围的特殊深度烧伤如电烧伤、热轧伤等采用了整形外科用于后期修复的方法，降低了截肢率和功能丧失率。

5. 美容手术

美容手术是整形外科的一个重要分支，它是以治疗人体外表缺陷、形体缺乏美感，解除由于不美的意识所产生的病态心理为目的的一门学科。现在最多的当属重睑成形术，其次为鼻美容成形术，再次为乳房整形术，还有面部除皱术、脂肪抽吸术等。1949 年新中国成立以后，美容外科手术受到了严格的控制，只有对特殊需要的人群才可进行手术整形。20 世纪 60 年代，经广州市文化局的特批，笔者曾对一些著名演员进行了双眼皮、睑袋、除皱等手术，以保其青春。直到 1978 年改革开放以后，美容外科才开始逐步发展，并普及一般人群。自 20 世纪末至今，随着人们的经济收入和生活水平的不断提高，对美的追求也逐步深入，美容外科流行的速度越来越快，美容整形已成为一股时尚热[10]。

6. 微创整形美容

"微创"源于英文 minimally invasive 或者 mini-invasive，是微小侵入/侵袭性的意思，最早用于形容腹腔镜胆囊切除术，随后扩大到各种较之常规或传统手术创伤小的切除操作中。微创整形美容外科将内窥镜、激光、注射美容整形等均列为微创手术，符合微创的概念。激光在整形美容领域的应用，最早是用于去除皮肤表面的小病损，随着激光技术的不断发展，应用范围逐渐扩大到对色素性皮肤病变、皮肤毛细血管病变、毛发增多、瘢痕等的治疗。注射肉毒素，是欧美排行第一的美容术，从最早期治疗面肌痉挛，到除皱、瘦脸、瘦小腿，再到美塑疗法中的脂肪塑形，肉毒素似乎不断带给我们惊喜。注射充填剂，永远受到求美者的热爱与追捧，创伤小、恢复快是其最大的优势。然而事难两全，效果持久的不安全，安全的效果难以持久。虽然求美者更喜欢持久效果的注射充填剂，但液体硅胶造成的种种并发症使整形外科医生心有余悸，几年前在全国闹得沸沸扬扬的亲水性聚丙烯酸氨水凝胶似乎更印证了永久性注射充填物的低安全性。于是，可吸收降解的注射充填剂成了唯一的选择。[11]

第三节　整形外科展望及今后的主要研究方向

我国整形外科研究工作起步较晚，今后的主要发展方向为以下几个方面[12]：

1. 再生医学

再生医学是一门研究如何促进创伤与组织器官缺损生理性修复，以及如何进行组织器官再生与功能重建的新兴学科，其主要通过研究干细胞分化以及机体的正常组织创伤修复与再生等机制，寻找促进机体自我修复与再生，并最终达到构建新的组织与器官以维持、修复、再生或改善损伤组织和器官功能之目的。尽管再生医学为我们展现了美好的前景，但现在依然处在基础研究阶段。

围绕再生医学所开展的干细胞研究已受到世界各国政府和全世界科学家的高度重视。政府和企业均已在此领域投入巨资开展相关研究，而且大量与干细胞和再生医学有关的研究机构不断涌现，许多大学已成立专门的干细胞和再生医学研究机构。在美国大学里，干细胞实验室的数量在大幅度攀升，与之相关的研究人员正在以惊人的速度增长。

作为再生医学基础的干细胞研究，我国与世界几乎同时启动。国家自然科学基金委在成立之初便资助过动物干细胞建系方面的研究；1999 年，将人类干细胞建系研究列为重点招标领域；2000 年，科技部也将干细胞研究列为"973"招标领域。之后我国对干细胞的研究一直给予了连续的支持，特别是诱导式多能性干细胞（iPS）技术出现后，国际上的再生医学研究呈现跨越式发展[13]。近年来，国家和地方政府均对干细胞和再生医学有大量投入，科技部还设立了干细胞与再生医学的"973"和"863"专项。近期，科技部将干细胞与再生医学列为继生殖与发育、蛋白质科学、量子科学、纳米科学之后的第五个重大专项，充分反映了我国对该领域的高度重视。中科院已将干细胞和再生医学研究列入未来战略性科技先导专项，在"十二五"期间，计划投入 9 亿元人民币资助 80 个以上的实验室开展相关研究。

近年来，我国科学家在再生医学研究领域取得了重大进展：2007 年年底，中科院广州生物医药与健康研究院继日本、美国之后成功地诱导出多能干细胞，并在国内建立了Oct4/Sox2/Klf4/Myc 所介导的体细胞重编程技术平台，在筛选方法上采用了应用性普遍强的直接非抗性筛选体系。该研究院不仅在干细胞技术与理论上不断创新，还通过举办培训班和国际学术活动积极推动我国在 iPS 技术方面的发展，建立了我国第一个干细胞与再生医学技术与产业化联盟，致力于我国在该领域的技术骨干的普及与培养，先后建立了一系列技术与体系，包括基于维生素 C 的高效重编程技术，文章发表后被国际国内媒体广泛报道[14]。北京大学邓宏魁教授在多能干细胞（iPS）技术建立和将 iPS 向胰岛细胞分化方面成绩显著[15]；中科院上海生命科学院肖磊研究员利用 iPS 技术产生了大鼠的多能干细胞；特别值得一提的是，中科院动物所周琪教授与上海交通大学曾凡一教授，以及北京生命科学研究所高绍荣教授的两个团队合作[16]，利用胚胎四倍体技术证明通过 iPS 细胞可以产生正常的小鼠后代，证实 iPS 具有与胚胎干细胞一样的全能性。可喜的是，许多从事分子生物学研究的科学家也纷纷转向干细胞和再生医学研究领域，使我国形成了一支具有一定实力、在一些领域具有鲜明特色的研究队伍。国家发改委已经成立了两个干细胞工程中心，其目的就是让再生医学走向临床。国家自然科学基金委近年受理的与干细胞和再生医学研

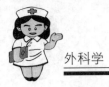

究相关的项目也呈现急剧增加的趋势。

再生医学经历了三个发展阶段：第一个阶段源于 1981 年小鼠胚胎干细胞系和胚胎生殖细胞系建系的成功（这项成果直接促使了基因敲除技术的产生），这是再生医学理论的诞生。第二个阶段始于 1998 年美国科学家 Thomson 等人成功地培养出世界上第一株人类胚胎干细胞系，从此，在全球范围内，科学家希望将胚胎干细胞定向分化以构建一个丰富的健康组织库用来替代一些被疾病损伤及老化的组织或器官，以达到治疗与康复的效果，这是再生医学的真正开始。但由于获取胚胎干细胞所带来的伦理等问题一直受到来自多方面的制约，因而干细胞研究进展有限。第三个阶段便是 2006 年年底日本京都大学 Ymana-ka 和美国科学家 Thomson 两个研究组分别在 *Cell* 与 *Science* 上报道的利用 4 种转录因子联合转染人的体细胞成功地诱导出多能干细胞（iPS）[17,18]，这意味着科学家们已克服了因伦理而不能采用胚胎干细胞进行细胞治疗的瓶颈，使得再生医学离临床又近了一步。

正是由于再生医学所具有的广阔的发展前景，国家自然科学基金委、科技部、中科院等部门都对干细胞和再生医学研究给予了极大的重视。目前，再生医学和干细胞研究发展已到了一个重要的阶段，现在是对我国再生医学研究领域从研究力量、研究方向和研究资源等方面进行整合的大好时机。这种战略规划必将推动我国干细胞和再生医学研究上一个新的台阶。

2. 异体组织移植及显微外科

1998 年，第一例手移植术在法国里昂获得成功，是真正具有现代意义的复合组织异体移植的里程碑。迄今为止，除了在最早开展手移植的法国里昂、美国路易斯维尔之外，在意大利、奥地利、比利时、中国，以及最近在西班牙，已经给 20 名患者进行了 27 次手移植术。其中 13 例为单侧手移植，7 例为双侧手移植（法国 2 例、奥地利 2 例、中国 2 例、西班牙 1 例）。所有的异体手移植均有良好的神经再生，以及运动、感觉功能恢复，其恢复程度评级与自体手断肢再植术后相比大致平行，甚至更好。

在颜面复合组织异体移植方面，目前世界共报道了 3 例成功的手术（法国 2 例、中国 1 例）。2005 年在法国里昂 Edouard Herriott 医院，由 Jean Michel Dubernard 教授带领的小组成功地为一名 38 岁的女性患者进行世界首例换脸手术[19]。整个移植组织的皮肤及黏膜的触觉辨别能力在 18 个月内逐步得到了恢复；移植组织的运动功能恢复相对较慢，患者在术后 12 周后上唇运动功能开始恢复；术后 12 月，可以毫无障碍地喝水及咀嚼；颊部肌肉的收缩功能在术后 12 月时开始建立，在第 14 个月，微笑时双侧接近对称，第 18 个月时完全对称。而这些面部运动功能恢复后，其表情与内心情绪的改变是完全符合的。

在复合组织异体移植的其他领域，法国慕尼黑大学创伤中心自 1996 年以来开展了 4 例吻合血管的异体膝关节移植临床病例[20]。美国俄亥俄州 Cleveland 医院 Strome M. 教授报道了于 1997 年年底进行的世界第一例吻合血管、神经的异体喉移植，术中吻合了甲状腺上动脉—颈总动脉、甲状腺上静脉—颈外静脉、喉上神经、喉返神经，至 2005 年术后随访无免疫排斥反应发生，患者发声良好[21]。

但是异体组织移植也存在许多问题：

（1）免疫排斥。虽然内脏器官（如肾、肝、心）移植的排斥反应已通过免疫抑制药物的使用得以较好的解决，但由于复合组织对"异己"组织排斥的程度更强烈，所以抗排斥问题的解决是复合组织移植成败的关键因素。许多专家不认为这是一个已经解决了的问题：①即使使用最新的抗排斥药物，肾脏移植患者术后的平均存活期还是不足 10 年，复合组织移植绝对不会比这更好；②抗排斥药物降低全身免疫力，会带来严重的副作用，如感染、恶性肿瘤、糖尿病等；③抗排斥药物费用昂贵，每年需要数万美元的药费。

（2）目前，异体复合组织的来源主要是遗体。就捐献者而言，即使是先有约定，如果在逝者家属处于极度悲伤时摘取供体，这在道德上亦是令人难以接受的，美国著名的"哈佛标准"也于 1968 年问世，并明确提出了脑死亡的概念、定义和确定标准，从而在理论和实践的意义上开始替代了心脏死亡标准的意义。要解决我国的供体来源困难的问题，除了要改变公众思想观念和文化习俗外，同样需要解决"死亡标准"问题，我国目前尚未确立脑死亡标准。

（3）伴随疾病的传播。传播伴随病是同种异体骨软骨移植和其他异体组织移植普遍存在的问题，多组织库对移植物的血清学及无菌检查时间为 14 天，因此存在传播疾病的危险，这被认为是组织移植的致命缺点，限制了该方法的推广应用。以现在的保存技术已经能够保证足够时间对移植物进行正规的消毒处理和严格的筛查，从而最大限度地减少传播伴随疾病的危险性。有报道认为经过严格筛选后传播 AIDS、丙肝以及乙肝的危险性分别为 1/493 000、1/103 000 和 1/63 000。

显微外科技术问世以后，带动了相关基础学科研究的开拓创新。其中最令人瞩目的是显微解剖学和显微外科学科的建立与开拓。广州南方医科大学钟世镇院士是临床显微解剖学的创始人之一，对我国显微外科的临床应用发展作出了极大贡献[22]。在显微解剖学的启示下，许多新的皮瓣供区被应用，临床医生和基础学者相互合作、启发、创新。皮瓣的游离移植品种已超过百种，而新的探索、更多的创新以及在治疗过程中因人而异的创伤条件而萌发的创造性突破屡有报道[23~24]。显微解剖学带来的另一种发展意义是轴形皮瓣（包括骨皮瓣、骨肌皮瓣等）概念的形成。轴形皮瓣把显微外科技术的游离皮瓣原理推回到皮瓣带蒂转移的旧模式上，用显微外科技术进行组织移植的成功率临床已达 90% 以上。显微外科的移植再造手术在急诊处理是一期完成和利用经过扩张后的皮瓣进行移植，这将成为今后的发展趋势。为进一步提高移植成功率，今后应加强对移植后的"高凝"和"痉挛"两种病理现象的深入研究和评估。在监测技术方面，由于激光多普勒与光反射体积技术能较好地区分动脉或静脉性问题，前景较好，并可扩大应用到皮瓣延迟、断蒂时间、皮肤扩张速度控制以及皮肤撕脱伤血运判断等方面。显微外科移植皮瓣或肌皮瓣修复后，要求局部功能与感觉都有完好的恢复已成为当前需要突破的重点。近年来，对可供移位的动力神经的寻找、吻合神经的皮瓣或肌皮瓣移植以及防止肌萎缩和使感觉重建的研究也越来越受到重视，其中神经再生的研究是关键，现已进入以神经营养与趋向性研究为代表的分子生物学时期，诸如对神经生长因子及神经节苷脂的应用、雪旺氏细胞应用等生物组织工程的研究将会有所帮助。

显微外科以后将向以下几个方面发展：

（1）最大限度地避免或减少供区损伤。随着人民生活水平的提高，人们越来越重视供区的瘢痕、残留畸形，应避免对患者造成新的伤害。减少供区损伤的措施有：①选择最隐藏的部位，如发际缘、轮廓线、内衣遮盖区等；②利用细微血管为蒂，减少对大口径血管的损伤；③高选择地分离出肌肉的运动神经，保留肌皮瓣的运动神经，使供区剩余肌肉保

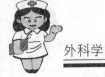

持运动功能。

（2）显微外科技术进一步向多学科发展。现再植技术及创伤修复已发展到较高的水平，但很多内科疾病引起的组织缺损还很少有显微外科介入，如糖尿病引起的组织坏死、溃疡形成、动脉硬化、血栓形成等造成的肢体坏死。关键问题是患者的血管组织不健康，吻合畅通率较低，故易导致手术失败。目前我们在内科医药技术的支持下已作了一些尝试，手术成功率可明显提高，预计在未来这类病例数量将超越创伤性组织损伤的病例。

（3）显微外科进一步精细化。随着显微外科技术的发展，更小口径血管吻合水平的提高，预计在不远的将来，可应用任意皮瓣切取后移植，可望重新建立血运使其成活，这样便可达到随心所欲切取皮瓣的境界。

（4）应用显微外科技术综合处理疑难杂症。例如在肺切除后的胸壁缺损，以往应用胸部改形术处理，手术较大，术后外形欠佳。应用显微外科组织移植充填，以消灭空腔，可使患者得到完美的治愈。难治性溃疡亦可通过显微外科手段得到治愈。这些目前都只是初步设想，有待广大读者集思广益，不断开发。

（5）近10年来生命科学发展飞快，利用组织工程技术已能在动物体创制出软骨、肌腱、皮肤、骨骼、肌肉、角膜等组织。目的是能在不久的将来应用这些新技术，在实验室中预制成各种组织的成品来替代临床上"挖肉补疮"的传统方式。近几年来，克隆技术、干细胞诱导分化技术等不断问世，给各种器官移植带来更多机遇，可以此替代病损组织和器官。但在移植之前必须先为人造组织或器官构建预制血供系统，方能应用血管吻合技术，将它种植于受体。这种技术，必将随着组织工程技术、干细胞诱导分化技术等的发展而与时俱进，届时，显微外科必定又有一个新的发展局面。它不仅带来了新的生机，而且具有持续发展的伟大意义[25~26]。

3. 颅颌面外科

欧洲颅面外科学会提出，颅面外科是21世纪重点发展的学科。我国一些大医院已开始建立颅面外科中心并注意专业队伍的培养，且在临床上积累了一定的手术经验，在技术上正奋起直追，为迅速赶上国际发展的步伐提供了有利条件[27]。目前，我国口腔颌面外科的基础研究着重在肿瘤与修复重建外科两方面。国内著名院校的口腔颌面外科大多已具有较完善的实验室。我国自20世纪80年代以来建立的口腔与唾液腺癌细胞系（株）已有10个以上，其中有的还远渡重洋，在国外的实验室内被应用于实验研究。组织工程的研究则是修复重建外科的热门话题。我国口腔颌面外科专业委员会下属已有5个专业学组，即唇腭裂学组、正颌外科学组、颌面创伤学组、肿瘤学组及唾液腺疾病学组。这些学组的学术活动将有助于活跃学术气氛并为进一步提高我国口腔颌面外科的整体水平起到积极的促进作用。

展望未来，我国口腔颌面外科学发展的总趋向是[28]：

（1）进一步加强临床多学科的协作，推广综合序列治疗原则，以期进一步达到生存率与生存质量并重、功能恢复与形态恢复的统一。

（2）由于高科技的发展，必须逐步实现外科基本理念、基本原则的转变，包括微创外科、分子外科、计算机辅助外科（或称导航外科）等。

（3）随着我国社会老龄化的到来，必须进一步加强口腔颌面外科有关老年病的防治和研究工作。

（4）由于遗传与分子生物学的进展，我们将进一步对基因诊断和基因治疗，特别是与口腔颌面外科有关疾病基因进行研究。

（5）高科技的产物，包括克隆、组织工程技术和新型生物材料的应用，均有望进一步促进修复重建外科的发展。

（6）为了适应21世纪的需要，应进一步健全和完善我国口腔颌面外科专科医师的培训制度，以培养出更多合格的、优秀的口腔颌面外科医师。

4. 微创与内窥镜技术

采用内窥镜（endoscopy）技术进行整形美容手术方兴未艾，有人预测这种通过小切口深入组织下层，在直视下施行的范围广泛的无创手术，可能引起一场新的整形外科技术革命[29]。由于减少了手术损害和提高了一些手术的疗效，可能会使一些美容手术的术式更易被人所接受。目前，内窥镜技术正在替代许多传统的整形外科技术方法，如用于额部、面颊部及骨膜下剥离除皱术、面部截骨术、腋窝入路隆乳术、乳房下垂矫正术、乳房缩小成形术、吸脂术、盆腔入路阳痿矫正术、皮肤软组织扩张器植入术、腕管综合征治疗、显微外科肌肉、大网膜、小肠段移植供体的切取等都有报道，甚至胎儿的整形外科手术也在探索中。我国已初步开展了部分术式，今后当会有快速的发展。另外，激光、超声、生物材料和药物的不断发展，可能使现在需要手术的美容改为不必采用手术治疗。有报道，光热与光化学疗法对毛细血管瘤的部分病例治疗效果超过手术。我国的"铜针疗法"对蔓状血管瘤的治疗也有一定的疗效。应用分子生物学方法研究血管瘤内皮细胞的基因及其表达，发展抗体或基因疗法，可望成为对血管瘤有效的根治方法。

5. 数字医学在整形外科中的应用

21世纪将是以人为中心的科技得到快速发展的新时代，用前沿性的信息科学技术研究人的工作前景可喜。尽管目前我国数字医学的研究还处于不成熟的起步阶段，但可以预见，与先进的信息科学技术融合后，数字医学研究将会在医学、国防、竞技、影视、交通、航天航空、工业设计、艺术设计等多个领域有广泛的应用发展前景。当前，我国已经初步建立了一些专业研究单位，出版了一批研究论著，但是还缺乏正式的学术团体，这有待我们继续努力，加速发展。数字医学的研究成果，将能够替代真人完成许多真人完不成的任务。例如许多特别恶劣的环境，不适宜真人长期逗留，如在宇宙空间失重地区、高寒缺氧地区，数据医学会替代收集有关人体生理反应的科研资料。展望未来，在科技部门的高度重视下，在众多专家学者锲而不舍的努力下，我国数字医学必将研究出具有中国特色、中华民族特征的理论和方法，成为管理医学、基础医学、临床医学、生物医学等学科创新发展的助推器。

然而整形外科的前进离不开基础医学和相关学科的进展。展望未来，更要求我们加速知识更新，努力学习当代医学的新知识、新技能，特别注意相关学科发展的结合与介入，如生物医学工程学、分子生物学、遗传基因学、仿生学、高新技术的材料学、医学美学、基础医学的各个专业学科以及计算机科学等。只有与这些学科有机结合和交叉，才能更加丰富本学科的内涵建设，为本学科创造和提供更多、更有效的诊疗新方法和新手段，把本专业推向更高的学术水平。

（刘宏伟）

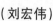

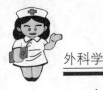
参考文献：

［1］张涤生. 整形外科回眸百年及新世纪展望. 中华外科杂志，2002，40（7）：485～486.

［2］郭恩覃. 我国整形外科的历史和展望. 第二军医大学学报，2005，13（1）：51～52.

［3］马恩庆. 整形外科浅谈. 中国现代手术学杂志，2002，11（3）：37～38.

［4］王炜，祁佐良. 论整形美容外科发展的趋势和走向. 中国美容医学，2004，13（4）：466～468.

［5］范金财. 整形美容外科的发展历史和展望. 专家论坛杂志，2011，1（6）：5～6.

［6］边建民，陈建军. 皮肤软组织扩张术在整形外科中的临床应用现状. 中外医疗，2009（35）：160～162.

［7］穆雄铮，张涤生. 颅面外科的历史和进展. 整形再造外科杂志，2004，1（2）：105～109.

［8］阮鸿儒. 显微外科技术在整形美容手术中的应用进展. 医学综述，2009，15（23）：3578～3579.

［9］曾慧平，林国徽，刘颂文. 烧伤康复及增生性瘢痕处理之科研发展. 中国康复医学杂志，2010，25（1）：89～92.

［10］张涤生. 我国美容外科的发展和展望. 中国美容整形外科杂志，2008，19（1）：1～2.

［11］张洁，李健宁. 微创整形美容术现状. 中国美容医学，2010，19（2）：271～272.

［12］孔繁祜. 我国整形外科12年（1982—1994年）来的进展. 中华整形烧伤外科杂志，1995（11）：1.

［13］Esteban M. A., Wang T., Qin B., et al. Vitamin C enhances the generation of mouse and human induced pluripotent stem cells. *Cell Stem Cell*, 2010, 6（1）：71－79.

［14］Li R., Liang J., Ni S., et al. A mesenchymal-to-epithelial transition initiates and is required for the nuclear reprogramming of mouse fibroblasts. *Cell Stem Cell*, 2010, 7（1）：51－63.

［15］Zhao Y., Yin X., Qin H., et al. Two supporting factors greatly improve the efficiency of human iPSC generation. *Cell Stem Cell*, 2008, 3（5）：475－479.

［16］Zhao X. Y., Li W., Lv Z., et al. iPS cells produce viable mice through tetraploid complementation. *Nature*, 2009, 461（7260）：86－90.

［17］Takahashi K., Tanabe K., Ohnuki M., et al. Induction of pluripotent stem cells from adult human fibroblasts by defined factors. *Cell*, 2007, 131（5）：861－872.

［18］Yu J., Vodyanik M. A., Smuga－Otto K., et al. Induced pluripotent stem cell lines derived from human somatic cells. *Science*, 2007, 318（5858）：1917－1920.

［19］Strome M., Stein J., Esclamado R., et al. Laryngeal transplantation and 40-month follow-up. *N Engl J Med*, 2001, 344：1676－1685.

［20］Tobin G. R., Breidenbach W. C., III, Pidwell D. J., et al. Transplantation of the

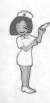

hand face, and composite structures: Evolution and current status. *Clin Plast Surg*, 2007, 34 (2): 271 – 279.

[21] Birchall M. A., Lorenz R. R., Berke G. S., et al. Laryngeal transplantation in 2005: A review. *Am J Transplant*, 2006, 6 (1): 20 – 27.

[22] 张世民, 侯春林, 顾玉东. 我国学者对外科皮瓣发展的贡献及几点思考. 中华显微外科杂志, 2004 (27): 6 ~ 7.

[23] 钟世镇, 徐达传. 皮瓣的命名及解剖基础. 中华显微外科杂志, 1995 (18): 82 ~ 84.

[24] 庞水发, 于国中, 刘均墀等. 皮瓣移植修复组织缺损临床分析. 中华显微外科杂志, 1999 (22): 104 ~ 106.

[25] 钟世镇. 显微外科解剖学. 北京: 人民卫生出版社, 1984. 193 ~ 201.

[26] 曹谊林. 组织工程学理论与实践. 上海: 上海科学技术出版社, 2004. 76 ~ 90.

[27] 归来等. 颅颌面外科创立 30 周年回顾. 中华整形烧伤外科杂志, 1997, 13 (6).

[28] 张涤生等. 我国整形外科现状与二十一世纪展望. 中华整形烧伤外科杂志, 1997, 13 (1).

[29] 宋业光. 美容外科的进展. 中华整形烧伤外科杂志, 1994, 10 (6).

第十八章　科研中动物实验的规范管理

第一节　概　述

医学实验动物既是生命科学研究的支撑条件，又是生命科学研究的对象和内容。医学实验动物发展和应用程度是衡量一个国家或地区生命科学研究水平高低的重要标志。

实验动物在保障人类健康和改善人类生存条件方面起着毋庸置疑的作用，如天花的灭绝、各种人和动物疫苗的研制、断肢再植、异体器官移植、转基因和克隆技术等重大突破，都是借助于实验动物获得成功的。

世界各国特别是发达国家投入了巨额经费用于生命科学研究和卫生保健事业，如美国，投入的费用占国民生产总值的比例逐年增高，超过了航天和原子能事业的投入。60%以上生命科学研究课题需要实验动物。美国国立卫生研究院（NIH）每年科研经费的50%用于动物实验有关的项目。科学研究须具备四大基本条件（AEIR）：①实验动物（laboratory animal）；②设备（equipment）；③信息（information）；④试剂（reagent）。

理想实验动物的获得不容易，原因是：①人们重视程度不够；②我国实验动物学科起步晚。

理想的实验动物＋动物实验环境/动物饲养条件≠理想的实验结果

我国实验动物学科发展滞后，严重制约了医学、药学及生命科学研究的发展。

第二节　实验动物在医药研究中的历史、现状和发展趋势

一、基本概念

实验动物科学（laboratory animal science，LAS）是研究实验动物及其应用的一门科学，包括实验动物和动物实验。

实验动物（laboratory animal，LA）指经人工培育，能对其携带的微生物进行控制，遗传背景明确，可用于科学实验、药品、生物制品的生产和检定及其他科学研究的动物。

动物实验（animal experiment）指为科研、教学、药品检定等目的，对动物进行物理、化学和生物因素处理，观察其反应，获得实验数据，解决科研中的问题。

人类疾病的动物模型是指医学研究中建立的具有人类疾病模拟表现的动物实验对象和相关材料。

1. 无特定病原体（specific pathogen free，SPF）动物

无特定病原体动物是指机体内无特定微生物和寄生虫存在的动物，具有以下特点：

（1）非特定的微生物和寄生虫是容许存在的。

（2）一般指无传染病的健康动物。

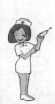

（3）这是目前国外使用最广泛的实验动物。

（4）不带有对人或动物本身致病的微生物。

（5）不能排除可经胎盘屏障垂直传播的微生物。

为使动物实验或其他操作顺利进行而采用适当的方法或设备限制动物的行动，实施这种方法的过程叫保定。

安死术是指用公众认可的、以人道的方法处死实验动物的技术，即使动物在没有惊恐和痛苦的状态下安静地、无痛苦地死亡。

仁慈终点是指动物实验过程中，只要不影响实验结果，尽早结束实验，使动物的疼痛和压抑减至最低限度。

2．动物福利

（1）从事实验的工作人员必须爱护动物，禁止伤害、虐待动物。

（2）在符合科学原则的情况下，开展动物替代方法研究。

（3）在不影响实验结果的情况下，采取有效措施避免给动物造成不必要的不安、痛苦和伤害。

（4）实验结束后采取痛苦最少的方法处置动物。

3．近交系

连续全同胞交配20代以上的动物称为近交系。其特点有：①基因纯合度达到98.6%，个体差异小，似同卵双生，反应一致、重复性好，用少量动物即可获得精确度很高的实验结果，个体相互之间可以接受皮肤、器官移植。②隐性基因纯合使许多病态性状得以暴露，可获得大量先天性畸形及先天性疾病的动物模型，如高血压、白内障、糖尿病动物模型。其缺点是近交衰退。

4．F1代动物

这是指两个无关近交系杂交形成的第一代动物。其特点有：①基因杂合，但个体之间基因杂合一致，个体差异小。②具有近交系的优点，生命力、耐受性强，可长期进行观察。③个体相互之间可以接受皮肤、器官移植。

5．封闭群动物

这是指以非近亲交配方式繁殖生产的一个实验动物种群，如昆明种小鼠、LACA 小鼠、Wistar 大鼠、NIH 小鼠、青紫兰兔、新西兰兔等。其特点是：在人类遗传研究、药物筛选、毒物实验等方面起不可替代的作用。

6．突变系动物

这是指正常染色体的基因发生了变异，动物具有一种或多种遗传缺陷，如无胸腺裸鼠、严重联合免疫缺陷动物 SCID 小鼠。其特点是：为肿瘤、免疫疾病的研究提供了理想的材料。

二、历史

许多重大发现是通过动物实验得到的。

1997 年，威尔穆特（Wilmut），用羊体细胞克隆成功"多莉"羊，绵羊。

1984 年，科勒、米勒（Kohler，G.，Milstein C.），单克隆抗体技术，小鼠。

1980 年，斯纳尔（Snell，G. D.），动物组织相容性抗原小鼠。

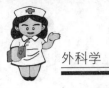

1968 年，佩蒂路易斯（Pantelouris），先天性无胸腺裸鼠，小鼠。

1936 年，洛伊（Loewi, O.），副交感神经的神经介质为乙酰胆碱，蛙。

1921 年，班廷（Banting, F. G.），胰岛素与糖尿病，犬。

1904 年，巴甫洛夫（Pavlov, I. P.），心脏生理、消化生理高级神经活动，犬。

1890 年，莱夫勒（Loffler），白喉杆菌病、抗毒素治疗，豚鼠。

1885 年，巴斯德（Louis Pasteur），狂犬病疫苗，鸟类、家兔。

1880 年，巴斯德（Louis Pasteur），细菌致弱毒免疫，鸟类。

1878 年，科赫（Robert Koch），细菌与疾病的关系（炭疽病、结核），牛、羊、其他。

1792 年，捷纳尔（Jennr），牛痘保护人不生天花，牛。

1665 年，拉沃（Lower），犬输血研究，犬。

1628 年，哈维（William Harvey），血液循环，犬、蛙、蛇、鱼、蟹。

公元前 384—322 年，亚里士多德（Aristotle），比较动物解剖和胚胎，鱼、牛、羊。

三、现状

用动物做实验有上千年的历史，而其作为一门学科已有 50 年的时间，有三项重大突破的发现和培育成功，为创建实验动物科学奠定了基础：

（1）近交系小鼠（1909）对研究遗传规律和各种遗传病的诊断与防治起到了重要作用。

（2）无菌动物（1915）可了解各种病原体对机体的影响。

（3）免疫缺陷动物（1966）裸小鼠为肿瘤免疫学的研究提供了很好的实验材料。

随着克隆动物的出现，各种转基因动物的培育成功和应用，把实验动物学科带到了全新的境地，大大促进了生命科学的研究和发展。

四、发展趋势

（1）高等级动物（清洁级、SPF 级）被大量使用。

在日本，1985 年使用普通级、清洁级、SPF 级大鼠之间的比例为 2∶5∶12，而 1991 年，三者之间的比例变为 2∶11∶50。

（2）模型动物大量发展和使用，逐渐取代常规实验动物。

如高血压大鼠的动物模型、肥胖症小鼠和肿瘤的动物模型等。

（3）转基因动物的大量使用。

如 AIDS 病毒、乙肝病毒和人白血病 I 型病毒的小鼠转基因模型广泛应用。在英国，1990 年科研使用转基因动物只占实验动物总数的 3%，2000 年达 18.8%。

（4）实验动物的供应趋向于社会化、商品化。实验动物的管理趋向于标准化、法制化。

（5）实验动物的福利、保护和"3R"运动呈现全球化趋势。

"3R"，即替代（replacement）、减少（reduction）、优化（refinement）。

替代指使用其他方法而不用动物所进行的实验或其他研究课题也可达到某一实验目的，或者说使用没有知觉的实验材料代替以往使用神志清醒的活脊椎动物进行实验的一种科学方法。

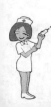

减少指在科学研究中，使用较少量的动物获取同样多的实验数据或使用一定数量的动物获得更多实验数据的方法。

优化指通过改进和完善实验程序，减轻或减少给动物造成的疼痛和不安，提高动物福利的方法。疼痛和不安可由实验或非实验因素引起，可通过良好的实验方案设计得以解决。近代科学技术和实验动物医学的最新成就可为进一步降低和避免给动物造成的疼痛和不安提供新的途径。

善待实验动物指避免实验动物遭受不必要的伤害、饥渴、不适、惊恐、折磨、疾病和疼痛，保证实验动物受到良好的管理与照料（环境舒适、食物充足、自由饮水）。

饲养管理过程中应善待实验动物，如实验动物笼具、垫料质量应符合国家标准；各类动物所占笼具最小面积应符合国家标准；对于天性爱运动的实验动物，应设有运动场地；饲养人员不得戏弄或虐待实验动物。

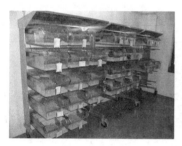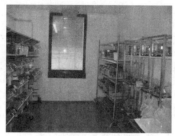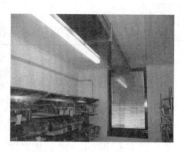

应用过程中应善待实验动物，如实验动物进行手术、解剖或器官移植时，必须进行有效麻醉；保定时，应遵循"温和保定，善良抚慰，减少痛苦"的原则；处死实验动物时，须实施安死术；在不影响实验结果的情况下，应选择"仁慈终点"；非人灵长类动物原则上不予处死，应让其自然死亡。

运输过程中应善待实验动物，如通过最直接的途径本着安全、舒适、卫生的原则尽快完成；实验动物在运输过程中应防止感染微生物、寄生虫；患有伤病或临产的怀孕动物，不宜长途运输；长途运输时，防止实验动物过度饥渴。

善待实验动物的相关措施：生产、经营和使用实验动物必须取得相应的行政许可，动物实验方案经实验动物管理委员会批准后方可组织实施。

有下列行为者，视为虐待实验动物：①挑逗、激怒实验动物的，非实验需要故意损害实验动物器官的，玩忽职守使设施内环境恶化，造成实验动物痛苦、死亡的。②在对实验动物进行解剖、手术或器官移植时不麻醉的，处死实验动物不使用安死术的。

第三节 实验动物在医药研究中的选择与应用

一、药物的作用

（1）是人类战胜疾病的重要手段。

（2）在一定程度上保障了人类的生存和繁衍。

（3）有病当治病，无病需防病。

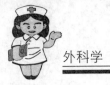
（4）提高智能和体能，延年益寿、延缓衰老。

（5）保持青春常驻和旺盛的精力。

由于许多药物具有毒副作用，故新药在进入临床使用前均需经过安全性评价。

表 18 - 1　历史上重大的药害事件举例

药品	时间	国家	药害作用
亮菌甲素注射液	2006 年	中国	急性肾衰竭
龙胆泻肝丸	2000—2002 年	中国	肾损害
磺胺酏剂	1937 年	美国	肾衰竭
二硝基酚	1937 年	美国、欧洲部分国家、巴西	
芬氟拉明和右芬氟拉明	1962—1997 年	美国	增加心脏瓣膜病发生率
苏丹红一号	1995—2005 年	欧盟、中国等	第三类致癌物质

为避免临床前动物实验没做好导致药害事件的发生，20 世纪 70 年代美国制定了《GLP 规范（草案）》。GLP 指"药品非临床安全性研究质量管理规范"，所有动物实验方法和步骤都按既定的标准操作规程（SOP）进行，确保所有的数据都经过两个以上的人审核，所有数据和结论的更改都必须记录在案。

在医学和生命科学研究中进行动物实验时，都借鉴 GLP 规范制定各种 SOP。

二、医药研究中选择动物的原则

（1）选择与人的机能、代谢、结构及疾病特点相似的实验动物，如猴、小鼠的 NH_4OH 致咳。

（2）选择遗传背景明确、得到良好微生物控制、具有模型性状显著且稳定的 LA，如裸鼠、青光眼兔、糖尿病大鼠。

（3）选择解剖、生理特点符合实验目的与要求的实验动物，如犬的甲状旁腺位于甲状腺表面利于甲状旁腺切除。

（4）选择靶器官效应好的实验动物。

（5）选择科研、检定及生产中传统使用的实验动物。

（6）选择具有特殊反应性的实验动物品种（系），如对血压的影响：狗、猫、鼠易复制高血压模型。过敏反应、变态反应：豚鼠。呕吐反应：狗。对皮肤的局部作用：家兔、豚鼠、猪。致热反应：兔（不能用狗，无汗腺或汗腺不发达）。动脉粥样硬化：鸽、鸡、家兔。致癌作用：小鼠、大鼠（考虑到品种品系）。放射病：狗（不用兔，非常敏感）。免疫：C57BL/6 国际通用小鼠。

三、动物模型的设计原则

动物模型的设计原则有：①相似性，即复制的模型尽可能近似于人类疾病；②重复性，即复制的模型可反复；③可靠性；④适用性和可控性；⑤易行性和经济性。

四、动物模型的复制方法

（1）物理诱发方法，如放射线（萎缩性胃炎）、机械损伤。

（2）化学诱发方法，如致癌剂（D－氨基半乳糖致大鼠肝硬化）、化学毒物、强酸强碱烧伤等。

（3）生物诱发方法，如细菌、病毒、寄生虫、生物毒素等。

（4）复合方法，如用细菌加寒冷方法复制豚鼠慢性支气管炎。

（5）遗传工程方法，如患有 AIDS、老年痴呆症的动物模型。

五、动物模型的优点

（1）避免了在人类进行实验时所带来的风险。

（2）临床上平时不易见到的疾病可用动物随时复制出来，如放射病、毒气中毒、战伤。

（3）可以克服人类某些疾病潜伏期长、病程长和发病率低的缺点，如肿瘤、肺心病、再障。

（4）可以严格控制实验条件，增加实验条件的可比性。

（5）可以简化实验操作和样品收集。按时采集所需的各种样本，及时或分批处死动物，以便更好地了解疾病过程，完成实验目的。

（6）有助于更全面地认识疾病和疾病本质，但是动物机体结构和代谢与人类有较大差异，实验结果不能完全照搬于人。

第四节　国内外实验动物管理历史与现状

一、西方发达国家实验动物管理情况简介

目前，许多国家特别是西方发达国家实验动物生产逐渐向专业化、商品化、社会化方向发展，故需对实验动物进行管理和立法。国际上对实验动物管理和立法都是围绕保障动物福利和实验动物质量两个方面同时进行的。

（一）美国的实验动物发展状况及管理模式

1. 管理模式

通过立法经动植物检疫局（APHIS）、食品与药品管理局（FDA）、国家卫生研究院（NIH）、动物饲养管理与应用委员会（LACUC）、美国实验动物管理认可协会（AAA-LAC）等官方或民间渠道，对实验动物及其设施条件进行监督与管理。

2. 发展状况

（1）1963 年，NIH 颁布了《实验动物饲养管理与使用指南》。

（2）1966 年，美国农业部制定了《动物福利法》和《濒危物种保护法》。

（3）1983 年，美国社会保健服务部制定了《检验与教学用实验动物的管理与使用原则》。

（4）1985 年，国立卫生研究院颁布《实验动物管理与使用指南》。

（二）日本的实验动物管理模式

（1）通过政府和民间团体（如日本实验动物学会、协会、医学会）等组织共同协调

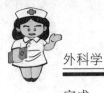
完成。

（2）20 世纪 70 年代颁布了《动物保护与管理法》、《动物进出口卫生检疫法》等。

（3）20 世纪 80 年代到 90 年代发布了《实验动物饲养与保护基准》和《动物处死法指南》。

（4）日本实验动物学会和日本实验动物协会分别制定了《动物实验指南》、《实验动物生产设施设备管理指南》、《实验动物设施建筑和设备（1983 年版）》和《实施医药品安全性试验的标准》等法律文件，分别在 1983 年和 1988 年两次修订 GLP 标准。

（三）英国的实验动物发展状况及管理模式

1. 管理模式

（1）最高管理机构为内务部，其下由内务大臣任命的监察员小组负责全国约 500 家已经得到认可的科研、生产和供应单位的巡视，并向内务大臣报告。

（2）1986 年颁布了新的实验动物法。新法的最大特点之一是许可证制度，它规定开展与动物有关的科研工作需要同时具有 3 种许可证，即房屋及设施许可证、项目研究许可证和人员资格认可证。

2. 发展状况

英国内务部颁布的法律、法规和指南有：《动物保护法》（1911）、《动物使用保护法》（1961）、《科研用动物居住和管理操作规程》（1989）、《繁育和供应单位动物居住和管理的操作过程》（1989）、《废弃物的管理操作规程》（1991）、《运输过程动物福利条例》（1991）、《动物设施中的健康与安全规定》（1992）等。

（四）其他国家的实验动物发展状况及管理模式

德国、加拿大、比利时、芬兰、法国、意大利等国也相继颁布了类似的法令，在世界范围内极大地促进了实验动物的法制化和标准化管理。

二、国内实验动物管理概况

（一）我国实验动物管理发展历程

我国政府越来越重视实验动物标准化和法制化管理工作：

1987 年成立了中国实验动物学会。

1988 年经国务院批准，国家科委颁布了我国第一部实验动物法制化管理的文件《实验动物管理条例》。

1992 年卫生部由陈敏章部长签发颁布了《医学实验动物管理实施细则》和《医学实验动物标准》，并在京、沪两地率先成立了医学实验动物管理委员会，实行实验动物环境设施合格证制度。

1994 年国家技术监督局发布了《实验动物的国家标准》，从而使我国的实验动物工作走上了科学化、标准化的法制轨道。

1997 年科技部和国家技术监督局联合发文《实验动物质量管理》。

1998 年成立了 4 个国家级实验动物质量检测中心。

1998 年 11 月发布了《省级实验动物质量检测机构技术审查准则和细则》。

1994 年《北京市实验动物管理条例》通过立法；2004 年修订该"条例"。

2005 年 7 月湖北省第十届人大常委会通过《湖北省实验动物管理条例》。

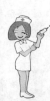

2005 年 5 月成立了"全国实验动物标准化技术委员会"。

2007 年云南省年内可望通过实验动物管理立法。

目前，科技部也正在推动全国范围内的实验动物管理立法工作。

（二）国内实验动物管理模式

1. 政府逐级管理的模式

科技部统一管理全国实验动物工作，各省、自治区、直辖市科技厅（局）主管本地区的实验动物工作。

2. 国家实行许可证管理制度

最初全国医学实验动物实行三级管理：

第一级，卫生部医学实验动物管理委员会；第二级，各省市医学实验动物管理委员会；第三级，各单位成立医学实验动物管理委员会具体监督执行各项法规。

现在主要由各省实验动物管委会或实验动物学会在省科技行政主管部门的领导之下按照国家和地方政府有关实验动物的政策法规实施管理。

第五节　实验动物法制化、标准化管理的内容

一、实验动物法制化管理的内容

（一）1988 年颁布《实验动物管理条例》，我国实验动物管理开始走上了法制化轨道

《条例》详细而明确规定：

（1）什么是实验动物；

（2）实验动物的饲育管理；

（3）微生物和遗传分类等级和标准；

（4）实验动物的检疫和传染病控制；

（5）实验动物的应用以及加强实验动物其他方面管理。

（二）1997 年制定了《实验动物质量管理办法》

《办法》明确规定：

（1）实验动物执行全国统一的国家标准和管理；

（2）建立国家实验动物种子中心，主要负责引种、收集、保存实验动物品种（系）和培育实验动物新品种（系），向用户提供种用实验动物；

（3）实行实验动物生产和使用许可证制度，未取得许可证的单位和个人进行实验动物生产和使用均属违法行为；

（4）建立国家和省级实验动物质量检测机构，并规定了其管理职责。

（三）2001 年制定了《实验动物许可证管理办法（试行）》

（1）2001 年发布《实验动物许可证管理办法（试行）》，全面规范实验动物许可证的适用范围、种类、申请、审批、发放、管理和监督。

（2）为科学研究中实验动物的管理提供了新的政策法规依据。

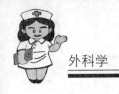

二、实验动物标准化管理

（一）我国实验动物标准化管理的进程

1992 年卫生部颁布了《医学实验动物管理实施细则》和《医学实验动物标准》。

1994 年国家质量监督检验检疫总局发布了《实验动物国家标准》。

1998 年成立了 4 个国家级实验动物质量检测中心。

1998 年科技部发布了《国家实验动物种子中心管理办法》和《国家啮齿类实验动物种子中心引种、供种实施细则》。

2001 年对 1994 年版《实验动物国家标准》进行了修订再版。

2005 年 5 月成立了"全国实验动物标准化技术委员会"。

（二）实验动物标准化

在动物的质量、繁育条件、实验条件等方面规定了统一的技术标准，其内容分为：①实验动物遗传学质量控制；②实验动物微生物学与寄生虫学质量控制；③实验动物设施环境标准化；④实验动物饲料营养标准化。

1. 实验动物遗传学质量控制

实验动物按遗传学控制标准即基因的纯合成度分为：

（1）近交系（inbred strain），如 C3H（300 多种）。

（2）突变系（mutant strain），如裸鼠。

（3）杂交群（hybrid colony），如 F1。

（4）封闭群（close colony），如昆明小鼠、wistar 大鼠。

目前实施的《实验动物哺乳动物的遗传质量控制（GB14923—2001）》是由 1994 年发布的国家标准《实验动物哺乳动物的遗传质量控制（GB14923—1994）》修订而成。新标准作了适当的增减，删去了原标准中关于近交系的部分内容，增加了重组同类系的内容，以及有关转基因动物分类及命名的内容，与国际上最新版本的权威文件一致。

2. 实验动物微生物学与寄生虫学质量控制

通过微生物学的检测手段，根据微生物净化程度，我国把实验动物分为四个等级：一级为普通级动物；二级为清洁级动物；三级为 SPF 级动物（无特定病原体动物）；四级为无菌动物。

《实验动物微生物学等级及监测标准（GB14922.2—2001）》、《实验动物寄生虫学等级及监测标准（GB14922.1—2001）》是从 1994 年《实验动物微生物学和寄生虫学监测等级（啮齿类和兔类）（GB14922—1994）》中分离出来而形成的两个独立标准。这两个标准的全部技术内容为强制性标准。

3. 实验动物生产与动物实验环境标准化

环境分为适合普通级动物的普通环境、适合清洁级和/或 SPF 级动物的屏障环境、适合无菌动物的隔离环境三种。

《实验动物环境与设施质量国家标准》2002 年 5 月 1 日修订后正式实施，重新界定了适用范围，其中环境条件分类及技术指标要求更为科学、操作性更强，既与国际接轨又符合国情，区别了实验动物繁育、生产和动物实验设施环境指标，新增了各类动物居所密度指标。

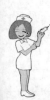

（1）对实验动物等级进行了重新设定。

①小鼠和大鼠的微生物学等级分为清洁级、无特定病原体级（SPF）和无菌级，取消了普通级。

②豚鼠、地鼠和兔的微生物学等级分为普通级、清洁级、无特定病原体级（SPF）和无菌级，保留了四个等级。

③犬和猴的微生物学等级分为普通级和SPF级，相应增加了犬和猴的微生物学监测项目。

（2）对取样数量作了重新规定。

①根据生产繁殖单元大小决定取样数量，改变了过去按动物等级取样的做法。

②兔、犬、猴等较大动物可以活体取样，不必处死动物，取样数量也没有减少。

（3）对"必须检测项目"和"必要时检测项目"作了限定性说明。

①必须检测项目指在进行实验动物质量评价时必须检测的项目。

②必要时检测项目指从国外引进实验动物、怀疑有本病流行、申请实验动物生产许可证和实验动物质量合格证时必须检测的项目。

（4）从两个方面对监测项目进行了调整。

①删除原标准列出、但实际检出率极低或很少检出的项目。

②增加近年来在动物生产中出现的一些病原微生物，使不同动物各等级检测项目更加合理。

表 18-2　实验动物繁育、生产设施环境指标（静态）

项目		指标						
		小鼠、大鼠、豚鼠、地鼠			犬、猴、猫、兔、小型猪			鸡
		普通环境	屏障环境	隔离环境	普通环境	屏障环境	隔离环境	屏障环境
温度（℃）		18～29	20～26		16～28	20～26		16～28
日温差（℃）		—	4		—	4		4
相对湿度（%）		40～70						
换气次数（次/小时）		8～10	10～20	20～50	8～10	10～20[1]	20～50[1]	10～20[1]
气流速度（m/s）		0.1～0.2						
压强梯度（Pa）		—	20～50[2]	100～150		20～50[2]	100～150	20～50[2]
空气洁净度（级）		—	10 000	100	—	10 000	100	10 000
落下菌数（个/皿）		≤30	≤3	无检出	≤30	≤3	无检出	≤3
氨浓度（mg/m²）		≤14[3]						
噪声（dB）		≤60						
照度（lx）	工作照度	150～300						
	动物照度	15～20			100～200			5～10
昼夜明暗交替时间（h）		12/12 或 10/14						

注：①一般采用全新风，保证动物房内有足够的新鲜空气，如果先期去除了粉尘颗粒物和有毒有害气体，不排除使用循环空气的可能，但再循环空气应取自无污染区域或同一单元，新鲜空气不得少于50%，并保证供风的温、湿度参数。

②走廊设施必须保证饲育室、实验室压强最高。

③氨浓度指标为动态指标。

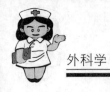

表 18 - 3　动物实验设施（设备）[①]环境指标（静态）

项目	指标						
	小鼠、大鼠、豚鼠、地鼠			犬、猴、猫、兔、小型猪			鸡
	普通环境	屏障环境	隔离环境	普通环境	屏障环境	隔离环境	隔离环境
温度（℃）	19 ~ 26	20 ~ 25		16 ~ 26	18 ~ 22		16 ~ 26
日温差（℃）	≤4	≤3		≤4	≤3		≤3
相对湿度（%）	40 ~ 70						
换气次数（次/小时）	8 ~ 10	10 ~ 20[②]	20 ~ 50[②]	8 ~ 10	10 ~ 20[②]	20 ~ 50[②]	20 ~ 50[②]
气流速度（m/s）	0.1 ~ 0.2						
压强梯度（Pa）	—	20 ~ 50[③]	100 ~ 150[③]	—	20 ~ 50[③]	100 ~ 150[③]	100 ~ 150
空气洁净度（级）	—	10 000	100	—	10 000	100	100
落下菌数（个/皿）	≤30	≤3	无检出	≤30	≤3	无检出	无检出
氨浓度（mg/m²）	≤14[④]						
噪声（dB）	≤60						
照度（lx）工作照度	150 ~ 300						
照度（lx）动物照度	15 ~ 20			100 ~ 200			5 ~ 10
昼夜明暗交替时间（h）	12/12 或 10/14						

注：①动物实验（设备）指动物饲养和实验时，保障动物所处的局部环境达到本环境指标的设备。

②一般采用全新风，保证动物房内有足够的新鲜空气，如果先期去除了粉尘颗粒物和有毒有害气体，不排除使用循环空气的可能，但再循环空气应取自无污染区域或同一单元，新鲜空气不得少于 50%，并保证供风的温、湿度参数。

③走廊设施必须保证饲育室、实验室压强最高。

④氨浓度指标为动态指标。

4. 实验动物营养学标准化

《实验动物配合饲料通用质量标准（GB14924.1—2001）》和各种《实验动物配合饲料国家标准》规定了不同实验动物饲料的质量和成分，从营养学的角度保证实验动物的质量，间接保证了科学实验研究的质量和水平。

第六节　广东省实验动物管理情况

一、广东省实验动物管理进程

广东省现行的对实验动物工作的主要管理规定有：

（1）《广东省实验动物管理办法》（1998 年）。

（2）《广东省实验动物许可证管理细则（试行）》（2002 年）。

（3）《关于在我省全面实施实验动物国家标准 2001 修订版的通知》（2003 年）。

（4）5 个广东省地方标准（1995 年）。

二、《广东省实验动物管理办法》

省科技行政主管部门主管全省实验动物工作，并委托省实验动物监测所负责实验动物检查督促和处理事宜，制定了实验动物繁育设施、饲料、饮水、工作人员、检疫、实验动物供应和使用等规定。凡使用未经认可合格的实验动物的单位，有关部门应对其研究项目停止拨款，研究结果不予承认，检定或评价报告视为无效，研制的药品、生物制品或其他产品视为不合格（最早实行"一票否决制"）。对发生疫情不报的，使用或出售不合格实验动物的，防护措施不力造成疫病扩散和人员中毒、致伤、致死等严重损害的实验动物单位，应追究其经济责任；对情节严重的直接责任人员，由其所在单位或主管部门按权限给予行政处分；构成犯罪的，由司法部门依法追究刑事责任。

三、《广东省实验动物许可证管理细则（试行）》

实验动物许可证包括实验动物生产许可证和实验动物使用许可证；同一许可证分正本和副本，正本和副本具有同等法律效力；实验动物许可证由科技部制定，全国通用，采用全国统一的格式和编码方法。

四、申请生产许可证的基本条件

申请生产许可证的基本条件有：

（1）实验动物种子来源于国家种子中心。

（2）具有确保实验动物质量的饲养、繁育环境设施及检测手段，处理废弃物设施。

（3）使用的饲料、垫料、饮水和其他材料符合国家或广东省标准。

（4）具有保证正常生产和保证动物质量的专业技术人员和技术工人，并持有"广东省实验动物从业人员资格证书"。

（5）具有健全有效的管理制度，防止动物疫病的传播。

（6）生产的实验动物质量符合国家或广东省标准。

（7）有关法律、行政法规规定的其他条件。

五、申请使用许可证的基本条件

申请使用许可证的基本条件有：

（1）使用的实验动物及相关产品必须来自有生产许可证的单位或个人，质量合格。

（2）具有进行动物实验所需的相应等级的环境或设施。

（3）实验动物饲料、垫料、饮水和其他材料符合国家或广东省标准，具有处理废弃物的设施。

（4）具有实验动物饲养和动物实验技术人员和技术工人，并持有"广东省实验动物从业人员资格证书"。

（5）具有健全有效的管理制度，防止动物疫病的传播。

（6）具有有关法律、法规所规定的其他条件。

六、取得实验动物生产许可证的单位

在出售实验动物时，应提供实验动物质量合格证，并附符合标准规定的最近一次的实

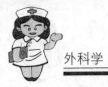
验动物质量检测报告。合格证内容应该包括生产单位、生产许可证编号、品种品系、质量等级、规格、数量、最近一次的质量检测日期、质量检测单位、质量负责人签字、使用单位或使用人名称、用途等。

七、取得使用许可证的单位

进行动物实验时，应登记实验项目与所用实验动物品种、数量、规格及其来源。实验结束应出具实验动物设施使用证明一式三份，一份存档，一份上交科技主管部门，一份交动物实验项目负责人。

八、许可证的有效期

（1）五年，到期重新审查发证。
（2）换领许可证的单位和个人需在有效期期满前六个月提出申请。
（3）按照初次申请程序办理。

九、许可证实行年检管理制度

（1）年检不合格的单位和个人，限期 3 个月进行改进。
（2）经再监测后仍不合格者以及不申请年检者，报广东省科学技术厅吊销其许可证并报科技部及有关部门备案，予以公告。

十、《关于在我省全面实施实验动物国家标准 2001 修订版的通知》

（1）根据国标 GB14922.2—2001，将小鼠和大鼠微生物学等级分为清洁级、无特定病原体级（SPF）和无菌级，取消普通级。
（2）广东省从 2003 年起不再发放普通级大小鼠合格证，凡已取得普通级大小鼠合格证的单位，请按合格证规定日期内使用，到期自然失效，最后日期为 2003 年 5 月 1 日。
（3）实验动物生产单位及使用单位应设立实验动物管理（伦理）委员会，倡导"3R"原则。

（陈　洁）

参考文献：
[1] 胡建华，姚明，崔淑芳. 实验动物学教程. 上海：上海科学技术出版社，2009.
[2] 秦川. 医学实验动物学. 北京：人民卫生出版社，2008.
[3] 陈主初，吴端生. 实验动物学. 长沙：湖南科学技术出版社，2001.
[4] 郑振辉. 实用医学实验动物学. 北京：北京大学医学出版社，2008.
[5] 广东省实验动物管理办法. 粤科学〔1987〕115 号，1988.
[6] 广东省实验动物许可证管理细则（试行）.
[7] 实验动物管理条例. 中华人民共和国国家科学技术委员会令第 2 号.
[8] 实验动物许可证管理细则（试行）. 国科发财字〔2001〕545 号，1998.
[9] 广东省实验动物许可证管理细则（试行）. 粤科财字〔2002〕280 号，2008.

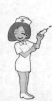

第十九章 泌尿外科常见疾病和诊疗进展

第一节 前列腺炎

前列腺炎是成年男性的常见病之一。它不是一种直接威胁生命的疾病，但严重影响患者的生活质量并造成巨大的经济负担。

目前对前列腺炎的发病机制、病理生理学改变还不十分清楚，因此许多医师在临床诊治前列腺炎过程中感到棘手。对前列腺炎的认识、病情轻重的判断、治疗方法的选择以及疗效评价等诸多方面，在我国尚无明确的标准可依，因此有必要对前列腺炎的临床诊治行为进行规范。

一、概念与分类

前列腺炎是指前列腺在病原体或/和某些非感染因素作用下，患者出现以骨盆区域疼痛或不适、排尿异常等症状为特征的一组疾病。

急性前列腺炎是一种定位于前列腺的急性感染性疾病，有明显的下尿路感染症状及畏寒、发热、肌痛等全身症状，尿液、前列腺液中白细胞数量升高甚至出现脓细胞。

慢性前列腺炎是由具有各自独特病因、临床特点和结局的一组疾病组成的临床综合征。

（一）传统的分类方法

利用"四杯法"对前列腺炎进行分类是第一个规范的前列腺炎分类方法，通过比较初始尿液（voided bladder one，VB_1）、中段尿液（VB_2）、前列腺按摩液（expressed prostatic secretion，EPS）、前列腺按摩后尿液（VB_3）"四杯"标本中白细胞数量和细菌培养结果，将前列腺炎划分为：急性细菌性前列腺炎（acute bacterial prostatitis，ABP）、慢性细菌性前列腺炎（chronic bacterial prostatitis，CBP）、慢性非细菌性前列腺炎（chronic nonbacterial prostatitis，CNP）、前列腺痛（prostatodynia，PD）。

该方法操作烦琐、费用较高，对临床的指导意义有限。

（二）新的分类方法

1995 年 NIH 根据当时对前列腺炎的基础和临床研究情况，制定了一种新的分类方法：

（1）Ⅰ型：相当于传统分类方法中的 ABP。起病急，可表现为突发的发热性疾病，伴有持续和明显的下尿路感染症状，尿液中白细胞数量升高，血液或/和尿液中的细菌培养结果阳性。

（2）Ⅱ型：相当于传统分类方法中的 CBP，占慢性前列腺炎的 5% ~ 8%。有反复发作的下尿路感染症状，持续时间超过 3 个月，EPS/精液/VB3 中白细胞数量升高，细菌培养结果阳性。

（3）Ⅲ型：慢性前列腺炎/慢性骨盆疼痛综合征（chronic prostatitis/chronic pelvic pain

219

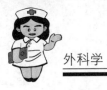
syndromes，CP/CPPS），相当于传统分类方法中的 CNP 和 PD，是前列腺炎中最常见的类型，占慢性前列腺炎的 90% 以上。主要表现为长期、反复的骨盆区域疼痛或不适，持续时间超过 3 个月，可伴有不同程度的排尿症状和性功能障碍，严重影响患者的生活质量，EPS/精液/VB3 细菌培养结果阴性。

根据 EPS/精液/VB3 常规显微镜检查结果，该型又可再分为ⅢA（炎症性 CPPS）和ⅢB（非炎症性 CPPS）两种亚型：ⅢA 型患者的 EPS/精液/VB3 中白细胞数量升高；ⅢB 型患者的 EPS/精液/VB3 中白细胞在正常范围。ⅢA 和ⅢB 两种亚型各占 50% 左右。

（4）Ⅳ型：无症状性前列腺炎（asymptomatory inflammatory prostatitis，AIP）。无主观症状，仅在有关前列腺方面的检查（EPS、精液、前列腺组织活检及前列腺切除标本的病理检查等）时发现炎症证据。

二、流行病学

前列腺炎是成年男性的常见疾病。资料显示约 50% 的男性在其一生中的某个时期都会受到前列腺炎的影响。部分前列腺炎可能严重地影响患者的生活质量，并造成巨大的经济负担。前列腺炎患者占泌尿外科门诊患者的 8%～25%。

前列腺炎可以影响各个年龄段的成年男性。50 岁以下（性活跃期）的成年男性患病率较高。前列腺炎发病可能与季节、饮食、性活动、泌尿生殖道炎症、良性前列腺增生或下尿路综合征、职业、社会经济状况以及精神心理因素等有关。

（一）Ⅰ型前列腺炎

病原体感染为此型的主要致病因素。由于机体抵抗力低下，毒力较强的细菌或其他病原体感染前列腺并迅速大量生长繁殖而引起，多为血行感染和经尿道逆行感染。病原体主要为大肠埃希菌，其次为金黄色葡萄球菌、肺炎克雷白菌、变形杆菌、假单胞菌属等，绝大多数为单一病原菌感染。

（二）Ⅱ型前列腺炎

致病因素主要为病原体感染，但机体抵抗力较强或/和病原体毒力较弱，以逆行感染为主，病原体主要为葡萄球菌属，其次为大肠埃希菌、棒状杆菌属及肠球菌属等。前列腺结石和尿液返流可能是病原体持续存在和感染复发的重要原因。

（三）Ⅲ型前列腺炎

发病机制未明，病因学十分复杂，存在广泛争议：可能是多种病因同时起作用，其中一种或几种起关键作用，或者是许多不同疾病，但具有相同或相似的临床表现，甚至这些疾病已经治愈，而它所造成的损害与病理改变仍然持续起作用。多数学者认为其可能是病原体感染、炎症和异常的盆底神经肌肉活动等的共同作用造成的。

1. 病原体感染

本型患者虽然常规细菌检查未能分离出病原体，但仍然可能与某些细菌、沙眼衣原体、支原体等病原体感染有关，有研究表明其局部原核生物 DNA 检出率高达 77%。临床某些以慢性炎症为主、反复发作或加重的"无菌性"前列腺炎，可能与厌氧菌及细菌变异为 L 形有关。沙眼衣原体、支原体、寄生虫、真菌、病毒、滴虫、结核分枝杆菌等也可能是该型的重要致病因素，但缺乏可靠证据，至今尚无统一意见。

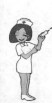

2. 排尿功能失调

某些因素引起尿道括约肌频繁过度收缩，导致膀胱出口梗阻与残余尿形成，造成尿液返流入前列腺，不仅可将病原体带入前列腺，也可直接刺激前列腺，诱发无菌性"化学性前列腺炎"，引起排尿异常和骨盆区域疼痛等。

许多前列腺炎患者存在多种尿动力学改变，如尿流率降低、功能性尿路梗阻、逼尿肌—括约肌协同失调等。尿道括约肌功能异常可能是患者产生排尿异常的主要原因，若尿道括约肌收缩能力低下则可导致尿频、尿不尽等，这也是前列腺炎常见的临床症状。

3. 精神心理因素

经久不愈的前列腺炎患者中一半以上存在显著的精神心理因素和人格特征改变，如焦虑、压抑、疑病症、癔症，甚至有自杀倾向。这些精神、心理因素的变化可引起植物神经功能紊乱，造成后尿道神经肌肉功能失调，导致骨盆区域疼痛及排尿功能失调。消除精神紧张可使症状缓解或痊愈，但还不清楚精神心理改变是其直接原因还是继发表现。

4. 神经内分泌因素

前列腺痛患者的疼痛具有内脏器官疼痛的特点。前列腺、尿道的局部病理刺激，通过前列腺的传入神经触发脊髓反射，腰、骶髓的星形胶质细胞活化，神经冲动通过生殖股神经和髂腹股沟神经传出，交感神经末梢释放的去甲肾上腺素、前列腺素、降钙素基因相关肽、P物质等，引起膀胱尿道功能紊乱，并导致会阴、盆底肌肉异常收缩，在前列腺以外的相应区域出现牵涉痛。

5. 免疫反应异常

有学者认为前列腺炎可能是一种过敏性炎症反应或自身免疫性疾病。前列腺来源的某些精浆蛋白抗原如PSA等可以作为自身抗原性物质；病原体的残余碎片或坏死组织也可作为抗原，诱发前列腺的免疫反应，造成抗原抗体复合物沉积，导致一系列临床表现。

某些慢性前列腺炎患者前列腺液中细胞免疫抑制因子（IAP）明显减低，而免疫球蛋白水平明显增高，应用免疫抑制剂治疗明显有效，提示前列腺局部免疫因素异常增强和细胞因子基因表达水平的复杂变化，可能参与了发病过程。

6. 氧化应激学说

正常情况下，机体氧自由基的产生、利用、清除处于动态平衡，前列腺炎患者氧自由基的产生过多或/和自由基的清除体系作用的相对降低，使其抗氧化应激作用的反应能力降低、氧化应激作用产物或/和副产物增加，可能为发病机制之一。

7. 盆腔相关疾病因素

部分前列腺炎患者常伴有前列腺外周带静脉丛扩张、痔、精索静脉曲张等，或存在久坐、不适当的性活动等引起的慢性盆腔充血，提示部分慢性前列腺炎患者的症状可能与盆腔静脉充血相关，可能是造成久治不愈的原因之一。某些临床诊断为前列腺炎的患者，其表现可能是间质性膀胱炎所致。

（四）Ⅳ型前列腺炎

因无临床症状，常因其他相关疾病检查时被发现，所以缺乏发病机制的相关研究资料，可能与Ⅲ型前列腺炎的部分病因和发病机制相同。

前列腺炎发病的诱发因素有：酗酒、嗜辛辣食品、不适当性活动、久坐引起前列腺长期充血；受凉、过劳导致机体抵抗力下降或特异质体质；盆底肌肉长期慢性挤压；导尿等医

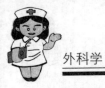

源性损伤等。

三、前列腺炎的诊断

Ⅰ型：诊断主要依靠病史、体检和血、尿的细菌培养结果。对患者进行直肠指检是必需的，但严禁进行前列腺按摩。在应用抗生素治疗前，应进行中段尿培养或血培养。经36小时规范处理，患者病情未改善时，建议进行经直肠 B 超等检查，全面评估下尿路病变，明确有无前列腺脓肿。

Ⅱ型和Ⅲ型：须详细询问病史、全面体格检查（包括直肠指检）、尿液和前列腺按摩液常规检查。推荐应用 NIH 慢性前列腺炎症状指数（NIH chronic prostatitis symptom index，NIH – CPSI）进行症状评分。推荐"两杯法"或"四杯法"进行病原体定位试验。患者以排尿症状为主时，推荐尿流率和残余尿测定。

为明确诊断及鉴别诊断，可选择的检查有：精液分析或细菌培养、前列腺特异性抗原（prostate-specific antigen，PSA）、尿细胞学、经腹或经直肠 B 超、尿动力学、CT、MRI、尿道膀胱镜检查、前列腺穿刺活检等。

根据《中华医学会前列腺炎诊断治疗指南》，Ⅱ型和Ⅲ型前列腺炎诊断建议如下：

必需项目： 病史 体格检查（包括直肠指检） 尿常规检查 前列腺按摩液常规检查
推荐项目： NIH – CPSI 下尿路病原体定位检查 尿流率 膀胱残余尿测定
可选择项目： 精液常规检查及病原体培养 尿细胞学检查 PSA 测定 尿动力学检查 膀胱尿道镜检查 影像学检查：B 超、CT、MRI 等检查 前列腺穿刺活检

Ⅳ型：无症状，在前列腺按摩液（EPS）、精液、前列腺按摩后尿液、前列腺组织活检及前列腺切除标本的病理检查时被发现。

（一）前列腺炎诊断的具体方法

诊断前列腺炎时，应详细询问病史，了解发病原因或诱因；询问疼痛性质、特点、部位、程度和排尿异常等症状；了解治疗经过和复发情况；评价疾病对生活质量的影响；了解既往史、个人史和性生活情况。

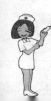

（二）前列腺炎的症状

Ⅰ型：常突然发病，表现为寒战、发热、疲乏无力等全身症状，伴有会阴部和耻骨上疼痛、尿路刺激症状和排尿困难，甚至急性尿潴留。

Ⅱ和Ⅲ型：临床症状类似，多有疼痛和排尿异常等。Ⅱ型可表现为反复发作的下尿路感染。Ⅲ型主要表现为骨盆区域疼痛，可见于会阴、阴茎、肛周部、尿道、耻骨部、腰骶部等部位。排尿异常可表现为尿急、尿频、尿痛、夜尿增多等。由于慢性疼痛久治不愈，患者生活质量下降，并可能有性功能障碍、焦虑、抑郁、失眠、记忆力下降等症状。

Ⅳ型：无临床症状。

由于诊断慢性前列腺炎的客观指标相对缺乏并存在诸多争议，因此推荐应用 NIH – CPSI 进行症状评估。

NIH – CPSI 主要包括三部分内容，有 9 个问题（0 ~ 43 分）。

第一部分评估疼痛部位、频率和严重程度，由问题 1 ~ 4 组成（0 ~ 21 分）。

第二部分为排尿症状，评估排尿不尽感和尿频的严重程度，由问题 5 ~ 6 组成（0 ~ 10 分）。

第三部分评估对生活质量的影响，由问题 7 ~ 9 组成（0 ~ 12 分）。

1. 在过去 1 周，下述部位有过疼痛或不适吗？

a. 直肠（肛门）和睾丸（阴囊）之间即会阴部 　　是（　）1　　否（　）0

b. 睾丸 　　是（　）1　　否（　）0

c. 阴茎的头部（与排尿无相关性） 　　是（　）1　　否（　）0

d. 腰部以下，膀胱或耻骨区 　　是（　）1　　否（　）0

2. 在过去 1 周，你是否经历过以下事件？

a. 排尿时有尿道烧灼感或疼痛 　　是（　）1　　否（　）0

b. 在性高潮后（射精）或性交期间有疼痛或不适 　　是（　）1　　否（　）0

3. 在过去 1 周是否总是感觉到这些部位疼痛或不适？

（　）0　a. 从不

（　）1　b. 少数几次

（　）2　c. 有时

（　）3　d. 多数时候

（　）4　e. 几乎总是

（　）5　f. 总是

4. 下列哪一个数字可以描述你过去 1 周发生疼痛或不适时的"平均程度"？

（　）	（　）	（　）	（　）	（　）	（　）	（　）	（　）	（　）	（　）
1	2	3	4	5	6	7	8	9	10

5. 在过去 1 周，排尿结束后，是否经常有排尿不尽感？

（　）0　a. 根本没有

（　）1　b. 5 次中少于 1 次

（ ）2　c. 少于一半时间
（ ）3　d. 大约一半时间
（ ）4　e. 超过一半时间
（ ）5　f. 几乎总是

6. 在过去1周，是否在排尿后少于2小时内经常感到又要排尿？
（ ）0　a. 根本没有
（ ）1　b. 5次中少于1次
（ ）2　c. 少于一半时间
（ ）3　d. 大约一半时间
（ ）4　e. 超过一半时间
（ ）5　f. 几乎总是

7. 在过去的1周里，你的症状是否总是影响你的日常工作？
（ ）0　a. 没有
（ ）1　b. 几乎不
（ ）2　c. 有时
（ ）3　d. 许多时候

8. 在过去的1周里，你是否总是想到你的症状？
（ ）0　a. 没有
（ ）1　b. 几乎不
（ ）2　c. 有时
（ ）3　d. 许多时候

9. 如果在你以后的日常生活中，过去1周出现的症状总是伴随着你，你的感觉怎么样？
（ ）0　a. 快乐
（ ）1　b. 高兴
（ ）2　c. 大多数时候满意
（ ）3　d. 满意和不满意各占一半
（ ）4　e. 大多数时候不满意
（ ）5　f. 不高兴
（ ）6　g. 难受

积分评定：
疼痛：$1a+1b+1c+1d+2a+2b+3+4=$
尿路症状：$5+6=$
对生活质量影响：$7+8+9=$
合计：

该症状评分广泛应用于慢性前列腺炎的症状和疗效评估。

（三）体格检查

诊断前列腺炎，应进行全面体格检查，重点是泌尿生殖系统。检查患者下腹部、腰骶部、会阴部、阴茎、尿道外口、睾丸、附睾、精索等有无异常，有助于进行鉴别诊断。直肠指检对前列腺炎的诊断非常重要，且有助于鉴别会阴、直肠、神经病变或前列腺其他疾病，同时通过前列腺按摩获得 EPS。

Ⅰ型：体检时可发现耻骨上压痛、不适感，有尿潴留者可触及耻骨上膨隆的膀胱。直肠指检可发现前列腺肿大、触痛、局部温度升高、外形不规则等。严禁对患者进行前列腺按摩。

Ⅱ型和Ⅲ型：直肠指检可了解前列腺大小、质地、有无结节、有无压痛及其范围与程度、盆底肌肉的紧张度、盆壁有无压痛，按摩前列腺获得 EPS。直肠指检前，建议留取尿液进行常规分析或选择进行尿液细菌培养。

（四）实验室检查

1. EPS 常规检查

正常的 EPS 中白细胞 < 10 个/HP，卵磷脂小体均匀分布于整个视野，pH 6.3 ~ 6.5，红细胞和上皮细胞不存在或偶见。

当白细胞 > 10 个/HP，卵磷脂小体数量减少，有诊断意义。

胞质内含有吞噬的卵磷脂小体或细胞碎片等成分的巨噬细胞，也是前列腺炎的特有表现。

当前列腺有细菌、霉菌及滴虫等病原体感染时，可在 EPS 中检测出这些病原体。

如前列腺按摩后收集不到 EPS，不宜多次反复按摩，可让患者留取前列腺按摩后的尿液进行分析。

2. 尿常规分析及尿沉渣检查

尿常规分析及尿沉渣检查是排除尿路感染、诊断前列腺炎的辅助方法。

3. 细菌学检查

Ⅰ型慢性前列腺炎：应进行中段尿的染色镜检、细菌培养与药敏试验，以及血培养与药敏试验。

Ⅱ型和Ⅲ型慢性前列腺炎：推荐"四杯法"或"两杯法"病原体定位试验。

（1）"四杯法"。

1968 年，Meares 和 Stamey 提出采用依次收集患者的分段尿液和 EPS 分别进行分离培养的方法（简称"四杯法"），区分男性尿道、膀胱和前列腺感染。

先洗净、消毒阴茎头和包皮，将无菌试管直接放在尿道口收集尿液。收集最初排出的 10 mL 尿流（VB$_1$）；继续排尿 100 ~ 200 mL，用无菌试管收集中段尿 10 mL（VB$_2$）；由医生进行前列腺按摩，收集自尿道口流出的 EPS；收集按摩以后首先排出的 10 mL 尿液（VB$_3$）。将收集到的 4 份标本分别进行显微镜检查和细菌培养。

（2）"两杯法"。

"四杯法"操作复杂、耗时、费用高，在实际临床工作中通常推荐"两杯法"。"两杯法"是通过获取前列腺按摩前、后的尿液，进行显微镜检查和细菌培养。

暴露尿道外口，如包皮过长，应将包皮上翻。仔细消毒尿道外口。嘱患者排尿 100 ~ 200 mL，用无菌试管收集中段尿（按摩前尿液）；由医生进行前列腺按摩；随后再嘱患者排尿，收集最初 10 mL 尿液（按摩后尿液）。将收集的 2 份标本分别进行显微镜检查和细菌培养。

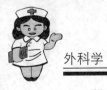
（五）其他病原体检查

1. 沙眼衣原体（chlamydia trachomatis，Ct）检测

目前主要采用灵敏度高、特异性强的聚合酶链反应（PCR）和连接酶链反应（LCR）技术检测 Ct 的核酸成分。

2. 支原体检测

可能引起前列腺感染的支原体主要为溶脲脲原体（ureaplasma urealyticum，Uu）和人型支原体（mycoplasma hominis，Mh）。培养法是 Uu 和 Mh 检测的金标准，结合药敏试验可为临床诊断与治疗提供帮助；免疫学检测和核酸扩增技术等也应用于支原体检测。

前列腺炎患者可能出现精液质量异常，如白细胞增多、精液不液化、血精、精子质量下降等变化。

在部分慢性前列腺炎患者中也会出现 PSA 升高的情况。

尿细胞学检查在与膀胱原位癌等鉴别方面具有一定价值。

（六）器械检查——B 超

尽管前列腺炎患者进行 B 超检查时可以发现前列腺回声不均、前列腺结石或钙化、前列腺周围静脉丛扩张等症状，但目前仍然缺乏 B 超诊断前列腺炎的特异性表现，也无法利用 B 超对前列腺炎进行分型。但 B 超可以较准确地了解前列腺炎患者肾脏、膀胱以及残余尿等情况，对于排查外尿路器质性病变有一定帮助。经直肠 B 超对于鉴别前列腺、精囊和射精管病变以及诊断和引流前列腺脓肿有一定价值。

（七）尿动力学检查

1. 尿流率

进行尿流率检查可以大致了解患者排尿状况，有助于对与排尿障碍相关疾病进行鉴别。

2. 侵入性尿动力学检查

研究表明，前列腺炎患者侵入性尿动力学检查可以发现膀胱出口梗阻、尿道功能性梗阻、膀胱逼尿肌收缩减退或逼尿肌无反射、逼尿肌不稳定等膀胱尿道功能障碍。

在临床上怀疑有上述排尿功能障碍或尿流率及残余尿有明显异常时，可选择侵入性尿动力学检查以明确诊断。

（八）特殊检查

1. 膀胱尿道镜

膀胱尿道镜为有创性检查，不推荐前列腺炎患者常进行此项检查。在某些情况下，如患者有血尿、尿液分析明显异常或其他检查提示有膀胱尿道病变时可选择膀胱尿道镜检查以明确诊断。

2. CT 和 MRI

CT 和 MRI 对鉴别精囊、射精管等盆腔器官病变有潜在应用价值，但对于前列腺炎本身的诊断价值仍不清楚。

四、鉴别诊断

Ⅲ型前列腺炎缺乏客观的、特异性的诊断依据，临床诊断时应与可能导致骨盆区域疼痛和排尿异常的疾病进行鉴别诊断，以排尿异常为主的患者应明确有无膀胱出口梗阻和膀胱功能异常。需要鉴别的疾病包括：良性前列腺增生、睾丸附睾和精索疾病、膀胱过度活动症、神经源性膀胱、间质性膀胱炎、腺性膀胱炎、性传播疾病、膀胱肿瘤、前列腺癌、肛门直肠疾病、腰椎疾病、中枢和外周神经病变等。

五、前列腺炎的治疗

慢性前列腺炎的临床进展性不明确，不足以威胁患者的生命和影响重要器官的功能，并非所有患者均需治疗。慢性前列腺炎的治疗目标主要是缓解疼痛、改善排尿症状和提高生活质量，疗效评价应以症状改善为主。

（一）Ⅰ型前列腺炎

抗生素治疗是必要而紧迫的。一旦得到临床诊断或血、尿培养结果后，应立即应用抗生素。开始时可经静脉应用抗生素，如广谱青霉素、三代头孢菌素、氨基糖苷类或氟喹诺酮等。待患者的发热等症状改善后，改用口服药物（如氟喹诺酮），疗程至少 4 周。症状较轻的患者也应口服抗生素 2 ~ 4 周。

急性细菌性前列腺炎伴尿潴留者避免经尿道导尿引流，应用耻骨上膀胱穿刺造瘘引流尿液。伴脓肿形成者可采取经直肠超声引导下细针穿刺引流、经尿道切开前列腺脓肿引流或经会阴穿刺引流。

（二）Ⅱ型和Ⅲ型前列腺炎

1. 一般治疗

健康教育、心理和行为辅导有积极作用。患者应戒酒，忌辛辣刺激食物，避免憋尿、久坐，注意保暖，加强体育锻炼。热水坐浴有助于缓解疼痛症状。

2. 药物治疗

最常用的三种药物是抗生素、α - 受体阻滞剂和非甾体抗炎镇痛药，其他药物对缓解症状也有不同程度的疗效。

（1）抗生素。

抗生素是最常用的一线药物，但是只有约 5% 的慢性前列腺炎患者有明确的细菌感染。

Ⅱ型：根据细菌培养结果和药物穿透前列腺包膜的能力选择抗生素。药物穿透前列腺包膜的能力取决于其离子化程度、脂溶性、蛋白结合率、相对分子质量及分子结构等。常用的抗生素是氟喹诺酮类药物。前列腺炎确诊后，抗生素治疗至少维持 4 周，其间应对患者进行阶段性的疗效评价。疗效不满意者，可改用其他敏感抗生素。不推荐前列腺内注射抗生素的治疗方法。

ⅢA 型：抗生素治疗大多为经验性治疗，理论基础是推测某些常规培养阴性的病原体导致了该型炎症的发生。因此，推荐先口服氟喹诺酮等抗生素 2 ~ 4 周，然后根据疗效反馈决定是否继续抗生素治疗。只在患者的临床症状确有减轻时，才建议继续应用抗生素。推荐的总疗程为 4 ~ 6 周。部分此型患者可能存在沙眼衣原体、溶脲脲原体或人型支原体等细胞内病原体感染，可以口服大环内酯类等抗生素治疗。

ⅢB 型：不推荐使用抗生素治疗。

（2）α - 受体阻滞剂。

α - 受体阻滞剂能松弛前列腺和膀胱等部位的平滑肌而改善下尿路症状和疼痛，是治疗Ⅱ型/Ⅲ型前列腺炎的基本药物。

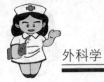

可根据患者的个体差异选择不同的α-受体阻滞剂。对照研究结果显示，α-受体阻滞剂对患者的排尿症状、疼痛及生活质量指数等有不同程度的改善。治疗中应注意该类药物导致的眩晕和体位性低血压等不良反应。

α-受体阻滞剂的疗程应在12周以上。α-受体阻滞剂可与抗生素合用治疗ⅢA型前列腺炎，合用疗程应在6周以上。

（3）非甾体抗炎镇痛药。

非甾体抗炎镇痛药是治疗Ⅲ型前列腺炎相关症状的经验性用药，主要用于缓解疼痛和不适。迄今只有数项随机、安慰剂对照研究评价此类药物的疗效。临床对照研究证实塞来昔布对改善ⅢA型前列腺炎患者的疼痛等症状有效。

（4）植物制剂。

植物制剂在Ⅱ型和Ⅲ型前列腺炎中的治疗作用日益受到重视，为可选择性的治疗方法。植物制剂主要指花粉类制剂与植物提取物，其药理作用较为广泛，如有非特异性抗炎、抗水肿、促进膀胱逼尿肌收缩与尿道平滑肌松弛等作用。

常用的植物制剂有普适泰、槲皮素、沙巴棕及其浸膏等。由于品种较多，其用法、用量需依据患者的具体病情而定，通常疗程以月为单位。不良反应较少。

（5）M-受体阻滞剂。

对伴有膀胱过度活动症（overactive bladder, OAB）表现（如尿急、尿频和夜尿）但无尿路梗阻的前列腺炎患者，可以使用M-受体阻滞剂如托特罗定治疗。

（6）抗抑郁药及抗焦虑药。

对合并抑郁、焦虑的慢性前列腺炎患者，根据病情，在治疗前列腺炎的同时，可选择使用抗抑郁药及抗焦虑药。这些药物既可以明显改善患者情绪障碍症状，还可明显改善身体的不适与疼痛。临床应用时必须注意这些药物的处方规定和药物不良反应。

（7）别嘌呤醇。

别嘌呤醇为可选择的治疗ⅢA型前列腺炎药物。小规模的随机对照临床试验证实，别嘌呤醇对ⅢA型前列腺炎有一定的疗效。

（8）中医中药。

推荐按照中医药学会或中西医结合学会有关规范进行前列腺炎的中医中药治疗，采取辨证论治，予以清热利湿、活血化瘀和排尿通淋等方法。根据患者的辨证分型选择汤剂或中成药，如翁沥通、前列安栓、泽桂癃爽胶囊、龙金通淋胶囊或针灸治疗等。

3. 前列腺炎的其他治疗方法

（1）前列腺按摩。

前列腺按摩是传统的治疗方法之一。适当的前列腺按摩可促进前列腺腺管排空并增加局部的药物浓度，进而缓解慢性前列腺炎患者的症状，故推荐为Ⅲ型前列腺炎的辅助疗法。联合其他治疗可有效缩短病程。推荐疗程为4~6周，每周2~3次。Ⅰ型前列腺炎患者禁用。

（2）生物反馈治疗。

慢性前列腺炎患者存在盆底肌的协同失调或尿道外括约肌的紧张。生物反馈合并电刺激治疗可使盆底肌疲劳性松弛，并使之趋于协调，同时松弛外括约肌，从而缓解慢性前列腺炎患者的会阴部不适及排尿不畅等症状。生物反馈治疗要求患者通过生物反馈治疗仪主

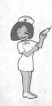

动参与治疗。该疗法无创伤性，为可选择的治疗方法。

（3）热疗。

热疗主要利用多种物理手段所产生的热力作用，促进前列腺组织血液循环，加速新陈代谢，有利于消炎和消除组织水肿、缓解盆底肌肉痉挛等。可经尿道、经直肠及会阴途径应用微波、射频、激光等物理手段进行热疗。短期内虽有一定的缓解症状作用，但缺乏长期的随访资料。对未婚及未生育者不推荐。

第二节　良性前列腺增生

一、定义

良性前列腺增生（benign prostatic hyperplasia，BPH）是引起中老年男性排尿障碍原因中最为常见的一种良性疾病，主要表现为组织学上的前列腺间质和腺体成分的增生、解剖学上的前列腺增大（benign prostatic enlargement，BPE）、以下尿路症状（lower urinary tract symptoms，LUTS）为主的临床症状以及尿动力学上的膀胱出口梗阻（bladder outlet obstruction，BOO）。

二、流行病学

组织学上 BPH 的发病率随年龄的增长而增加，最初通常发生在 40 岁以上，60 岁时大于 50%，80 岁时高达 83%。与组织学表现类似，随着年龄的增长，排尿困难等症状也增加。大约有 50% 组织学诊断 BPH 的男性有中度到重度下尿路症状。有研究表明似乎亚洲人较美洲人更易于产生中/重度 BPH 相关症状。

三、病因学

BPH 的发生必须具备年龄的增长及有功能的睾丸两个重要条件。国内学者调查了 26 名清朝太监老人，发现 21 人的前列腺已经完全不能触及或明显萎缩。但 BPH 发生的具体机制尚不明确，可能是由上皮和间质细胞的增殖和细胞凋亡的平衡性破坏引起的。相关因素有雄激素及其与雌激素的相互作用、前列腺间质与腺上皮细胞的相互作用、生长因子、炎症细胞、神经递质及遗传因素等。

四、病理

McNeal 将前列腺分为外周带、中央带、移行带和尿道周围腺体区。所有 BPH 结节发生于移行带和尿道周围腺体区。早期尿道周围腺体区的结节完全为间质成分；而早期移行带结节则主要表现为腺体组织的增生，并有间质数量的相对减少。间质组织中的平滑肌也是构成前列腺的重要成分，这些平滑肌以及前列腺尿道周围组织受肾上腺素能神经、胆碱能神经或其他酶类递质神经支配，其中肾上腺素能神经起主要作用。在前列腺和膀胱颈部有丰富的 G 受体，尤其是 $\alpha1$ 受体，激活这种肾上腺素能受体可以明显增加前列腺尿道阻力。

前列腺的解剖包膜与下尿路症状密切相关，由于有该包膜的存在，增生的腺体受压而

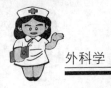

向尿道和膀胱膨出从而加重尿路梗阻。前列腺增生后，增生的结节将腺体的其余部分压迫形成"外科包膜"，两者有明显分界。增生部分经手术摘除后，遗留下受压腺体，故术后直肠指诊及影像学检查仍可以探及前列腺腺体。

五、病理生理改变

前列腺增生导致后尿道延长、受压变形、狭窄和尿道阻力增加，引起膀胱高压并出现相关排尿期症状。随着膀胱压力的增加，出现膀胱逼尿肌代偿性肥厚，逼尿肌不稳定并引起相关储尿期症状。如梗阻长期未能解除，逼尿肌则失去代偿能力。继发于 BPH 的上尿路改变，如肾积水及肾功能损害的主要原因是膀胱高压所致尿潴留以及输尿管返流。

六、临床表现

BPH 在临床上主要表现为膀胱刺激症状、梗阻症状及相关并发症。各种症状可先后出现或在整个病程中进行性发展。其诊断需要根据症状、体格检查尤其是直肠指诊、影像学检查、尿动力学检查及内窥镜检查等综合判断。BPH 的治疗主要包括观察等待、药物治疗、微创治疗及手术治疗四大类。治疗目的是改善患者的生活质量同时保护肾功能。具体治疗方法的选择应根据患者症状的轻重，结合各项辅助检查、当地医疗条件及患者的依从性等综合考虑。

（一）临床进展性的评价指标

1. LUTS 症状加重主要通过 I – PSS 评分的方法来评价

研究表明：BPH 患者的 I – PSS 评分逐年增加，年平均增幅为 0.29～2 分不等。

2. 最大尿流率进行性下降

尿流率是评判 BPH 临床进展性的客观指标之一，但其对膀胱颈部出口梗阻的诊断缺乏特异性。在 Olmsted County 研究中，对患者随访 6 年，40 岁年龄段最大尿流率每年下降 1.3%；70 岁以上年龄段每年下降值达到 6.5%；所有年龄组患者的最大尿流率呈持续下降，平均每年下降达 2%。

3. BPH 相关并发症的发生

急性尿潴留、反复血尿、复发性尿路感染、结石产生以及肾功能损害等为 BPH 进展的表现，其中急性尿潴留和肾功能损害为主要指标。

MTOPS 的实验研究结果提示：在 BPH 导致的严重并发症包括肾功能不全、反复尿路感染、尿结石和尿失禁中，急性尿潴留发生率最高。急性尿潴留的发生是膀胱功能失代偿的主要表现，为 BPH 进展的一个重要事件。多项研究表明急性尿潴留累计发生风险为 6.8‰/年～12.3‰/年。

BPH 的临床进展与慢性肾功能不全之间存在着一定的关系。一项研究显示 BPH 患者的慢性肾功能不全发生率为 9%。

4. BPH 手术治疗几率上升

手术治疗风险的加大、手术几率的升高是 BPH 临床进展性的标志。

PLESS 相关研究结果显示：随访 4 年的安慰剂组中，7% 的患者发生急性尿潴留，10% 的患者需要接受外科手术治疗。急性尿潴留为进行手术治疗的首要原因。

（二）BPH 临床进展的危险因素分析

众多的研究资料表明年龄、血清 PSA、前列腺体积（prostate volume）、最大尿流率

（maximum flow rate，Q_{max}）、残余尿量（postvoid residual urine）及 I – PSS 评分等因素与 BPH 临床进展性相关。

1. 年龄

年龄是 BPH 临床进展的一个高危因素。研究表明：BPH 患者 AUR 及需要手术的发生率随着年龄的增加而升高。Olmsted County 研究发现 70 ～ 79 岁年龄段 AUR 的发生率比 40 ～ 49 岁年龄段高 7.9 倍，大于 70 岁者需要接受经尿道前列腺电切术治疗的为 10.9/1 000（人·年），而 40 ～ 49 岁年龄段则仅有 0.3/1 000（人·年）。MTOPS 研究发现：安慰剂组中，大于 62 岁的 BPH 患者发生临床进展的可能性更大。

2. 血清 PSA

血清 PSA 是 BPH 临床进展的风险预测因素之一，国内外研究发现其可预测前列腺体积的增加、最大尿流率的改变以及急性尿潴留发生的危险和需要手术的可能性。高血清 PSA 患者的前列腺体积增长更快。PLESS 研究显示：急性尿潴留的发生风险和手术需要随着血清 PSA 升高而增加，4 年后累计发生率从最低 PSA 水平（0.2 ～ 1.3 ng/mL）的 7.8% 上升至最高 PSA 水平（3.3 ～ 12.0 ng/mL）的 19.9%。MTOPS 研究发现：血清 PSA ≥ 1.6 ng/mL 的 BPH 患者发生临床进展的可能性更大。

3. 前列腺体积

前列腺体积是 BPH 临床进展的另一风险预测因素。前列腺体积可预测 BPH 患者发生急性尿潴留的危险性和需要手术的可能性。PLESS 研究发现，BPH 患者急性尿潴留的发生风险和手术需要随着前列腺体积的增大而增加，4 年后累积发生率从最小前列腺体积组（14 ～ 41 mL）的 8.9% 上升至最大前列腺体积组（58 ～ 150 mL）的 22%。Olmsted County 研究发现前列腺体积 ≥ 30 mL 的 BPH 患者发生急性尿潴留的可能性是前列腺体积 < 30 mL 者的 3 倍。MTOPS 研究证实前列腺体积 ≥ 31 mL 的 BPH 患者发生临床进展的可能性更大。

4. 最大尿流率

最大尿流率可预测 BPH 患者发生急性尿潴留的风险及临床进展的可能性。MTOPS 研究发现，最大尿流率 < 10.6 mL/s 的 BPH 患者发生临床进展的可能性更大。另一研究表明，最大尿流率 ≤ 12 mL/s 的 BPH 患者发生急性尿潴留的风险是最大尿流率 > 12 mL/s 者的 4 倍。国内学者也发现手术治疗与非手术治疗 BPH 患者的最大尿流率存在明显差异。

5. 残余尿量

残余尿量可预测 BPH 的临床进展。MTOPS 研究发现残余尿量 ≥ 39 mL 的 BPH 患者发生临床进展的可能性更大。国内学者发现 BPH 患者出现肾积水的发生率随着残余尿量的增加而明显上升。

6. 症状评分

症状评分对于预测 BPH 临床进展也有一定的价值，I – PSS > 7 分的 BPH 患者发生急性尿潴留的风险是 I – PSS < 7 分者的 4 倍。对于无急性尿潴留病史的 BPH 患者，储尿期症状评分及总的症状评分均有助于预测 BPH 患者接受手术治疗的风险。

此外，长期高血压（尤其是高舒张压）、前列腺移行带体积及移行带指数也可能与 BPH 的临床进展有关。尽管研究表明有多种因素可以预测 BPH 的临床进展，但目前得到多数研究支持的可预测 BPH 临床进展的指标是年龄、PSA 及前列腺体积等。随着对 BPH 临床进展性的危险因素研究的日益完善，将使筛选出具有临床进展风险的 BPH 患者成为

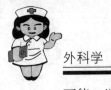

可能，以便适时进行临床干预。

七、BPH 的诊断

对于以下尿路症状为主诉就诊的 50 岁以上男性患者，首先应该考虑 BPH 的可能。为明确诊断，需作以下临床评估。

1. 病史询问（推荐）

（1）下尿路症状的特点、持续时间及其伴随症状。

（2）手术史、外伤史，尤其是盆腔手术或外伤史。

（3）既往史和性传播疾病、糖尿病、神经系统疾病。

（4）药物史，可了解患者目前或近期是否服用了影响膀胱出口功能的药。

（5）患者的一般状况。

（6）国际前列腺症状评分（I－PSS）。

I－PSS 评分标准是目前国际公认的判断 BPH 患者症状严重程度的最佳手段。I－PSS 评分是 BPH 患者下尿路症状严重程度的主观反映，它与最大尿流率、残余尿量以及前列腺体积无明显相关性[1~2]。

I－PSS 评分患者分类如下：（总分 0~35 分）

轻度症状　　　0~7 分

中度症状　　　8~19 分

重度症状　　　20~35 分

（7）生活质量评分（QOL）。

QOL 评分（0~6 分）是了解患者对其目前下尿路症状水平伴随其一生的主观感受，其主要关心的是 BPH 患者受下尿路症状困扰的程度及其是否能够忍受，因此又称为困扰评分（bother of score）。

以上两种评分尽管不能完全概括下尿路症状对 BPH 患者生活质量的影响，但是它们提供了医生与患者之间交流的平台，能够使医生很好地了解患者的疾病状态。

2. 体格检查（推荐）

（1）直肠指诊（digital rectal examination，DRE）。

下尿路症状患者行直肠指诊非常重要，需在膀胱排空后进行。可以了解是否存在前列腺癌。

国外学者临床研究证实，直肠指诊怀疑有异常的患者最后确诊为前列腺癌的有 26%~34%，而且其阳性率随着年龄的增加呈上升趋势。

可以了解前列腺的大小、形态、质地、有无结节及压痛、中央沟是否变浅或消失以及肛门括约肌张力情况。直肠指诊对前列腺体积的判断不够精确，目前经腹超声或经直肠超声检查可以更精确描述前列腺的形态和体积。

（2）局部神经系统检查（包括运动和感觉）。

（3）尿常规（推荐）。

尿常规可以确定下尿路症状患者是否有血尿、蛋白尿、脓尿及尿糖等。

（4）血清 PSA（推荐）。

前列腺癌、BPH、前列腺炎都可能使血清 PSA 升高。因此，血清 PSA 不是前列腺癌特有的。另外，泌尿系感染、前列腺穿刺、急性尿潴留、留置导尿、直肠指诊及前列腺按摩也可以影响血清 PSA 值。

血清 PSA 与年龄和种族有密切关系。一般 40 岁以后血清 PSA 会升高，不同种族的人群 PSA 水平也不相同。血清 PSA 值与前列腺体积相关，但血清 PSA 与 BPH 的相关性为 0.30 ng/mL，与前列腺癌的相关性为 3.5 ng/mL。血清 PSA 可以作为前列腺癌穿刺活检的指征。一般临床将 PSA≥4 ng/mL 作为分界点。血清 PSA 作为一项危险因素可以预测 BPH 的临床进展，从而指导治疗方法的选择。

（5）超声检查（推荐）。

超声检查可以了解前列腺形态、大小、有无异常回声、突入膀胱的程度以及残余尿量。经直肠超声（transrectal ultrasonography，TRUS）还可以精确测定前列腺体积（计算公式为 0.52×前后径×左右径×上下径）。另外，经腹部超声检查可以了解泌尿系统（肾、输尿管）有无积水、扩张、结石或占位性病变。

（6）尿流率检查（推荐）。

尿流率有两项主要指标（参数）：最大尿流率（Q_{max}）和平均尿流率（average flow rate，Q_{ave}），其中最大尿流率更为重要。但是最大尿流率降低不能区分梗阻和逼尿肌收缩力降低，还需结合其他检查，必要时可行尿动力学检查。最大尿流率存在着很大的个体差异和容量依赖性，因此尿量在 150~200 mL 时进行检查较为准确，必要时可重复检查。

3. 可选择性检查项目

（1）排尿日记（可选择）。

如以夜尿为主的有下尿路症状患者的排尿日记很有价值，记录 24 小时排尿日记有助于鉴别夜间多尿和饮水过量。

（2）血肌酐（可选择）。

由 BPH 导致的膀胱出口梗阻可以引起肾功能损害，血肌酐升高。但是 MTOPS 的研究数据认为在排空正常的情况下可以不检测血肌酐，因为 BPH 所致的肾功能损害在血肌酐升高时已经有许多其他的变化，如肾积水、输尿管扩张返流等，而这些可以通过超声检查及静脉肾盂造影检查得到明确的结果。仅在已经发生上述病变，怀疑肾功能不全时建议选择此检查。

（3）静脉尿路造影（intravenous urography，IVU）检查（可选择）。

如果有下尿路症状患者同时伴有反复泌尿系感染、镜下或肉眼血尿、怀疑肾积水或者输尿管扩张返流、泌尿系结石，则应行静脉尿路造影检查。应该注意，若患者造影剂过敏或者肾功能不全，应禁止行静脉尿路造影检查。必要时可利用同位素肾图代替静脉尿路造影检查肾功能及上尿路的引流情况。

（4）尿道造影（可选择）。

怀疑尿道狭窄时建议选择此项检查。

（5）尿动力学检查（urodynamics）（可选择）。

此项检查是通过压力—流率函数曲线图和 A-G 图来分析逼尿肌功能以及判断是否存在膀胱出口梗阻。对引起膀胱出口梗阻的原因有疑问或需要对膀胱功能进行评估时建议行此项检查，并结合其他相关检查以排除神经系统病变或糖尿病所致神经源性膀胱的可能。

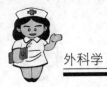
（6）尿道膀胱镜（urethrocystoscopy）检查（可选择）。

怀疑 BPH 患者合并尿道狭窄、膀胱内占位性病变时建议行此项检查。

通过尿道膀胱镜检查可了解以下情况：①前列腺增大所致的尿道或膀胱颈梗阻特点；②膀胱颈后唇抬高所致的梗阻；③膀胱小梁及憩室的形成；④膀胱结石；⑤残余尿量测定；⑥膀胱肿瘤；⑦尿道狭窄的部位和程度。

4. 不推荐检查项目

计算机体层扫描（computed tomography，CT）和磁共振成像（magnetic resonance imaging，MRI）由于检查费用高，一般情况下不建议行该项检查。

八、BPH 的治疗

下尿路症状是 BPH 患者的切身感受，最为患者本人所重视。由于患者的耐受程度不同，下尿路症状及其所致生活质量的下降是患者寻求治疗的主要原因。因此，下尿路症状以及生活质量的下降程度是治疗措施选择的重要依据。应充分了解患者的意愿，向患者交代包括观察等待、药物治疗、外科治疗在内的各种治疗方法的疗效与副作用。

（一）观察等待（watchful waiting）

观察等待是一种非药物、非手术的治疗措施，包括患者教育、生活方式指导、随访等。因为 BPH 是前列腺组织学一种进行性的良性增生过程，其发展过程较难预测，经过长时间的随访，BPH 患者中只有少数可能出现尿潴留、肾功能不全、膀胱结石等并发症。因此，对于大多数 BPH 患者而言，观察等待可以是一种合适的处理方式，特别是患者生活质量尚未受到下尿路症状明显影响的时候。

1. 推荐意见

有轻度下尿路症状（I-PSS 评分≤7）的患者，以及有中度以上症状（I-PSS 评分≥8）同时生活质量尚未受到明显影响的患者可以采用观察等待。

接受观察等待之前，患者应进行全面检查（初始评估的各项内容）以排除各种 BPH 相关并发症。

2. 临床疗效

接受观察等待的患者在随访至 1 年时 85% 保持病情稳定，5 年时 65% 无临床进展。一项研究将 556 名有中度下尿路症状的 BPH 患者分为外科治疗和观察等待两组，随访到 5 年时观察等待组有 36% 的患者转入外科治疗组，64% 保持稳定。

3. 观察等待的内容

（1）患者教育。

应该向接受观察等待的患者提供 BPH 疾病相关知识，包括下尿路症状和 BPH 的临床进展，特别应该让患者了解观察等待的效果和预后。同时还应该提供前列腺癌的相关知识。BPH 患者通常更关注前列腺癌发生的危险，研究结果显示有下尿路症状人群中前列腺癌的检出率与无症状的同龄人群无差别。

（2）生活方式指导。

适当限制饮水可以缓解尿频症状，如夜间和出席公共社交场合时限水。但每日水的摄入不应少于 1 500 mL。酒精和咖啡具有利尿和刺激作用，可以引起尿量增多、尿频、尿急等症状，因此应适当限制酒精类和含咖啡因类饮料的摄入。指导排空膀胱的技巧，如重复排尿等。精神放松训练，把注意力从排尿的欲望中转移开。膀胱训练，鼓励患者适当憋尿，以增加膀胱容量和排尿间歇时间。

合并用药的指导。BPH 患者常因为合并其他全身性疾病同时使用多种药物，应了解和评价患者这些合并用药的情况，必要时在其他专科医师的指导下进行调整以减少合并用药对泌尿系统的影响。

（3）随访。

随访是接受观察等待 BPH 患者的重要临床过程。观察等待开始后第 6 个月进行第一次随访，以后每年随访一次。随访的主要目的是了解患者的病情发展状况，是否出现临床进展以及 BPH 相关并发症和/或绝对手术指征，并根据患者的愿望转为药物治疗或外科治疗。随访内容为初始评估的各项内容。

（二）药物治疗

BPH 患者药物治疗的短期目标是缓解患者的下尿路症状，长期目标是延缓疾病的临床进展，预防并发症的发生。在减少药物治疗副作用的同时保持患者较高的生活质量是 BPH 药物治疗的总体目标。

1. α－受体阻滞剂

（1）α－受体阻滞剂的作用机制和尿路选择性。

α－受体阻滞剂是通过阻滞分布在前列腺和膀胱颈部平滑肌表面的肾上腺素能受体，松弛平滑肌，达到缓解膀胱出口动力性梗阻的作用。根据尿路选择性可将 α－受体阻滞剂分为非选择性受体阻滞剂（酚苄明 phenoxybenzamine）、选择性 α1－受体阻滞剂（多沙唑嗪 doxazosin、阿夫唑嗪 alfuzosin、特拉唑嗪 terazosin）和高选择性 α1－受体阻滞剂（坦索罗辛 tamsulosin － α1 A > α1D，萘哌地尔 naftopidil － α1D > α1A）。

（2）推荐意见。

α－受体阻滞剂适用于有下尿路症状的 BPH 患者。推荐坦索罗辛、多沙唑嗪、阿夫唑嗪和特拉唑嗪用于 BPH 的药物治疗。可以选择萘哌地尔应用于 BPH 的治疗。不推荐哌唑嗪（prazosin）以及非选择性受体阻滞剂酚苄明治疗 BPH。

（3）临床疗效。

α－受体阻滞剂临床用于治疗 BPH 引起的下尿路症状始于 20 世纪 70 年代。Meta 分析结果显示：与安慰剂相比，各种 α1－受体阻滞剂能显著改善患者的症状，使症状评分平均改善 30% ~ 40%、最大尿流率提高 16% ~ 25%。最初采用的酚苄明具有明显的副作用，因而难以被患者接受。

α－受体阻滞剂治疗后 48 小时即可出现症状改善，但采用 I － PSS 评估症状改善应在用药 4 ~ 6 周后进行。连续使用 α－受体阻滞剂 1 个月无明显症状改善则不应继续使用。α－受体阻滞剂长期使用能够维持稳定的疗效。同时 MTOPS 研究也证实了单独使用 α－受体阻滞剂的长期疗效。

BPH 患者的基线前列腺体积和血清 PSA 水平不影响 α－受体阻滞剂的疗效，同时 α－受体阻滞剂也不影响前列腺体积和血清 PSA 水平。各种 α－受体阻滞剂的临床疗效相近，副作用有一定的不同。如坦索罗辛引起心血管系统副作用的发生率较低，但是逆行射精的发生率较高。

（4）α－受体阻滞剂治疗急性尿潴留。

临床研究显示急性尿潴留 BPH 患者接受 α－受体阻滞剂治疗后成功拔除尿管的机会明

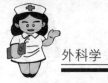

显高于安慰剂治疗。

（5）α-受体阻滞剂的副作用。

常见副作用包括头晕、头痛、无力、困倦、体位性低血压、逆行射精等。体位性低血压更容易发生在老年及高血压患者中。

2．5-α还原酶抑制剂

（1）作用机制。

5-α还原酶抑制剂通过抑制体内睾酮向双氢睾酮的转变，进而降低前列腺内双氢睾酮的含量，达到缩小前列腺体积、改善排尿困难的治疗目的。目前在我国国内应用的5-α还原酶抑制剂包括非那雄胺（finasteride）和依立雄胺（epristeride）。

（2）推荐意见。

非那雄胺适用于治疗有前列腺体积增大伴下尿路症状的 BPH 患者。对于具有 BPH 临床进展高危性的患者，非那雄胺可用于防止 BPH 的临床进展，如发生尿潴留或接受手术治疗。应该告知患者如果不接受治疗可能出现 BPH 临床进展的危险，同时也应充分考虑非那雄胺治疗带来的副作用和较长的疗程。

（3）临床疗效。

多项大规模随机临床试验的结果证实了非那雄胺的效果，缩小前列腺体积达 20% ~ 30%，改善患者的症状评分约 15%，提高尿流率 1.3 ~ 1.6 mL/s，并能将 BPH 患者发生急性尿潴留和手术干预需要的风险降低 50% 左右。研究表明，非那雄胺对前列腺体积较大和/或血清 PSA 水平较高的患者治疗效果更好。非那雄胺的长期疗效已得到证实，随机对照试验的结果显示使用非那雄胺 6 个月后获得最大疗效。连续药物治疗 6 年疗效持续稳定。

多项研究显示非那雄胺能减少 BPH 患者血尿的发生率。研究资料显示经尿道前列腺电切术前应用非那雄胺（5 mg/d，4 周以上）能减少前列腺体积较大 BPH 患者手术中的出血量。

（4）非那雄胺的副作用。

非那雄胺最常见的副作用有勃起功能障碍、射精异常、性欲低下和其他，如男性乳房女性化、乳腺痛等。

（5）非那雄胺影响血清 PSA 水平。

非那雄胺能降低血清 PSA 的水平，服用非那雄胺 5 mg/d 持续 1 年可使 PSA 水平降低 50%。对于应用非那雄胺的患者，将其血清 PSA 水平加倍后，不影响其对前列腺癌的检测效能。

（6）依立雄胺。

依立雄胺是一种非竞争性 5-α还原酶抑制剂，国内一项为期 4 个月、含 2 006 例的多中心开放临床试验显示，依立雄胺能降低 I-PSS 评分、增加尿流率、缩小前列腺体积和减少残余尿量。目前尚无来源于随机临床试验的证据。

3．联合应用 α-受体阻滞剂和 5-α还原酶抑制剂治疗 BPH

（1）推荐意见。

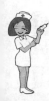

联合治疗适用于前列腺体积增大、有下尿路症状的 BPH 患者。BPH 临床进展危险较大的患者更适合联合治疗。采用联合治疗前应充分考虑患者 BPH 临床进展的危险性、患者的意愿、经济状况、联合治疗带来的费用增加等情况。

（2）临床疗效。

目前的研究结果证实了联合治疗的长期临床疗效。MTOPS 的研究结果显示与安慰剂相比，多沙唑嗪和非那雄胺均显著降低 BPH 临床进展的危险；而多沙唑嗪和非那雄胺的联合治疗进一步降低了 BPH 临床进展的危险。由于 MTOPS 研究涉及患者的平均前列腺体积为 31 mL，其中前列腺体积小于 40 mL 的患者占 69%，因此进一步分析不同前列腺体积患者的治疗效果与临床进展的风险有助于 BPH 的治疗选择。

4. 中药和植物制剂

植物制剂如普适泰等在缓解 BPH 相关下尿路症状方面获得了一定的临床疗效，在国内外取得了较广泛的临床应用。

由于中药和植物制剂的成分复杂，具体生物学作用机制尚未阐明，因此积极开展对包括中药在内的各种药物的基础研究有利于进一步巩固中药和植物制剂的国际地位。同时，以循证医学原理为基础的大规模随机对照的临床研究对进一步推动中药和植物制剂在 BPH治疗中的临床应用有着积极的意义。

（三）外科治疗

1. 外科治疗的目的

BPH 是一种进展性疾病，部分患者最终需要通过外科治疗来解除下尿路症状及其对生活质量所致的影响和并发症。

2. 外科治疗的适应证

中/重度 BPH 患者，下尿路症状已明显影响患者的生活质量者可选择手术治疗，尤其是药物治疗效果不佳或拒绝接受药物治疗的患者，可以考虑外科治疗。

当 BPH 导致以下并发症时，建议采用外科治疗：

（1）反复尿潴留（至少在一次拔管后不能排尿或两次尿潴留）。

（2）反复血尿，5 - α 还原酶抑制剂治疗无效。

（3）反复泌尿系感染。

（4）膀胱结石。

（5）继发性上尿路积水（伴或不伴肾功能损害）。

BPH 患者合并膀胱大憩室、腹股沟疝、严重的痔疮或脱肛，临床判断不解除下尿路梗阻难以达到治疗效果者，应当考虑外科治疗。

残余尿量的测定对 BPH 所致下尿路梗阻程度具有一定的参考价值，但因其重复测量的不稳定性、个体间的差异以及不能鉴别下尿路梗阻和膀胱收缩无力等因素，目前认为不能确定其可以作为手术指征的残余尿量上限。但如果残余尿明显增多以致充溢性尿失禁的BPH 患者应当考虑外科治疗。

泌尿外科医生选择何种治疗方式应当尊重患者的意愿。外科治疗方式的选择应当综合考虑医生个人经验、患者的意见、前列腺的大小以及患者的伴发疾病和全身状况。

3. 外科治疗方法

BPH 的外科治疗包括常规手术治疗、激光治疗和微创治疗。BPH 治疗效果主要反映在患者主观症状（如 I - PSS 评分）和客观指标（如最大尿流率）的改变。治疗方法的评价则应考虑治疗效果、并发症和社会经济条件等综合因素。

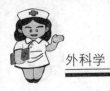
（1）常规手术。

经典的外科手术方法有经尿道前列腺电切术（transurethral resection of the prostate，TURP）、经尿道前列腺切开术以及开放性前列腺摘除术。目前 TURP 仍是 BPH 治疗的"金标准"。各种外科手术方法的治疗效果与 TURP 接近或相似，但适用范围和并发症有所差别。作为 TURP 或 TUIP 的替代治疗手段，经尿道前列腺汽化电切术（transurethral electrovaporization of the prostate，TUVP）和经尿道前列腺双极等离子电切术（plasmakinetic resection of the prostate，PKRP）目前也应用于外科治疗。所有上述各种治疗手段均能够改善 BPH 患者 70% 以上的下尿路症状。

①TURP 主要适用于治疗前列腺体积在 80 mL 以下的 BPH 患者，技术熟练的术者可适当放宽对前列腺体积的限制。因冲洗液吸收过多导致的血容量扩张及稀释性低钠血症（经尿道电切综合征，TUR – Syndrome，TURS）发生率约 2%，危险因素有术中出血多、手术时间长和前列腺体积大等。TURP 手术时间延长，经尿道电切综合征的发生风险明显增加。需要输血的几率为 2% ~5%。术后各种并发症的发生率：尿失禁 1% ~2.2%，逆行射精65% ~70%，膀胱颈挛缩 4%，尿道狭窄约 3.8%。

②TUIP 适用于前列腺体积小于 30 mL，且无中叶增生的患者。TUIP 治疗后患者下尿路症状的改善程度与 TURP 相似。与 TURP 相比，并发症更少，出血及需要输血的危险性降低，逆行射精发生率低，手术时间及住院时间缩短，但远期复发率较 TURP 高。

③开放前列腺摘除术主要适用于前列腺体积大于 80 mL 的患者，特别是合并膀胱结石或合并膀胱憩室需一并手术者。常用术式有耻骨上前列腺摘除术和耻骨后前列腺摘除术。需要输血的几率高于 TURP。术后各种并发症的发生率：尿失禁约 1%，逆行射精约 80%，膀胱颈挛缩约 1.8%，尿道狭窄约 2.6%。对勃起功能的影响可能与手术无关。

④TUVP 适用于凝血功能较差和前列腺体积较小的 BPH 患者。TUVP 是 TUIP 或 TURP 的另外一种选择，与 TURP 比较，其止血效果更好，远期并发症与 TURP 相似。

⑤PKRP 是使用双极电切系统，并以与单极的 TURP 相似的方式进行经尿道前列腺切除手术。采用生理盐水为术中冲洗液。术中出血比 TURS 少。

（2）激光治疗。

激光治疗是通过组织汽化或组织凝固性坏死后的迟发性组织脱落达到解除梗阻目的的。疗效肯定的方式有经尿道钬激光前列腺剜除术、经尿道前列腺激光汽化术、经尿道前列腺激光凝固术等。

①经尿道钬激光前列腺剜除术（transurethral holmium laser Resection/enucleation，HOLRP）：Ho：YAG 激光所产生的峰值能量可导致组织汽化和前列腺组织精确、有效的切除。HOLRP 术后留置导尿时间短。术后排尿困难是最常见的并发症，发生率约为 10%。75% ~80% 的患者出现逆行射精，没有术后勃起功能障碍的报道。

②经尿道前列腺激光汽化术（transurethral laser vaporization）与前列腺汽化电切术相似，用激光能量汽化前列腺组织，以达到外科治疗的目的。短期 I – PSS 评分、尿流率、QOL 指数的改善与 TURP 相当。而术后尿潴留需要导尿的发生率高于 TURP。术后无病理组织。长期疗效尚待进一步观察。

③经尿道前列腺激光凝固术（transurethral laser coagulation）是治疗 BPH 的有效手术方法之一。光纤尖端与前列腺组织之间保持约 2 mm 的距离，能量密度足够凝固组织，但

不会汽化组织。被凝固的组织最终会坏死、脱落，从而减轻梗阻。优点在于其操作简单，出血风险和水吸收率低。采用 Meta 分析发现经尿道前列腺激光凝固术后需要导尿的尿潴留发生率和尿路刺激症状发生率分别为 21% 和 66%，明显高于 TURP 的 5% 和 15%。

（3）微创治疗。

①经尿道微波热疗（transurethral microwave therapy，TUMT）可部分改善 BPH 患者的尿流率和 LUTS 症状。适用于药物治疗无效（或不愿意长期服药）而又不愿意接受手术的患者，以及伴反复尿潴留而又不能接受外科手术的高危患者。

各种微波治疗仪的原理相似。超过 45 ℃为高温疗法。低温治疗效果差，不推荐使用。其 5 年的再治疗率高达 84.4%，其中药物再治疗率达 46.7%，手术再治疗率为 37.7%。

②经尿道针刺消融术（transurethral needle ablation，TUNA）是一种简单安全的治疗方法。适用于不能接受外科手术的高危患者，对一般患者不推荐作为一线治疗方法。术后下尿路症状改善 50% ~ 60%，最大尿流率平均增加 40% ~ 70%，3 年需要接受 TURP 者约 20%。远期疗效有待进一步观察。

③前列腺支架（stents）是通过内窥镜放置在前列腺部尿道的金属（或聚亚氨脂）装置，可以缓解 BPH 所致下尿路症状。仅适用于伴反复尿潴留且不能接受外科手术的高危患者，作为导尿的一种替代治疗方法。常见并发症有支架移位、钙化，支架闭塞、感染，慢性疼痛等。

目前尚无明确证据支持高能聚焦超生、前列腺酒精注射的化学消融治疗作为 BPH 治疗的有效选择。经尿道前列腺气囊扩张是已经淘汰的治疗方法。

九、BPH 的随访

针对 BPH 的各种治疗都应该进行随访。随访的目的是评估疗效、尽早发现与治疗相关的副作用或并发症，并提出解决方案。

根据接受治疗方式的不同，随访内容也不同。

（一）观察等待

观察等待不是被动的单纯等待，应该告知患者需要定期的随访。在患者症状没有加重，没有发展到具有外科绝对手术指征的状况下，第一次随访计划可以在开始治疗后第 6 个月，之后每年一次。如果发生上述症状加重或出现手术指征，就需及时改变治疗方案。随访内容如下：

（1）国际前列腺症状评分（I - PSS）（推荐）。

（2）尿流率检查和残余尿测定（推荐）。

（3）直肠指诊（每年一次）（可选择）。

（4）血清 PSA 测定（每年一次）（可选择）。

（二）药物治疗

在患者症状没有加剧，没有发展到具有外科绝对手术指征的状况下，随访计划可以是服药后 6 个月进行第一次随访，之后每年一次。随访内容如下：

（1）国际前列腺症状评分（I - PSS）（推荐）。

（2）尿流率检查和残余尿测定（推荐）。

（3）直肠指诊（每年一次）（可选择）。

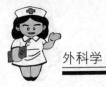

（4）血清 PSA 测定（每年一次）（可选择）。

α-受体阻滞剂：对这类患者开始服药后 1 个月内应该关注药物副作用。如果患者有症状改善同时能够耐受药物副作用，就可以继续该药物治疗。

5-α 还原酶抑制剂：对这类患者的随访应该特别关注血清 PSA 的变化并了解药物对性功能的影响。

（三）外科与激光治疗

在接受各类外科治疗后，应该安排患者在手术后 1 个月时进行第一次随访。第一次随访的内容主要是了解患者术后总体恢复状况，术后早期可能出现的相关症状并告知患者病理检查结果。术后 3 个月时就基本可以评价治疗效果。随访内容如下：

（1）国际前列腺症状评分（I-PSS）（推荐）。

（2）尿流率检查和残余尿测定（推荐）。

（3）尿液细菌培养（可选择）。

必要时重复上述检查。术后随访期限建议为 1 年。

（四）微创治疗

这类患者由于治疗方式的不同，其疗效和并发症可能不同，建议长期随访。随访计划为接受治疗后第 6 周和第 3 个月，然后每 6 个月一次。随访内容如下：

（1）国际前列腺症状评分（I-PSS）（推荐）。

（2）尿流率检查和残余尿测定（推荐）。

（3）尿液细菌培养（可选择）。

第三节　泌尿外科进展之输尿管镜的手术并发症

输尿管镜于 1977 年始用于临床，显示出损伤小、恢复快、可反复操作的优势，迅速发展、成熟、普及，是当前常用的对上尿路疾病进行检查与治疗的工具。

输尿管行程长、管腔狭小、天生有三个生理狭窄，输尿管镜操作有一定的困难。

手术要求：视野清晰、操作精细。

输尿管镜手术的并发症为 5% ~ 14%。

输尿管镜手术的常见并发症如下：

一、入镜失败

原因：输尿管开口畸形、位置异常、开口狭窄、输尿管狭窄、输尿管扩张扭曲、输尿管黏膜出血、输尿管痉挛等。

解决方法：若输尿管扭曲，则采取头低臀高体位，助手于患者腰部向头侧顶托肾脏，以拉直输尿管，利于进镜。如果由于肾积水导致肾下移而造成输尿管扭曲，可先行肾造瘘使肾积水减轻后，再行输尿管镜手术。

二、术中结石向肾盂方向移位

原因：结石位置较高、结石表面光滑、术中灌注压力过高、碎石杆推动结石等。

预防措施：头高脚低体位，约为 30°。结石向上移位时停止灌注，结石会随着自身重力向下回落；控制灌注压力以水压能够保持视野清晰为限；因结石上方没有着力点，碎石时探杆从侧面轻压结石并视情况使用脉冲或单脉冲碎石。

解决方法：应用取石钳将结石拉下来继续碎石。

三、输尿管黏膜假道

输尿管下段进入膀胱，输尿管膀胱壁间段与输尿管下段形成一个角度，插管时用力过度可使导管或导丝插入输尿管黏膜下形成假道。

插管动作要轻柔，遇到阻力时切忌盲目用力，应抽回导丝或导管少许，适当变动角度后再尝试插入，可以最大限度地减少输尿管壁段假道发生的风险；输尿管假道一般位于输尿管外侧，而输尿管内侧黏膜的连续性仍然存在，沿着输尿管口内侧有黏膜连续处寻找，有可能找到输尿管正道。术后必须留置输尿管引流管。

四、输尿管穿孔

发生率：1.2% ~ 5.8%。

症状：灌注液外渗导致腹胀、镜下可观察到穿孔处管壁外的脂肪组织和筋膜组织。

原因：视野不清情况下盲目进镜或碎石取石；未能找到适合输尿管的角度；结石合并息肉，息肉包裹结石使输尿管腔炎性狭窄，视野缩小；结石嵌顿处输尿管黏膜水肿；操作者不熟练或动作粗暴。

预防措施：术前评估，了解结石、积水及输尿管走向特点，检查有无严重的扭曲狭窄、畸形等；操作者提高技术，动作要轻柔，保持视野清晰，所有操作都必须在直视下进行。

补救措施：较小的穿孔，在输尿管内留置双J导管引流即可；较大的穿孔，一般要停止手术，并留置双J导管引流；若双J导管无法穿越穿孔处，应立即改行开放性手术，探查修补，避免腹膜后感染和尿液外渗。

五、输尿管黏膜撕脱或断裂

这是严重的并发症。一般与手术操作粗暴或输尿管强行进镜或退镜有关。

预防措施：

切忌暴力或动作过大，遇到阻力时应观察片刻且麻醉充分后再进镜；明显的狭窄不要强行通过，避免输尿管紧箍在镜体上；将输尿管管腔放在视野中央，并观察管壁是否相对运动，如出现同向运动，表明输尿管已经断裂，则不能进镜或退镜，否则将加剧输尿管的移位或者出现输尿管脱套伤。

输尿管内注入石蜡油或局麻药，增加肌松剂或改全麻，待嵌顿完全松解后再缓慢旋转拔出镜体。

尝试上述方法后仍难以退镜者应果断改行开放性手术。

输尿管断裂者应及早做输尿管断端吻合，缺损较长者可考虑游离肾脏、下移吻合或者膀胱壁瓣管吻合，双J管引流6 ~ 8周；输尿管黏膜撕脱 <3 cm 时，双J管引流10 ~ 12周，加强抗炎治疗；输尿管撕脱 3 ~ 7 cm 时，可作输尿管膀胱种植、膀胱壁瓣管吻合或者将肾脏输尿管游离下移与膀胱吻合。输尿管黏膜或全层撕脱 >7 cm 者，可考虑行肠管代输尿管

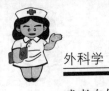

或者自体肾移植术。

肾积液严重、功能较差，而对侧肾功能正常者，行患肾切除术。

六、严重术后感染

主要原因：原有泌尿系统感染未完全控制，尤其是结石嵌顿很紧、脓性尿液未流出，术中灌注导致病原菌和脓性尿液从肾小管、淋巴管、小静脉及肾窦部反流入血；术后仍有尿路梗阻，尿流引流不畅。

临床表现：术前都有尿路感染，术后出现不同程度的高热，局部有明显的压痛、反跳痛甚至肌紧张，肠鸣明显减弱。

临床处理：立即静脉输液补充血容量，防止感染性休克，同时合理使用抗生素。

预防：重视围手术期尿路感染的控制，保证引流通畅，适当应用抗生素。术中注意低压灌注。

七、术后肾绞痛

相关因素：术后输尿管水肿痉挛、结石残留、血块导致输尿管梗阻，双J管放置不当、尿液引流不畅、术中灌注压力过大、时间过长导致肾盂内压力升高、肾实质反流、肾包膜张力增高等。

预防措施：术中灌注压力尽可能低，双J导管放置要到位。

八、术后血尿

输尿管镜术后均有不同程度的血尿，多为输尿管黏膜损伤所致，血尿较轻者，一般不需特殊处理，如出血较多，形成血凝块，可让患者多喝水，适当使用利尿剂和止血药，多补充液体。

若出血严重，可行B超、CT或者膀胱镜检查，找出出血部位，根据情况具体处理。

必要时需行开放性手术止血。

第四节　泌尿外科进展之勃起功能障碍诊治

一、方法

ED是指阴茎不能达到和维持进行满意性交的勃起。根据国际勃起功能评分5项（ⅡEF-5），对患者的勃起功能、性欲、高潮射精等各个方面进行估分。

二、临床问题

1. 临床问题1：ED的治疗药物、最佳剂量及安全性

（1）根据循证医学的原则，ED任何一种治疗的初级终点（primary end point）应该是勃起功能改善，能进行正常的性生活；次级终点（surrogate point）应该是防止与ED相关的代谢异常的发生、发展。

（2）根据一项Meta分析结果，磷酸二酯酶5型（PDE5）抑制剂对ED患者有很好的

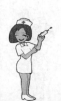

疗效，能明显改善患者的勃起功能。西地那非的效果强于他达那非和伐地那非。高剂量疗效优于低剂量。所以 ED 的一线治疗药物应该是 PDE5 抑制剂中的西地那非（virgra、万艾可）。

（3）西地那非的最佳剂量应该根据患者个人情况和药物的副作用而异。起始剂量为50 mg，根据药物的效果及所带来的副反应，可以将剂量上调到 100 mg 或者下调到 25 mg。西地那非剂量最佳化和个体化后，达到的疗效与最大固定剂量相似，而副作用却与最低固定剂量相似。

服用西地那非后的不良反应发生率高于安慰剂组，严重不良反应容易发生在 100 ~ 200 mg 剂量组，很少发生在 25 mg 和 50 mg 组。头痛、面部潮红、消化不良和视觉障碍是主要的不良反应，各组的发生率分别是 11%、12%、5%、3%。伴有糖尿病或心血管疾病危险因素的 ED 患者能够耐受西地那非，并取得良好的疗效。

2. 临床问题 2：是否需要心理治疗

习惯上将 ED 的原因归结为器质性和心理性两种，但事实上由于器质性原因所致 ED 的患者，往往会陷入恐惧、焦虑、沮丧、抑郁等消极情绪中，而这些消极的情绪又会进一步加重 ED，形成一个恶性循环。

导致心理性 ED 的因素有不良性经历、缺乏性知识、生活压力和人格缺陷等。夫妻关系不协调、压抑、焦虑等是 ED 的重要促成因素。

既然心理因素在 ED 的发生发展中起着重要的作用，针对 ED 的心理治疗也就应运而生。

研究证明，集体心理治疗组与对照组相比有明显差异。心理介入治疗加西地那非资料组与单独的西地那非治疗组相比，疗效有显著差异。

目前针对 ED 的主要心理治疗方法有认知疗法和行为疗法两种。

3. 临床问题 3：ED 与 MS 的关系

代谢综合征（metabolic syndrome，MS）是以多种代谢异常为基础的病理生理改变，包括肥胖、胰岛素抵抗、糖代谢受损或 II 型糖尿病、高血压和血脂代谢紊乱等。

MS 不是一种独立的疾病，其发病过程和病理生理特点不等同于单纯的肥胖症、糖尿病、血脂紊乱和原发性高血压，它既有上述疾病的表现，又有自身的特征。

ED 和 MS 有许多共同的危险因子，如肥胖、糖耐量异常和血脂紊乱等。ED 中并发属于 MS 中的 1 种、2 种、3 种和 4 种疾病的比例分别为 28%、20%、11% 和 5%；64% 的 ED 患者至少患有一种属于 MS 的并发疾病。ED 也许是 MS 的早期表现，而 MS 可能是 ED 的危险因子。

内皮功能障碍在一定程度上阐明了 ED 与 MS 在发病机制上的关系。对于 MS 的各种表现，内皮功能障碍是一个主要的病因；而对于 ED 的发生发展，内皮功能障碍也扮演着重要的角色，内皮损伤会导致阴茎血管功能异常，进而影响勃起功能。另外，循环系统中潜在的慢性炎症因子、炎症反应在 ED 和 MS 中都起着重要作用。

ED 与许多慢性心血管疾病相关。勃起功能正常者与 ED 患者比较，患高血压的概率分别是 19% 与 36%，患冠心病的概率是 7% 和 17%，患高胆固醇的概率是 16% 和 29%，患糖尿病的概率是 4% 和 14%。糖尿病患者 ED 的发病率为 35% ~ 75%，50% 的人在 ED 诊断后 5 ~ 10 年内发生糖尿病。

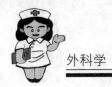

ED 伴慢性心血管系统疾病的共同发病机制是内皮功能障碍，说明 ED 是全身心血管系统疾病的局部表现。阴茎海绵体小动脉的直径（1~2 mm）比心脏冠状动脉直径（3~4 mm）还小，因此，在心血管系统发生动脉硬化时，阴茎海绵体小动脉的病变可能比冠状动脉还早。ED 作为全身心血管系统疾病的警示信号，受到越来越多的关注，甚至有人提出了阴茎"绞痛"的概念。

4. 临床问题 4：ED 对男性整体健康的意义

阴茎勃起功能受复杂的神经、血管、内分泌调节的影响，并与精神、心理及社会因素密切相关，是男性整体健康状况的反映。ED 并不是一种独立的疾病，而是由具有不完全相同的病因、病理生理和临床特点的涉及全身多系统、多器官的一组疾病组成的临床综合征。因此，勃起功能不仅是男性性健康的重要组成部分，也是男性整体生理、心理健康的体现，更是男性生活质量综合评估的一个指标。

综合的治疗方案：

（1）平衡饮食结构（饮食中脂肪<30%，饱和脂肪酸<10%）。

（2）进行适当的体育锻炼（每次>30分钟，每周>5次，中度运动量），减轻体重。

（3）服用西地那非（virgra、万艾可）50 mg，根据疗效和副作用发生的情况可降到 25 mg 或增加到 100 mg。服药后 1 小时在适当的性刺激下发挥药物的作用。

（4）给予心理治疗。

（5）定期检测血压、血脂、血糖、胰岛素、性激素，根据检测结果，早期干预治疗，纠正代谢异常。

ED 治疗的目标不仅是改善勃起功能，使患者能够进行正常的性生活，而且应该改善患者的不良心理状态（焦虑、抑郁、自尊心下降），并且防止与 ED 相关的 MS 的发生。

第五节　泌尿外科进展之男性不育的药物治疗

一、概况

男性不育是影响人类生殖健康的重要问题。世界卫生组织统计，新婚夫妇正常未避孕性生活，一年内不能怀孕的占 25%。其中男性因素占 50%，称为男性不育。

男性不育不是一种独立的疾病，而是多种致病因素共同作用的结果。绝大多数没有任何症状，仅表现为没能够达到预期的生育目的。要以不能生育的事实为基础，不能以客观检查（如精液分析）下结论。不是致命的疾病，治疗上应尽量无创或者微创。生殖过程受很多因素的影响，能够针对病因治疗的，多可获得满意的效果。男性不育是多种疾病或不良因素的共同结果，损害可能发生在精子发生、附属性腺功能、神经内分泌调节、免疫调节等多个环节，所以要针对精子发生和成熟的不同环节采取综合治疗，即在精子密度、精子活动率、精子活力、精液量、精液液化状态等方面选用不同的药物，协同改善精液质量。

在决定不育男性治疗方案之前，首先应该明确其不育是绝对不育（不治疗即不能生育），还是相对不育（生育力低下，还有生育的可能）；夫妻双方是否同时有不育因素存在。

找不到原因的不育男性（特发性不育）更为多见，只能根据精液检查参数变化采取相应的、适当的经验性治疗。

表 19 - 1　　男性不育患者病因统计表

性功能障碍（不能性交）	1.7%
泌尿生殖道感染（前列腺炎、精囊炎）	6.6%
先天性畸形（输精管缺如、重度尿道下裂）	2.1%
获得性疾病	2.6%
精索静脉曲张	12.3%
内分泌紊乱	0.6%
免疫性因素	3.1%
其他异常	3.0%
不明原因精液异常（OAT综合征）	75.1%

二、不育症预后的影响因素

不育年限：超过 4 年者，每个月的妊娠率仅 1.5%。

女性的年龄和生育状况：诊治男性不育症时应该考虑到其配偶的生育潜能，将直接决定最后的结局。35 岁女性的生育能力仅相当于 25 岁女性的 50%，38 岁时则降到 25%，超过 40 岁时则少于 5%。女性年龄是影响 ART 结果最重要的因素。

三、男性不育的治疗

病因不同，治疗各异，一般有以下几种方法：①一般治疗；②药物治疗；③外科手术治疗；④辅助生殖技术。以下重点介绍药物治疗。

（一）如何看待药物治疗及其疗效

根据体外作用模式和非对照的临床观察，许多药物被认为具有治疗特发性男性不育的价值。

但由于男性不育的多病因而特发性不育病因不清等，使得药物治疗理论均建立在假设基础之上，多采用经验治疗，疗效不确定，报道结果有较大波动，合理选择药物比较困难。

某些治疗药物可能损害精子，甚至带来显著的不良反应。

（二）如何评估药物疗效

单纯依靠精液质量改善来评价治疗效果并不充分，评价药物治疗效果的金标准是配偶妊娠和生育。不育夫妇未接受治疗者中仍然有每个月 1%、3 年累计 26% 的自发性妊娠率发生。显然，治疗效果要高于这个结果才可称有效。

（三）经验性用药，效果如何

多数男性不育患者往往没有任何明确的疾病或异常，而仅表现为精子质量和数量的异常。一般建议连续用药 3～6 个月，有效者可以继续应用，使精子数量达到理想指标或者妻子怀孕；如果服药 3～6 个月后没有任何改善或者依然不能恢复生育功能，可以采用体外精子处理后进行人工授精；对于治疗无效的严重少精子症，经验性药物治疗不应该超过12 个月，建议尽早选择 ICSI。

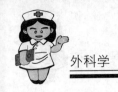

表 19 - 2   常用激素类药物及非激素类药物

抗雌激素	枸橼酸氯米芬、他莫昔芬
雄激素	十一酸睾丸酮（安特尔）
促性腺激素	HCG、HMG、重组 FSH
促性腺激素释放激素	GnRH
芳香化酶抑制剂	睾内酯、阿那曲唑
抗泌乳素	溴隐亭
血管舒缓素	
己酮可可碱	舒安灵
给精子增加活力剂	卡尼汀、辅酶 Q10
抗氧化剂	谷胱甘肽番茄红素
其他药物	叶酸锌制剂、α 受体阻滞剂、甲状腺片、消炎痛、维生素

四、男性不育的治疗原则

男性不育不是一种独立的疾病，它是由多种致病因素共同作用的结果，因此治疗不育应从病因入手，尽量做到个体化的综合治疗。大部分男性不育无明确病因，多采用经验治疗，尽管缺乏循证医学的验证，但几乎所有患者都愿意采用这些仅有的且非特异性的方法治疗。

不育症不是一种致命性疾病，所以，首先尝试简单、方便、无创或微创的方法进行治疗，是明智的选择。尽可能采用生活制度和习惯的调整、药物或手术等方法治疗来等待自然怀孕。只有那些久经多种尝试失败，或经过检查认为目前确实没有有效的治疗办法后，才考虑选择进一步的治疗措施，如人工授精、体外受精或显微受精等，夫妻同治。

（1）大剂量外源性睾酮反跳治疗法已少采用。

（2）小剂量雄激素治法，适用于内分泌激素水平异常的患者（如雄激素低下、促性腺激素水平升高、精浆果糖浓度减低者）。大多数不育症患者都可以通过少量补充雄激素而改善精子功能。

改善精子功能最少需要 3 个月，可以连续应用半年到一年。治疗不育症应用雄激素具有血药浓度稳定、剂量小、疗程长的特点，应选择服用方便、对肝肾毒性低或无毒副作用的药物。选择口服安特尔胶囊的剂量为每天 80 mg 或每天 40 mg。经过 3 ~ 6 个月的治疗，配合其他的助生育药，可以使多数不育者（60% ~ 80%）的精液质量有所改善。

五、对症治疗精液质量异常

1. 少精子症的治疗

可分为：①病因治疗：去除原发疾病。②对症治疗：连续 3 ~ 12 个月，给予枸橼酸氯米芬 50 mg Qd 和他莫昔芬 10 mg Bid，以及 α - 肾上腺素能受体阻滞剂。③激素疗法：应用促性腺激素释放激素、雄激素等。④辅助生殖技术。⑤外科疗法。⑥中医治疗。⑦其他疗法，如应用溴隐亭、抗炎治疗、营养疗法等。

2. 弱精子症的治疗

药物治疗：对原发疾病治疗及非特异性治疗，药物种类很多，机理不同，总目的是通过提高精子能量、参与精子的代谢过程、提高精子或精液内某些酶的活性，以增强精子活力及帮助精子活动。如使用小剂量雄激素、核苷酸、己酮可可碱（舒安灵）、胰激肽释放酶、肉毒碱（左卡尼丁）、甲基黄嘌呤类药物、锌剂、维生素 E、维生素 A、维生素 C、甲状腺片、消炎痛、活血化瘀中草药等。

手术治疗：精索静脉曲张的高位结扎术、垂体瘤辅助生殖技术（精子体外处理与人工授精、试管婴儿）。

3. 畸形精子症的治疗

可分为：①一般治疗；②对因治疗：内分泌、精索静脉曲张、抗感染；③雄激素治疗；④抗氧化治疗，营养性治疗；⑤中医治疗；⑥辅助生殖技术。

4. 精液不液化的治疗

精液不流化治疗需去除原发性疾病或病因。

口服及注射药物：适量补充睾酮制剂，或注射绒毛膜促性腺激素、维生素 C、透明质酸酶。精液不液化合并精液黏稠度高者，可以应用枸橼酸氯米芬。

局部处理：使用外用药，外用药多为酶类制剂。常用的药物有 α - 淀粉酶、栓剂及混悬液。

物理疗法：加压注射器，通过 18 号或 19 号针头加压注入另一清洁的玻璃容器内，如此重复 3～5 次。

精液体外处理联合 IUI 治疗精液不液化详见何学西、宋涛等的《小剂量雄激素治疗少弱精子症的临床研究》（《中国男科学杂志》，2006 年第 20 卷第 7 期，第 28～31 页）。

5. 结论

小剂量雄激素补充治疗可显著改善少弱精子症患者的精液量、精子密度、活动率及存活率，提高果糖浓度，从而提高患者配偶的妊娠率。

下面总结一下雄激素的适用症；

（1）男性不育并性欲低下/性功能障碍。

理由：雄激素对性欲的影响为学者熟悉；雄激素在性功能康复中的作用与 PDE5 抑制剂有协同作用。

效果：提高性欲、提高性生活质量。

用法：单用 A 或 A + V。

（2）男性不育伴发慢性前列腺炎患者。

前列腺分泌液较少者及干性前列腺液患者。

理由：前列腺液量的多少可以影响其代谢；雄激素促进前列腺液的分泌。

效果：前列腺液分泌量增加，较易获取前列腺液。

（3）精液不液化或液化迟缓/精子活力低下。

病因：液化因子与凝固因子平衡失调。

理由：精液不液化与雄激素水平低下有关；精液的产生直接受睾酮的控制；精子的活

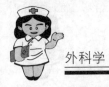

动能力与睾酮密切相关。

效果：液化改善，精子活力提高。

（4）精子畸形率增加/精索静脉曲张

病因：不清楚/睾丸间质细胞功能受损。

理由：精子畸形率增加/精索静脉曲张都与睾酮低下有关。

效果：精子畸形率降低、精子活动能力改善

（5）伴不射精

有可能的机理：提高性欲；增加精液量；增加局部刺激；提高全身肌肉紧张力。

（6）合并 PADAM 的症状

理由：显而易见的病因。

六、男性不育的诊治体会

1. 诊治原则

男性水育的诊治原则：迅速抓住患者的关键问题（抓主要矛盾，全面了解病情，把握主攻方向）；对治疗手段如数家珍；因地制宜就地取材；荤素搭配，走综合治疗之路，依据疗效满意度调整搭配诊治方案；全方位指导（足疗程，可怀孕，可性生活，家庭指导）；让患者对方案知情，建立信心，让病人与你同行；严格掌握诊断标准，治疗选择项目有理论支持；面对复杂治疗结局，要有外交家的风范（保持冷静头脑，适时调整治疗策略）；始终把握治疗的终极目标；不可忽视配偶的作用。

2. 不育夫妻在选择治疗措施时存在的误区

不育夫妻在选择治疗措施时常存在一些误区：越是现代的新技术、价格昂贵技术，治疗效果就越好；在接受诊断和治疗时缺乏耐心，频繁更换医生和药物；治疗复查时间短，生育能力验证机会难以保证；夫妇双方互相指责和推委责任；不能冷静地分析病情，不情愿勇敢地面对现实，不愿意选择 AID 或领养子女。

七、睾酮的靶器官及其功能：

（一）皮肤：毛发生长，皮脂腺的分泌

大脑：性欲，进取，主动。

肌肉：增加肌肉强度和肌肉量。

肝脏：合成血清蛋白。

肾脏：刺激红细胞生成素的生成。

骨髓：刺激骨髓干细胞，促进造血。

骨骼：加速骨骼长长和骨骺闭合。

男性生殖器官：阴茎发育，精子生成，维护前列腺功能。

（二）人体内睾酮的分类

有生物活性：游离睾酮2%；与白蛋白结合的睾酮30%—40%；与性激素结合球蛋白（SHBG）结合的睾酮50%—60%。

（三）睾酮的生理功能

1. 雄激素在精子发生中的重要生理意义

大量事实证明雄激素是精子发生所必须的，间质细胞分泌的睾酮确保曲细精管内的雄激素是外周血浓度的 100—400 倍。

间质细胞功能，除产生少量的雌激素外，主要产生雄激素。维持睾丸内高浓度——血内睾酮的 100 倍。

2. 雄激素缺乏导致精子发生异常

（1）严重雄激素缺乏时精子发生被损害或不启动。如 Kallman 综合征，曲细精管保持青春期前状态，精子发生不会超过精母细胞。如睾酮和 LH 水平低下时，可以完成精子的发生过程，但质量受损害，密度低下。

睾酮的作用机制及有待研究之处：

由于可以接触到饱和状态的睾酮，睾丸内 AR 功能与其他组织应该是不同的。进而，维持精子发生的较高睾酮水平会导致其他的雄激素反应组织（前列腺和精囊等）出现超生理反应。支持细胞产生的雄激素结合蛋白，可以限制与受体结合的游离睾酮的产生。

支持细胞和生殖细胞产生的芳香化酶可以转化睾酮，从而降低了睾酮水平。

睾酮内的低睾酮水平导致圆形精子细胞提前从支持细胞的附着处脱落，因而损害了精子细胞延伸的过程（雄激素治疗精液内圆细胞）。

近来的研究发现，在低下的 FSH 和睾酮时，由于精子细胞的滞留作用而使精子细胞释放作用失败（非梗阻性无精子症者 50%—60% 可在附睾内发现精子）。

（2）明显的精索静脉曲张合并男性不育：手术治疗并不能取代药物治疗；这类患者存在内分泌激素水平紊乱是肯定的；畸形精子症和大量的脱落生殖细胞是典型的精液表现；雄激素补充配合抗雌激素治疗是手术后的主要选择，也可以作为非选择手术患者的主打治疗方案。

结论：雄激素以及通过 AR 的作用，是男性生育所必须的；雄激素在精子发生中的独特作用已经明确，但是有关机制的许多问题还不清楚；近年的研究热点是 AR 的点突变导致精子发生异常；AR 基因外显子 1 延长的 CAG 重复序列与特发性不育有关，可能造成精子发生障碍。

这些研究发现，可以让我们更好地认识特发性不育的病理生理过程，从而探索出新的治疗方法。

第六节　泌尿外科进展之性生活意外与损伤

一、性生活意外

性生活意外包括性交晕厥、性交猝死、阴道痉挛和阴茎异常勃起。

（一）性交晕厥

搂抱过紧，挤压颈动脉窦过猛或过重时，可造成晕厥等意外。失神或性交后意识丧失，可能与心脏血管障碍或中枢神经系统异常有关，运动太激烈和情绪太激动或太紧张时也可出现，表现为面色苍白、大汗、呼吸急促、血压低、意识丧失等症状。平卧休息（头

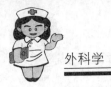

偏向一侧）后可以很快恢复。必要时可刺激人中穴。

（二）性交猝死

性交猝死多见于高血压、冠心病、脑血管疾病的患者。死亡原因是严重的心律失常和脑出血。

预防：性交不能过频、动作不能太剧烈，应保持放松状态。

（三）阴道痉挛

阴道痉挛是指在交媾之前或交媾时，阴道发生强烈收缩、痉挛，以致阴茎无法插入或阴茎不能从阴道中拔出，并伴有疼痛。

阴道痉挛发生的原因往往是精神因素，女方对性的某种恐惧或憎恶感，生活环境一直充满对性的严格禁忌、压抑的气氛；女方神经官能症；精神过度兴奋；处女膜过厚等。一个重要诱因就是性交前的准备工作不充分。

（四）阴茎异常勃起

阴茎异常勃起是指阴茎持续勃起超过4小时并伴有阴茎局部疼痛，见于使用助性药物后反复性交的患者，但很少发生于性交时间过久和动作过于剧烈的情况下。

出现阴茎异常勃起应及时到医院泌尿外科就诊，进行急诊处理。

持续勃起没进行及时处理者，日后会出现阴茎海绵体纤维化，严重者会完全丧失勃起功能。

二、性生活损伤

（一）男性性生活损伤

1. 包皮系带裂伤

当阴茎包皮受到强力牵扯，尤其是阴茎勃起时阴茎包皮受到强力牵扯，或包皮系带相对较短的人，因包皮系带是主要的受力点，而且系带相对薄弱，故容易出现撕裂伤。

撕裂伤后主要是出现疼痛、少量出血。如果伤得不重，受伤后注意清洁，避免感染，伤口容易自然愈合。如果伤口较大、出血不止或反复出现包皮系带裂伤，应到医院泌尿外科就诊处理。

2. 包皮嵌顿

包皮嵌顿发生于包皮过长、包茎的男性。当包皮后退到龟头后的冠状沟时，由于龟头充血和包皮水肿，包皮无法回到原来位置。这时包皮口形成的狭窄环紧箍着阴茎体，使被紧箍着的阴茎远端淤血、水肿、变形。包皮嵌顿需要立即去医院急诊处理。较轻的病例可进行包皮手法复位，待淤血、水肿消退后可进行包皮环切手术；如无法手法复位的病例，需进行包皮切开减压、复位手术。

3. 阴茎折断

性交时阴茎折断多发生于勃起的阴茎撞在女方耻骨、会阴；或抽动时脱出撞在床板上；或发生于急剧改变性交体位时；或发生于用力挤捏、按压、折弯阴茎、改变勃起的阴茎的角度时。病人会在损伤发生时听到咔嚓一声响，然后是剧痛和迅速肿胀。肿胀、变色和变形是临床常见的体征。

一旦发生阴茎折断，应积极进行外科手术处理，可以使性功能更好地恢复，减少阳痿的发病率。

（二）女性性生活损伤

1. 处女膜裂伤

处女膜破裂一般发生于初次性交时。破裂时常感疼痛及有少量出血，一般出血能自止，无须治疗。性交后若流血不止或外伤撕裂明显，应及时缝合止血。处女膜裂开数日后，裂口边线修复，但不再合拢而留下清晰的裂痕。

2. 外阴裂伤或血肿

幼女或未成年少女阴道狭小，如被强行插入阴茎，可导致阴道前庭擦伤，甚至会阴部、阴道乃至肛门广泛撕裂伤，伴有伤口大量出血。

女性外阴部皮下及黏膜下组织疏松，血管丰富，一旦血管破裂很易形成血肿，局部组织常有明显肿胀、坠感和剧痛。出血严重者可伴有出血性休克。

性交后如流血不止或伴有外阴、阴道裂伤者应及时缝合止血。

3. 阴道裂伤

阴道裂伤可见于粗暴或不当性交。如果阴道畸形或狭窄或者女性处于妊娠期、哺乳期，阴道也容易受到损伤。性交姿势不当或缺乏性交技巧或被强奸时，也常造成阴道损伤。

阴道裂伤表现为剧烈疼痛和阴道流血。阴道裂伤必须到医院进行急诊处理。

预防：

和谐的人际关系，双方互敬互爱；充足的性生活前戏，待到女方的情欲已经被充分激起，阴道充分润滑、扩张时，再进行阴茎的插入；和谐的相互运动，最终完成和美的性生活。

第七节　泌尿外科进展之早泄

早泄（premature ejaculation，PE）是男科的常见病，但目前还没有统一的定义。

美国心理协会将早泄定义为：持续的或者反复发生的、在最小的性刺激下，在插入前、正在插入或插入后很短时间内，先于意愿而发生射精。

世界卫生组织将早泄定义为：射精的潜伏时间不能满足性交的需要，射精发生在充分勃起前、性交前或者开始性交后15秒内。

早泄的诊断需要多方面评估，包括心理、生理和器质上的评估，不能以患者的自我感觉就轻易诊断为早泄。问诊时，应同时询问患者及其性伴侣，仔细分析两人之间描述的异同。

早泄常常是男方为此感到沮丧的问题，也往往是女方对其性伴侣进行指责的问题。

一、早泄的分类

原发性早泄（lifelong premature ejaculation）：第一次性交就出现，每次性交都发生过早射精，对性伴侣没有选择性。

获得性早泄（acquired premature ejaculation）：发生在一个明确的时间，发生前射精时间正常，可能是逐渐出现或者是突然出现，可能继发于泌尿外科疾病、甲状腺疾病或者心理疾病。

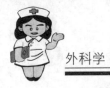

射精潜伏期不稳定性早泄（natural variable premature ejaculation）：不是持续发生，发生时间没有规律，控制射精的能力降低。

心理性假性早泄（premature-like ejaculatory dysfunction）：射精潜伏时间往往在正常范围，一般患者是 3～6 分钟，有些患者甚至达到 20 分钟，患者主观上认为自己早泄。此类患者通常隐藏着心理障碍或者与性伴侣的关系问题。患者为想象的过早射精或者不能控制射精而焦虑。

二、早泄发生机制的研究

射精是由感受器、运动中枢神经和脊神经组成的反射活动。多种神经核、中枢神经递质及其受体在射精调节中起着重要的作用。这些神经核、相关神经递质以及受体的数量和功能发生改变，可以使阴道内射精潜伏时间（IELT）过短，发生 PE。

5-羟色胺（5-HT）对射精产生强烈的抑制作用。各种原因引起 5-HT 的合成减少或释放出现障碍均可减弱 5-HT 对射精的抑制作用，使 IELT 缩短。临床上应用选择性 5-HT 再摄取抑制剂（SSRIs）治疗 PE 患者，取得较好的疗效。

多巴胺是另一种重要的调控射精的中枢神经递质。应用非特异性多巴胺受体激动剂阿扑吗啡或左旋多巴可以使 IELT 缩短，这种效应通过多巴胺受体介导，可以被多巴胺受体拮抗剂阻断，因此认为多巴胺的过度活化可能参与 PE 的发生，而多巴胺受体在其中起重要的介导作用。

PE 与附属性腺的功能状况存在密切关系。PE 患者精浆中 Mg^{2+} 浓度明显降低，精浆中 Mg^{2+} 由前列腺分泌，Mg^{2+} 水平降低反映 PE 患者前列腺分泌功能存在异常。PE 患者精浆 α-葡萄糖苷酶（α-Glu）水平较正常对照组明显升高。α-Glu 水平反映附睾分泌和吸收的能力，α-Glu 水平异常反映 PE 患者伴随有附睾功能的改变。

三、早泄的治疗

1. 性交过程的自我调整

很多男性认为自己早泄时，常常采用改善性技巧的方法来延长性交的时间，如分散注意力，降低敏感性；缩短前戏时间；减轻抽动的力量；间歇性抽动或者间歇性插入；避孕套；喝酒；服用或外用非处方药等。

2. 性技巧训练

（1）动—停技术和挤捏技术。

主要作用是让患者熟悉将要射精的感觉和通过暴露于逐渐增强的刺激源提高患者射精的阈值。

（2）减小全身的肌力（全身放松）并减慢呼吸。

效果与动—停技术类似，甚至能获得更高的性满意度。

3. 药物治疗

（1）局麻药：安全有效的方法是局部喷洒利多卡因。局部用药主要应用喷雾剂或软膏局部表皮给药。药物的成分主要是局部麻醉药。性交前将药物喷于或涂于阴茎头，通过局部麻醉作用来延长 IELT。使用时应注意用法和用量，用量太少疗效不明显，用量太大可能导致阴茎麻痹，性伴侣由于药物通过阴道吸收导致阴道感觉麻木，影响性交质量。由于局部用药的有效性和安全性，已被推荐为 PE 治疗的一线方法。

（2）抗精神病药物：达泊西丁（美国 FDA 通过）、帕罗西丁（8.8 倍）、氯米帕明（4.6 倍）、舍曲林（4.1 倍）、氟西丁（3.9 倍）。

（3）PGE5 抑制剂。

（4）曲马多：性交前 2 小时服用曲马多 50 mg 能够有效延长射精潜伏时间。副作用有恶心、呕吐和头晕。成瘾性有待评估。

（5）α1 肾上腺素能受体阻断剂。

（6）海绵体内注射血管活性药物。

（7）5 - 羟色胺 1A 受体阻断剂和催产素受体阻断剂。

（8）中医中药。

用于治疗 PE 的口服药物主要包括 3 大类：抗抑郁药（氯丙咪嗪、帕罗西丁等）、5 型磷酸二酯酶抑制剂（西地那非）、肾上腺素能 α 受体阻滞剂。

理想的药物应能按需服用，很快起效（服药后 1 小时之内）且副作用少。目前应用的药物均未达到这一要求。

（梁蔚波）

参考文献：

[1] 李炳坤，王翔．早泄的治疗进展．中国男科学杂志，2008，22（12）：69 ~ 71.

[2] 刘继红，饶可．早泄的研究现状．中国男科学杂志，2009，23（1）：1 ~ 3，8.

[3] 那彦群，叶章群，孙光．中国泌尿外科疾病诊断治疗指南．北京：人民卫生出版社，2011.

第二十章 尿石症的诊疗进展

第一节 概　述

结石是泌尿外科的常见病之一，在泌尿外科住院病人中居首位，约占50%，门诊约占30%。欧美国家的流行病学资料显示，5%~10%的人在其一生中至少发生一次泌尿系结石，欧洲泌尿系结石年新发病率为100~400/10万人。我国泌尿系结石发病率为1%~5%，南方高达5%~10%；年新发病率为150~200/10万人，其中25%的患者需住院治疗。我国泌尿系结石的发病率有增加趋势，是世界上三大结石高发区之一。

近年来，随着泌尿系结石病因研究的深入，结石的代谢危险因素越来越为泌尿外科工作者所重视。体外冲击波碎石术（ESWL）、经皮肾镜取石术（PNL）、输尿管肾镜取石术（URL）、腹腔镜取石术的陆续出现，使泌尿系结石的治疗逐渐向微创方向发展。此外，结石复发的预防工作已经成了泌尿外科医生和相关工作者关注的重点。然而，国内对于泌尿系结石的治疗和预防并无统一的规范，各地不同医院之间对于结石治疗方案和预防措施的选择仍然存在着一定的差距。如何尽量使诊治规范化是泌尿外科工作者共同努力的方向。

第二节　结石形成的危险因素

影响结石形成的因素很多，年龄、性别、种族、遗传、环境、饮食习惯和职业对结石的形成影响很大。身体的代谢异常、尿路的梗阻、感染、异物和药物的使用是结石形成的常见病因。重视这些问题，能够减少结石的形成和复发。

一、代谢异常

1. 尿液酸碱度
2. 高钙血症

引起高钙血症的常见疾病包括甲状旁腺机能亢进、乳—碱综合征、结节病或类肉瘤病、维生素D中毒、恶性肿瘤、皮质醇增多、甲状腺功能亢进、嗜铬细胞瘤、肾上腺功能不全、服用噻嗪类利尿剂、急性肾小管坏死恢复期、多发性骨髓瘤、甲状腺功能低下和维生素A中毒等。

3. 高钙尿症

原发性高钙尿症分为3种：吸收性高钙尿症、肾性高钙尿症和重吸收性高钙尿症。此外，一些病因明确的代谢性疾病也能引起继发性高钙尿症及尿路含钙结石的形成，如远端肾小管性中毒、结节病、长期卧床、骨Paget病、糖皮质激素过多、甲状腺功能亢进和维生素D中毒等。其中，0.5%~3%的尿路含钙结石患者伴有远端肾小管酸中毒。

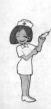

4．高草酸尿症

原发性高草酸尿症（Ⅰ型为乙醇尿酸症，Ⅱ型为甘油酸尿酸症）很少见。继发性高草酸尿症的原因包括维生素 C 的过量摄入、饮食中钙的摄入量少、肠源性高草酸尿症和维生素 B₆ 缺乏等。尿草酸增多的常见原因是肠源性草酸及其前体物的吸收增多。另外，小肠切除或短路手术后、脂肪痢或克罗恩病时也可能出现与胆酸代谢紊乱和水分丢失过多有关的高草酸尿症。此外，有人认为高草酸尿症患者的肠道内嗜草酸杆菌数量减少。

5．高尿酸尿症

6．胱氨酸尿症

7．低枸橼酸尿症

8．低镁尿症

二、局部病因

尿路梗阻、感染和尿路中存在异物是诱发结石形成的主要局部因素，梗阻可以导致感染和结石形成，而结石本身就是尿路中的异物，后者会加重梗阻与感染的程度。临床上容易引起尿路结石形成的梗阻性疾病包括机械性梗阻和动力性梗阻两类。其中，肾盂输尿管连接部狭窄、膀胱颈部狭窄、海绵肾、肾输尿管畸形、输尿管口膨出、肾囊肿、肾盏憩室和马蹄肾等是常见的机械性梗阻性疾病。此外，肾内型肾盂及肾盏颈狭窄可以引起尿液滞留，从而诱发肾结石的形成。神经源性膀胱和先天性巨输尿管则属于动力性梗阻性疾病，它们同样可以造成尿液的滞留，促进结石的形成。

三、药物相关因素

药物引起的肾结石占所有结石的 1%～2%，分为两大类：一类为尿液的浓度高而溶解度比较低的药物，包括氨苯蝶啶、治疗 HIV 感染的药物（如茚地那韦）、硅酸镁和磺胺类药物等，这些药物本身就是结石的成分；另一类为能够诱发结石形成的药物，包括乙酰唑胺、维生素 D、维生素 C 和皮质激素等，这些药物在代谢的过程中导致了其他成分结石的形成。

第三节　泌尿系结石的分类

（1）根据结石的部位，可分为上尿路结石（如肾结石、输尿管结石）和下尿路结石（如膀胱结石、尿道结石）。

（2）根据结石的成分，可分为含钙的（如草酸、磷酸/碳酸磷灰、碳酸、异物）和不含钙的（如胱氨酸、黄嘌呤、尿酸/尿酸盐、磷酸镁、基质结石）。

（3）根据结石的病因，可分为：①代谢性，如草酸代谢异常、钙代谢异常、胱氨酸代谢异常、枸橼酸代谢异常；②感染性；③药物性；④特发性。

（4）根据 X 线所见，可分为阳性结石和阴性结石。

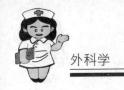
第四节 泌尿系结石的诊断

一、影像学检查

对所有有泌尿系结石临床症状的患者都应该作影像学检查，其结果对于结石的进一步检查和治疗具有重要的价值。

1. B超

超声波检查简便、经济、无创伤、具有可重复性，可发现2 mm以上X线阳性及阴性结石。此外，超声波检查还可以了解结石以上尿路的扩张程度，间接了解肾实质和集合系统的情况。对于膀胱结石，超声波检查能够同时观察膀胱和前列腺，寻找结石的诱因和并发症。但是，由于受肠道内容物的影响，超声波检查诊断输尿管中下段结石的敏感性受到一定影响，与检查者的经验有很大关系，目前B超已作为泌尿系结石的常规及首选检查方法，在肾绞痛的鉴别诊断中尤为重要。

2. 尿路平片（KUB平片）

尿路平片可以发现约90%的X线阳性结石，能够大致确定结石的位置、形态、大小和数量，并可初步提示结石的化学性质。因此，尿路平片可以作为结石检查的常规方法。在尿路平片上，不同成分的结石显影程度依次为：草酸钙、磷酸钙和磷酸镁铵、胱氨酸、含尿酸结石。单纯性尿酸结石和黄嘌呤结石能够透过X线（X线阴性），胱氨酸结石的密度低，后者在尿路平片上的显影比较淡。

3. 静脉尿路造影（IVU）

静脉尿路造影应该在尿路平片的基础上进行，其价值在于了解尿路的结构，确定结石在尿路的位置，发现尿路平片上不能显示的X线阴性结石，鉴别平片上可疑的钙化灶。此外，还可以了解分侧肾脏的功能，确定肾积水的程度。在一侧肾脏功能严重受损或者使用普通剂量造影剂而肾脏不显影的情况下，采用加大造影剂剂量（双剂量或大剂量）或者延迟拍片的方法往往可以达到肾脏显影的目的。但是，如果患者已经出现尿毒症，则肾脏无法分泌碘而不能显影。肾绞痛发作的时候，由于急性尿路梗阻往往会导致尿路不显影或显影不良，因此对结石的诊断会带来困难，所以一般不在发作时施行该检查。碘过敏者可考虑用非碘离子造影剂。

以上三项检查是确定治疗方案时必不可少的，对确定手术方法、选择手术途径、穿刺入路等都有非常重要的意义。

4. CT扫描

泌尿系结石的诊断通常不需要做CT检查。但是，由于CT扫描不受结石成分、肾功能和呼吸运动的影响，而且螺旋CT能够同时对所获取的图像进行二维及三维重建，因此，能够检出其他常规影像学检查中容易遗漏的小结石。CT诊断结石的敏感性比尿路平片及静脉尿路造影高，尤其适用于急性肾绞痛患者的诊断，可以作为X线检查的重要补充。另外，结石的成分及脆性可以通过不同的CT值改变来进行初步的评估，从而为治疗方法的选择提供参考。增强CT能够显示肾脏积水的程度和肾实质的厚度，从而反映肾功能的改变情况。有些医院采用CT作为常规检查及穿刺定位，但费用较昂贵。

5. 逆行或经皮肾穿刺造影

逆行或经皮肾穿刺造影属于有创伤的检查方法，不作为常规检查手段，仅在静脉尿路造影不显影或显影不良以及怀疑是 X 线阴性结石，需要进一步鉴别诊断时应用。

6. 磁共振水成像（MRU）

磁共振对尿路结石的诊断效果极差，因而一般不用于结石的检查。但是，磁共振水成像能够了解上尿路梗阻的情况，而且不需要造影剂即可获得与静脉尿路造影同样的效果，不受肾功能改变的影响。因此，对于不适合做静脉尿路造影的患者（如造影剂过敏、严重肾功能受损害、儿童和孕妇等）可考虑采用。

7. 放射线核素

放射线核素检查不能直接显示泌尿系结石，但是，它可以显示泌尿系统的形态，提供肾脏血流灌注、肾功能及尿路梗阻情况等信息，因此对手术方案的选择以及手术疗效的评价具有一定价值。此外，肾动态显影还可以用于评估体外冲击波碎石对肾功能的影响情况，因此，该检查目前主要用于分肾功能的评判，是保留或切除病肾的重要根据。

二、实验室检查

1. 常规检查

结石患者的常规实验室检查应包括血液分析、尿液分析和结石分析，见表 20 - 1。

表 20 - 1 结石患者的常规实验室检查

结石分析	血液分析	尿液分析
每个患者至少分析一颗结石	钙	禁食、清晨、新鲜尿液
	白蛋白[①]	试纸法检测
	肌酐	pH
	尿酸[②]	白细胞/细菌[③]
		胱氨酸检查[④]

注：①检测白蛋白＋钙以矫正白蛋白结合钙对血钙浓度的影响，或者直接检测离子钙浓度；②可供选择的分析，考虑尿酸/尿酸盐结石时选择；③存在泌尿系感染则行尿液培养；④如果通过其他手段不能排除胱氨酸尿症则行鸟胱氨酸检查。

2. 检查结果评价

测定血清/血浆钙有助于甲状旁腺功能亢进（PTH）或其他与高钙血症有关疾病的诊断。若血钙浓度高（＞2.60 mmol/L），则应测定甲状旁腺激素水平，以确诊或排除 PTH。

X 线阴性结石伴有高尿酸血症者应考虑尿酸结石，CT 片上可以显示。

禁食晨尿 pH ＞5.8 可考虑为完全性或不完全性肾小管性酸中毒，应同时做酸负荷试验以及血液 pH、钾、碳酸氢盐和氯化物测定。

三、结石成分分析

结石成分分析是确诊结石性质的方法，也是制定结石预防措施和选用溶石疗法的重要依据，此外，它还有助于缩小结石代谢评估的范围。结石标本可经手术、碎石和自排取

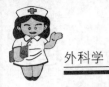

得。结石成分分析包括定性分析和定量分析，通常定性分析就可满足临床需要，具体操作及结果可参考相关资料。

第五节　泌尿系结石的治疗

一、肾绞痛的治疗

1. 药物治疗

肾绞痛是泌尿外科的常见急症，需紧急处理，应用药物前要注意与其他急腹症仔细鉴别。目前缓解肾绞痛的药物较多，可以根据自身条件和经验灵活地应用药物。

（1）非甾体类镇痛抗炎药物。

常用药物有双氯芬酸钠（扶他林）、吲哚美辛（消炎痛）及目前临床广泛使用的各种第二代 COX2 抑制剂，它们能够抑制体内前列腺素的生物合成，降低痛觉神经末梢对致痛物质的敏感性，具有中等程度的镇痛作用。双氯芬酸钠还能够减轻输尿管水肿，减少疼痛复发率，常用方法为 50 mg，肌肉注射。消炎痛也可以直接作用于输尿管，用法为 25 mg，口服，或者消炎痛栓剂 100 mg，肛塞。各种药物要注意对肾功肝功的影响。

（2）阿片类镇痛药。

此为阿片受体激动剂，作用于中枢神经系统的阿片受体，能缓解疼痛感，具有较强的镇痛和镇静作用。常用药物有二氢吗啡酮（5 ~ 10 mg，肌肉注射）、哌替啶（50 ~ 100 mg，肌肉注射）、强痛定（50 ~ 100 mg，肌肉注射）和曲马多（100 mg，肌肉注射）等。阿片类药物在治疗肾绞痛时必须注意两点：①诊断明确；②不应单独使用，一般需要配合阿托品、654 - 2 等解痉类药物一起使用。

（3）解痉药。

①M 型胆碱受体阻断剂，常用药物有硫酸阿托品和 654 - 2，可以松弛输尿管平滑肌、缓解痉挛，起效快，药效消退快；②黄体酮可以抑制平滑肌的收缩而缓解痉挛，对止痛和排石有一定的疗效，通常计量为 20 mg，肌肉注射；③钙离子阻滞剂，硝苯地平 10 mg 口服或舌下含服，对缓解肾绞痛有一定的作用；④α - 受体阻滞剂（如坦索罗辛等），近期国内外的一些临床报道显示，α - 受体阻滞剂在缓解输尿管平滑肌痉挛，治疗肾绞痛中具有一定的效果。但是，其确切的疗效还有待更多的临床观察。

对首次发作的肾绞痛的治疗应该从非甾体抗炎药开始，如果疼痛持续，可换用其他药物。吗啡和其他阿片受体类药物应该与阿托品等解痉类药物联合使用。

当预计输尿管结石有自行排出的可能时，可给予双氯芬酸钠片剂或栓剂 50 mg，2 次/天，3 ~ 10 天。

此外，针灸刺激肾俞、京门、三阴交或阿是穴也有解痉止痛的作用。

2. 外科治疗

当疼痛不能被药物缓解或者结石直径大于 6 mm 时，应考虑采取外科治疗措施。其中包括：

（1）体外冲击波碎石治疗（extracorporeal shock-wave lithotrisy，ESWL）。将 ESWL 作为急诊处置的措施，通过碎石不但能控制肾绞痛，还可以迅速解除梗阻。

（2）输尿管内放置支架，还可以配合 ESWL 治疗。

（3）经输尿管镜碎石取石术。

（4）经皮肾造瘘引流术，特别适用于结石梗阻合并严重感染的肾绞痛病例。

治疗过程中应注意有无合并感染，有无双侧梗阻或孤立肾梗阻造成的少尿，如果出现这些情况则需要积极进行外科治疗，以尽快解除梗阻。

二、排石治疗

大多数尿路结石可以通过微创的治疗方法将结石粉碎并排出体外，只有少数比较小的尿路结石可以选择药物排石。

1. 治疗的适应证

（1）结石直径小于 0.6 cm。

（2）表面光滑。

（3）结石以下尿路无梗阻。

（4）结石未引起尿路完全梗阻，停留于局部少于 2 周。

（5）特殊成分的结石，如尿酸结石和胱氨酸结石推荐采用排石疗法。

（6）经皮肾镜、输尿管镜碎石及 ESWL 术后的辅助治疗。

2. 排石方法

包括一般方法、中医中药、溶石疗法和中西医结合等方法。

（1）每天饮水 2 000 ~ 3 000 mL，昼夜均匀。

（2）服用解热镇痛药。

（3）口服 α - 受体阻滞剂或钙离子通道拮抗剂。

（4）中医中药：治疗以清热利湿、通淋排石为主，佐以理气活血、软坚散结。常用的成药有尿石通等；常用的方剂如八正散、三金排石汤和四逆散等。针灸疗法无循证医学的证据，可以作为辅助疗法，包括体针、电针、穴位注射等。常用穴位有肾俞、中脘、京门、三阴交和足三里等。

（5）溶石疗法：推荐应用于尿酸结石和胱氨酸结石。尿酸结石：口服别嘌呤醇，根据血、尿的尿酸值调整药量；口服枸橼酸氢钾钠或碳酸氢钠片，以碱化尿液，维持尿液 pH 在 6.5 ~ 6.8。胱氨酸结石：口服枸橼酸氢钾钠或碳酸氢钠片，以碱化尿液，维持尿液 pH 值在 7.0 以上。治疗无效者，应用青霉胺，注意药物的副作用。

（6）根据结石部位的不同选择体位排石。

三、肾结石的治疗

（一）治疗选择

目前常用的治疗方法包括体外冲击波碎石术、经皮肾镜取石术、输尿管软镜、腹腔镜取石术以及开放性手术等。上述这些治疗方法都可供临床选择使用，但是，对于具体的患者而言，主要应该根据结石的大小及在肾脏的具体位置，选择损伤相对更小、并发症发生率更低的治疗方式。

20 多年来，随着腔内泌尿外科手术成功治疗肾结石经验的积累，现在开放性手术仅适用于一些特殊病例。其中，主要是那些需同时进行解剖重建的结石患者。尽管腹腔镜取

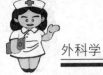

石手术在减轻手术损伤程度方面具有一定的优势，但是由于肾结石的复杂性，手术所遇到的情况可能比较复杂，因此目前它只能成为治疗肾结石的手段之一。

由于 ESWL 具有创伤少、并发症少、无须麻醉等优点，因此，成为目前治疗直径 ≤20 mm 或表面积 ≤300 mm² 的肾结石的标准方法。对于体积较大的结石，ESWL 虽然也能够成功碎石，但是，采用 PNL（经皮肾镜取石术）能够更快更有效地碎石取石。需要特别强调的是，PNL 需要术者具有相当的专业技术和经验。

治疗巨大肾结石的缺点是需要反复多次地治疗，并且治疗后容易发生结石碎片的残留。因此，一定要慎重地选用，推荐使用 PNL 治疗该类患者。

残留结石可以发展为新的结石，但是有报道认为这种危险性其实是相当低的。对于治疗后仍有结石碎片残留的患者，应该进行跟踪随访。

经皮穿刺行介入溶石治疗可以完全清除感染性结石的残留碎片，降低结石复发的危险。这种治疗方法也可作为胱氨酸结石的辅助治疗手段。

对于尿酸结石，口服溶石药物是首选的治疗措施。另外，碎石后再行溶石治疗可提高溶石的速度，因而适用于结石较大的患者。

（二）体外冲击波碎石术（ESWL）

ESWL 已应用于临床 20 余年，随着临床经验的积累和碎石机技术的发展，对 ESWL 的适应证、治疗原则及并发症的认识有了新的改变。第三代碎石机实现了多功能化，除了 ESWL 外，还可用来进行泌尿系影像学诊断和辅助治疗。目前，ESWL 治疗的禁忌证包括孕妇、不能纠正的出血性疾病、结石以下尿路有梗阻、严重肥胖或骨骼畸形、高危病人如心力衰竭、严重心律失常和泌尿系活动性结核等。

ESWL 的疗效除了与结石的大小有关外，还与结石的位置、化学成分以及解剖异常有关。

（1）结石的大小：结石越大，需要再次治疗的可能性就越大。直径小于 20 mm 的肾结石首选 ESWL 治疗；直径大于 20 mm 的结石和鹿角形结石可采用经皮肾镜取石术或联合应用 ESWL，但若用 ESWL 治疗，建议于 ESWL 前插入双 J 管，防止"石街"形成而阻塞输尿管。

（2）结石的位置：肾盂结石容易粉碎，肾中盏和肾上盏结石的疗效较下盏结石好。但下盏漏斗部与肾盂之间的夹角为锐角、漏斗部长度较长和漏斗部宽度较窄者，对 ESWL 后结石的清除不利。

（3）结石的成分：磷酸铵镁和二水草酸钙结石容易粉碎，尿酸结石可配合溶石疗法进行 ESWL，一水草酸钙和胱氨酸结石较难粉碎。

（4）解剖异常：马蹄肾、异位肾和移植肾结石等肾脏集合系统的畸形会影响结石碎片的排出，可以采取辅助的排石治疗措施。

（5）ESWL 治疗和治疗间隔时间：推荐 ESWL 治疗次数不超过 5 次（具体情况依据所使用的碎石机而定），否则，应该选择经皮肾镜取石术。治疗的间隔时间目前无确定的标准，但多数的学者通过研究肾损伤后修复的时间，认为间隔的时间以 10~14 天为宜。

（三）经皮肾镜取石术（PNL）

此术最早在欧美一些国家开展，20 世纪 80 年代中期以来，随着光学、电子工程技术的进展，超声、放射介入、CT 和 MR 等技术的广泛应用，经皮肾镜技术在临床上的应用

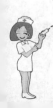

有了飞跃性的发展，1997 年国外学界提出使用微创经皮肾镜取石术（MPNL），以减少手术并发症与肾实质的损伤，但多用于治疗小于 2 cm 的结石、小儿肾结石或需建立第二通道的病例，使用指征局限。而国内从 1992 年开始采用"经皮肾微造瘘、二期输尿管碎石取石术"，随着手术技术日趋熟练与腔镜设备的改进，1998 年提出有中国特点的微通道经皮肾镜取石术，并逐步在全国推广应用，使经皮肾镜取石技术的适用范围不断扩大，并应用于大部分 ESWL 和开放性手术难以处理的上尿路结石。近年来大宗回顾性临床报告表明此方法较标准 PNL 更易掌握和开展，成功率高，并发症较国外技术低。

目前，经皮肾镜取石技术（无论 PNL 或 MPNL）在上尿路结石的治疗中发挥着越来越重要的作用。

1. 适应证

（1）所有需开放性手术干预的肾结石，包括完全性和不完全性鹿角形结石、≥2 cm 的肾结石、有症状的肾盂或憩室内结石、体外冲击波难以粉碎及治疗失败的结石。

（2）输尿管上段 L4 以上、梗阻较重或长径 >1.5 cm 的大结石；或因息肉包裹及输尿管迂曲、ESWL 无效或输尿管置镜失败的输尿管结石。

（3）特殊类型的肾结石。包括小儿肾结石梗阻明显、肥胖病人的肾结石、肾结石合并肾盂输尿管连接部梗阻或输尿管狭窄、孤立肾合并结石梗阻、马蹄肾合并结石梗阻、移植肾合并结石梗阻以及无积水的肾结石等。

2. 禁忌证

（1）未纠正的全身出血性疾病。

（2）严重心脏病和肺功能不全，无法承受手术者。

（3）未控制的糖尿病和高血压患者。

（4）盆腔游走肾或重度肾下垂者脊柱严重后凸或侧弯畸形、极肥胖或不能耐受俯卧位者亦为相对禁忌证，但可以采用仰卧、侧卧或仰卧斜位等体位进行手术。

（5）服用阿司匹林、华法林等抗凝药物者，需停药 2 周，复查凝血功能正常才可以进行手术。

3. 治疗方案和原则

（1）经皮肾取石术应在有条件的医院施行，推荐首选微造瘘 PNL，并由有经验的医生根据具体的情况采用大小不同的通道和不同类型的器械进行手术。

（2）开展手术早期宜选择简单病例，如单发肾盂结石合并中度以上肾积水，患者体型中等偏瘦，没有其他伴随疾病。

（3）复杂或体积过大的肾结石手术难度较大，应由经验丰富的医生诊治，不排除开放性手术处理（方法参照肾开放性手术）。

（4）合并肾功能不全者或肾积脓先行经皮肾穿刺造瘘引流，待肾功能改善及感染控制后再二期取石。

（5）完全性鹿角形结石可分期多次多通道取石，但手术次数不宜过多（一般单侧取石≤3 次），每次手术时间不宜过长，需视患者耐受程度而定。多次 PNL 后仍有直径 >0.4 cm 的残石者，可联合应用 ESWL。

4. 术前准备

大多数肾结石都能通过经皮肾手术取出，但是，如果患者可以采用 ESWL 治疗，而

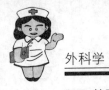

PNL 的预期治疗效果并不比 ESWL 好时，则应用 PNL 时必须慎重。虽然 PNL 是一种微创手术，但它有一定的侵入性和风险。所以，在决定使用这种治疗方法之前，必须对患者肾脏及其周围器官的解剖结构进行仔细的评估，以避免并发症的发生。

术前准备与开放性手术大致相同。若尿培养有细菌参照，应该选择敏感的抗生素治疗，即使尿培养阴性，手术当天也应选用广谱抗生素以预防感染。

必须充分认识到手术的目的是解除梗阻、降低结石对肾功能的损害；结石的残留在术前是难以预料的，残留的结石可以在术后结合 ESWL 和中药进行治疗；对于无意义的残石可以定期复查。应该强调的是必须将术中术后可能发生出血、周围器官损伤、情况严重时需中转开放性手术，甚至需要行肾切除等情况以书面的形式告知患者及其家属。

5. 手术步骤

（1）定位：采用 B 超或 X 线 C 臂机下定位。为了显示肾集合系统，可行逆行输尿管插管造影。若肾盏扩张明显，可在超声定位下直接行穿刺目标肾盏；若超声定位只能显示肾盂，则可先作肾盂穿刺注入造影剂，以利于下一步在 X 线定位下穿刺目标肾盏。若使用 CT 定位，则直接向肾集合系统穿刺，不需要术中造影或逆行插管。

（2）穿刺：穿刺点可选择在 12 肋下至 10 肋间腋后线到肩胛线之间的区域，穿刺经后组肾盏入路，方向指向肾盂。对于输尿管肾盂的结合处狭窄需同时处理者，可首选肾后组中盏入路，通常选 11 肋间腋后线和肩胛下线之间的区域作穿刺点。穿刺上、下组肾盏时，须注意可能发生胸膜和肠管的损伤。

（3）扩张：肾穿刺通道可以用筋膜扩张器、Amplatz 扩张器、高压球囊扩张器或金属扩张器扩张。但是，具体使用哪种扩张器以及扩张通道的大小，必须根据医生的经验和当时具备的器械条件以及治疗费用等情况来决定。

（4）腔内碎石与取石：结石不仅能被直接取出，而且能够通过激光、气压弹道、超声、液电击碎后排出。带超声和吸引作用的弹道碎石器兼有气压弹道碎石、超声碎石以及同时吸出结石碎片的功能，使肾内压降低，尤其适用于体积较大的感染性结石患者。放置造瘘管可以压迫穿刺通道、引流肾集合系统、减少术后出血和尿外渗，有利于再次处理残石，而且不会增加患者疼痛的程度和延长住院的时间。

6. 常见并发症及其处理

主要的并发症是出血及肾周脏器损伤。如果术中出血较多，则需停止操作，并放置肾造瘘管，择期行二期手术。当肾造瘘管夹闭后，静脉出血大多可以停止。临床上持续的、大量的出血一般是动脉型损伤所致，往往需行血管造影继而进行超选择性栓塞。若出血凶险难以控制，应及时改行开放性手术，以便探查止血，必要时切除患肾。

迟发性大出血大多数是肾实质动静脉瘘或假性动脉瘤所致，血管介入超选择性肾动脉栓塞是有效的处理方法。

肾周脏器损伤多为胸膜、肝脾或结肠穿刺伤，重在预防和及时发现，并作出符合外科原则的处理。

（四）输尿管镜取石术

逆行输尿管镜治疗肾结石以输尿管软镜为主，其损伤介于 ESWL 和 PNL 之间。随着输尿管镜和激光技术的发展，逆行输尿管软镜配合钬激光治疗肾结石（<2 cm）和肾盏憩室结石取得了良好的效果。

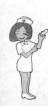

1. 适应证

（1）ESWL 定位困难的 X 线阴性肾结石（＜2 cm）。

（2）ESWL 术后残留的肾下盏结石。

（3）嵌顿性肾下盏结石，ESWL 治疗的效果不好。

（4）极度肥胖、严重脊柱畸形、建立 PNL 通道困难。

（5）结石坚硬（如一水草酸钙结石、胱氨酸结石等），不利于 ESWL 治疗。

（6）伴肾盏狭窄的肾盏憩室内结石。

2. 禁忌证

（1）不能控制的全身出血性疾病。

（2）严重的心肺功能不全，无法耐受手术者。

（3）未控制的泌尿道感染。

（4）严重尿道狭窄，腔内手术无法解决。

（5）严重髋关节畸形，截石位困难。

3. 术前准备

（1）术前准备与开放性手术相同。若尿培养有细菌存在，选择敏感的抗生素治疗使尿液无菌；即使尿培养阴性，手术当天也应该选用广谱抗生素以预防感染。

（2）必须告知患者及其家属手术主要是为了解除梗阻和结石对肾功能的损害，结石残留在术前是难以预料的，残留结石可结合 ESWL 和中药排石，无意义残石可定期复查。

（3）术前拍摄 X 线定位片，以确认结石位置。

（4）手术间常规配备 X 线透视和 B 超设备。

4. 操作方法

采用逆行途径，向输尿管插入导丝，经输尿管硬镜或者软镜镜鞘（10～13F）扩张后，直视下放置输尿管软镜，随导丝进入肾盂并找到结石。使用 200 μm 激光传导光纤传导钬激光，将结石粉碎成易排出的细小碎粒。

使用输尿管软镜配合 200 μm 可弯曲的（钬激光）纤维传导光纤，可以达到绝大多数的肾盏，甚至包括肾盏颈狭窄的肾下盏。对于后者，乳沟软镜难以到达结石的部位，或者寻找结石困难，可以利用钬激光光纤切开狭窄的肾下盏，再行碎石。对于肾盏憩室内结石，取净结石后，对憩室囊壁可以采用钬激光烧灼或者电灼。

钬激光配合 200 μm 的纤维传导光纤，是目前逆行输尿管软镜治疗肾结石的最佳选择。综合文献报道，结石清除率为 71%～94%。逆行输尿管软镜治疗肾结石可以作为 ESWL 和 PNL 的有益补充。

5. 逆行输尿管治疗肾结石的影响因素

（1）结石的大小：结石的大小与碎石后清除率呈负相关。对于大的肾结石，手术的时间和风险会相应增加。直径 >2 cm 的肾结石，碎石时间常常需要 1 小时以上，术者和患者应有充分的思想准备并密切配合。

（2）肾盂肾下盏夹角：当肾盂肾下盏夹角过小，如小于 90° 时，将会影响输尿管末端的自由转向，从而影响激光光纤达到部分结石，影响碎石效果。

（3）术者的技术熟练程度与临床经验。

（4）并发症及其处理（参见经皮肾镜取石术部分）。

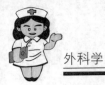

（五）开放性手术

近年来，随着体外冲击波碎石和腔内泌尿外科技术的发展，特别是经皮肾镜和输尿管镜碎石取石术的应用，肾结石的治疗取得了突破性的进展，开放性手术在肾结石治疗中的运用已经显著减少。在一些结石治疗中心，肾结石病例中开放性手术仅占 1% ~ 5.4%。但是，开放性手术在某些情况下仍具有极其重要的临床应用价值。

1. 适应证

（1）ESWL、URS 和/或 PNL 作为肾结石治疗方式存在禁忌证。

（2）ESWL、URS 和 PNL 手术治疗失败，或上述治疗方式出现并发症需开放性手术处理。

（3）存在同时需要开放性手术处理的疾病，如肾内集合系统解剖异常、漏斗部狭窄、肾盂输尿管交界处梗阻或狭窄、肾脏下垂伴旋转不良等。

2. 可供选择的手术方式

（1）单纯性肾盂或肾窦内肾盂切开取石术。

（2）肾盂肾实质联合切开取石术。

（3）无萎缩性肾实质切开取石术。

（4）放射状肾实质切开取石术。

（5）肾脏部分切除术和全切除术。

（六）溶石治疗

溶石治疗是通过化学的方法溶解结石或结石碎片，以达到完全清除结石的目的，是一种有效的辅助治疗方式，常作为体外冲击波碎石、经皮肾镜取石、输尿管镜碎石及开放性手术取石后的辅助治疗。特别是对某些部分或完全性鹿角形结石的病例，化学溶石与取石手术联合治疗是一种可行的治疗选择。此外，口服药物治疗尿酸结石也是一种很有效的方法。

经皮化学溶石时至少应该有两个肾造瘘管，目的是在对肾脏集合系统进行灌注时，避免和减少溶石液体流入膀胱和肾脏内压力升高所产生的危害。对于结石比较大的病例，在溶石治疗时应该留置输尿管双 J 管。

（1）感染性结石：由磷酸镁铵和碳酸磷酸灰石组成，能被 10% 的肾溶石酸素（pH 值为 3.5 ~ 4 的酸性溶液）及 Suby 液所溶解。具体的方法是在有效的抗生素治疗的同时，溶石液从一根肾造瘘管流入，从另一根肾造瘘管流出。溶石时间的长短取决于结石的负荷，完全性鹿角形结石往往需要比较长的时间才能被溶解。冲击波碎石后结石的表面积增加或者形成结石残渣，增加了结石和溶石化学液的接触面积，有利于结石的溶解。该疗法的最大优点是不需要麻醉即可实施。因此，该疗法也可作为某些高危病例或者不宜实行麻醉和手术的病例的治疗选择。

口服药物溶石的方案：①短期或长期的抗生素治疗；②肾盂氯化铵 1 g，2 ~ 3 次/天，或者甲硫氨酸 500 mg，2 ~ 3 次/天，以酸化尿液；③对于严重感染者，使用尿酶抑制剂，如乙酰羟戊酸和羟基脲等，建议乙酰羟戊酸的首剂为 250 mg，2 次/天，服用 3 ~ 4 周，如果患者能够耐受，则可将剂量增加到 250 mg，3 次/天。

（2）胱氨酸结石：胱氨酸在碱性环境中可溶解。应多饮水、保持每日尿量在 3 000 mL以上，特别注意保持夜间尿量要多。口服枸橼酸氢钾钠或碳酸氢钠片碱化尿液，维持尿液

pH 值在 7.0 以上。尿液胱氨酸的排泄高于 3 mmol/d 时，可应用硫普罗宁（α – 羟基丙酰甘氨酸）或者卡托普利。经皮化学溶石可使用 0.3 mol/L 或 0.6 mol/L 的三羟甲氨基甲烷（THAM）液，这些溶液的 pH 值为 8.5 ~ 9.0。另一种药物为乙酰半胱氨酸，这两种药物可以联合使用。经皮化学溶石可以与其他取石方法联合应用。

（3）尿酸结石：经皮化学溶石可使用 THAM 液。口服药物溶石要求大量摄入液体、口服别嘌呤醇及使用碱性药物以提高尿液的 pH 值。推荐口服药物溶解尿酸结石的方案：①大量饮水使 24 小时尿量达到 2 000 mL 以上；②口服别嘌呤醇 100 mg，2 ~ 3 次/天，以减少尿液尿酸的排泄，24 小时尿酸排泄的总量应低于 4 mmol；③使用枸橼酸氢钾钠 2 ~ 3 mmol，3 次/天，或者枸橼酸钾 6 ~ 10 mmol，2 ~ 3 次/天，或者枸橼酸钾钠 9 ~ 18 mmol，2 ~ 3 次/天，以碱化尿液，使尿液的 pH 值达到 6.8 ~ 7.2。

（七）特殊类型肾结石的治疗

随着体外冲击波碎石术和腔内泌尿外科技术的发展，开放性手术取石的适应证明显减少。许多中心研究认为，需要外科治疗的泌尿系结石中仅 1% ~ 5.4% 的病例选择开放性手术治疗。但在某些情况下，开放性手术取石仍是必要的，因为这些患者的结石在肾集合系统中的位置非常棘手，这就需要泌尿外科医生具有肾开放取石术及输尿管切开取石术的技术和经验。当泌尿系结石的临床治疗拥有多种外科治疗方案可供选择时，对于特殊的病例到底是否采用微创手术抑或开放性手术治疗，则不可避免地存在争议。

（1）鹿角形肾结石：鹿角形肾结石是指充满肾盂和至少一个肾盏的结石。部分性鹿角形肾结石仅仅填充部分集合系统，而完全性鹿角形肾结石则充满整个肾集合系统。新发鹿角形肾结石时都应该积极地治疗，患者必须被告知积极治疗的益处和相关的风险。在大多数情况下，PNL 应作为首选的治疗方案；若采用联合治疗，PNL 则是大多数能最终解决问题的治疗方法。单用 ESWL 或开放性手术不应作为一线的治疗方法。若肾解剖正常，体积小的鹿角形肾结石可考虑单用 ESWL 治疗，碎石前应先保证充分的引流；若结石无法通过合理次数的微创技术处理，可考虑采用开放性手术。

鹿角形肾结石以单通道的经皮肾镜取石有时无法清除所有结石，可以建立第二、第三条微创经皮肾通道，进行多通道碎石取石术。

多通道的建立时间，通常在第一通道变为成熟通道的基础上才可以进行，一般在一期手术后 5 ~ 7 天。操作熟练和手术顺利者，可一期进行多通道穿刺取石。

由于第二、第三通道仅扩张至 14 ~ 18F，因此，损伤和出血的危险较小，安全性较高。多通道形成后可加快取石的速度，提高对鹿角形肾结石的清除能力。

完全性鹿角形肾结石可分期多次取石，对巨大的结石可采用多通道取石，但手术的次数不宜过多（一般要求单侧取石≤3 次），每次手术的时间不宜过长。必要时需视患者的耐受程度和医生的经验，联合应用 ESWL 辅助或"三明治"方法治疗。

若无很好的条件和经验开展 PNL，鹿角形肾结石可采用开放性手术治疗（方法参照肾开放性手术）。可以选择的手术包括扩大的肾盂肾盏切开取石术、无萎缩性肾实质切开取石术、复杂的放射状肾实质切开术和低温下的各种改良肾脏手术。

利用腔内 B 超扫描和多普勒超声确定结石或者扩张肾盏周围的无血管肾实质区，在此区域行多重放射状肾实质切开治疗体积较大的鹿角形结石能够减少对肾脏功能的损害。

（2）孤立肾肾结石：孤立肾患者由于代偿性肾增大，肾皮质厚，在经皮肾手术中，穿

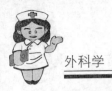

刺、扩张时容易出血，微创经皮肾造瘘只需将皮质通道扩张至 14 ~ 18F，对肾皮质的损失减少、出血的概率较低，分二期手术较安全。

手术的关键在于解除梗阻，改善肾功能，采用大小合理的通道和适当的取石次数。对于难以取净的残石可术后结合 ESWL 治疗。每次治疗后必须检测肾功能的变化，治疗间隔的时间适当延长。

若无很好的条件和经验开展 PNL，也可采用开放性手术治疗。相对于非孤立肾而言，其手术的风险较大。

四、输尿管结石的治疗

（一）治疗选择

目前治疗输尿管结石的方法有 ESWL、输尿管肾镜碎石术、腹腔镜及开放性手术、溶石治疗和药物治疗。绝大部分输尿管结石通过 ESWL 和输尿管肾镜碎石术治疗均可取得满意的效果。微创治疗失败的患者往往需要行开放性手术，这两种方法也可用于 ESWL 和输尿管治疗有禁忌时，如结石位于狭窄段输尿管的近端。

关于 ESWL 和输尿管肾镜碎石两者谁更微创的争论一直存在，但对每一种方法都有反对意见。尽管相对于输尿管镜而言，ESWL 再次治疗的可能性较大，但其拥有微创、无须麻醉等优点，即使加上其他辅助治疗措施，ESWL 仍然属于微创的治疗方法。

在大多数的文献中，输尿管镜被认为是一种在麻醉下进行的能够"一步到位"的治疗方法。有多篇文献报告了输尿管镜和 ESWL 之间的对照研究，但大部分的焦点集中在远端输尿管结石上。尽管这些文献都已证实上述一些结论，输尿管下段结石的治疗还是应首选 ESWL。

总而言之，判定这两种方法孰优孰劣是很困难的。对于泌尿外科医生而言，对于每一位患者具体选择何种诊疗方法最适合，取决于他的经验、所拥有的设备及治疗环境。

（二）体外冲击波碎石术（ESWL）

大多数输尿管结石行原位碎石治疗即可获得满意治疗，并发症和副作用发生率低。由于输尿管结石在输尿管腔内往往处于相对嵌顿的状态，其周围缺少一个有利于粉碎的液体环境，与同等大小的肾结石相比，粉碎的难度较大。因此，ESWL 治疗输尿管结石通常需要较高的冲击波能量和更多的冲击次数。对于复杂的结石（结石过大或包裹很紧），需联合应用 ESWL 和其他微创治疗方式（如输尿管支架或输尿管镜碎石术）。

ESWL 疗效与结石的大小、结石被组织包裹程度及结石成分有关，大而致密的结石再次治疗率比较高。直径 ≤ 1 cm 的上段输尿管结石首选 ESWL，> 1 cm 的结石可选择 ESWL、输尿管镜（URS）和 PNL 取石；中下段输尿管结石可选用 ESWL 和 URS。

大多数输尿管结石原位碎石治疗即可获得满意的疗效，有些输尿管结石则需放置输尿管支架管，通过结石或者留置于结石的下方而行原位碎石，对治疗有一定的帮助；也可以将输尿管结石逆行推入肾盂后再行碎石治疗。

（三）输尿管镜取石术

20 世纪 80 年代输尿管镜应用于临床以来，输尿管结石的治疗发生了根本性的变化。新型小口径硬性、半硬性和软性输尿管镜的应用，与新型碎石设备如超声碎石、液电碎石、气压弹道碎石和激光碎石的广泛结合，以及输尿管镜直视下套石篮取石等方法的应

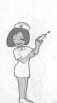

用，极大地提高了输尿管结石微创治疗的成功率。

输尿管镜下取石或碎石方法的选择，应根据结石的部位、大小、成分（密度）、合并感染情况、可供使用的仪器设备、泌尿外科医生的技术水平和临床经验以及病人本身的条件和意愿等因素综合考虑。

1. 适应证

（1）输尿管下段结石。

（2）输尿管中段结石。

（3）ESWL 失败后的输尿管上段结石。

（4）ESWL 后的"石街"。

（5）结石并发的可疑的尿路上皮肿瘤。

（6）X 线阴性的输尿管结石。

（7）停留时间长的嵌顿性结石而 ESWL 困难。

2. 禁忌证（参见肾结石有关章节）

3. 术前准备（参见肾结石有关章节）

4. 操作方法

（1）目前使用的输尿管镜有硬性、半硬性和软性三类。硬性和半硬性输尿管镜适用于输尿管中、下段结石取石，而输尿管软镜则多适用于输尿管中、上段结石特别是上段或肾结石（参见肾结石有关章节）的碎石及取石。

（2）患者截石位，先利用输尿管镜行膀胱检查，然后在安全导丝的引导下，导入输尿管镜。输尿管口是否需要扩张，取决于输尿管镜的粗细和输尿管腔的大小。输尿管硬镜或半硬性输尿管镜均可以在荧光屏监视下逆行插入上尿路。输尿管软镜需要借助一个 10 ～ 13F 的输尿管镜镜鞘或通过接头导入一根安全导丝，在其引导下插入输尿管（参见肾结石有关章节）。在进镜过程中，利用注射器或者液体灌注泵调节灌洗液体的压力盒流量，保持手术视野清晰。

（3）对于输尿管中、上段结石或者 PUJ 处结石或较大的结石碎石碎片，为防止或减少结石滑落回肾盂或肾盏，可以采用以下方法：①尽量减小灌洗液体的压力；②调整体位，如头高脚低位；③减少碎石的能量和频率；④采用套石篮固定结石后，再行碎石；⑤碎石从结石一侧边缘开始，尽量将结石击碎成粉末，结石输尿管粘连的一面留至最后碎石。

（4）经输尿管镜窥视见结石后，利用碎石设备（激光、气压弹道、超声、液电等）将结石粉碎成 3 mm 以下碎片。而对于那些小碎石直径≤5 mm 的碎片也可用套石篮或取石钳取出。

（5）术后放置双 J 管：输尿管镜下碎石术后是否需放置双 J 管，目前尚存在争议。遇到以下情况，建议放置双 J 管：①较大的嵌顿性结石（＞1 cm）；②输尿管黏膜有明显水肿或出血；③输尿管损伤或穿孔；④伴有息肉形成；⑤伴有输尿管狭窄，有（无）同时行输尿管狭窄内切术；⑥较大结石碎石后碎块负荷明显，需待术后排石；⑦碎石不完全或碎石失败，术后需行 ESWL 治疗；⑧伴有明显的上尿路感染。一般放置双 J 管 1～2 周，如同时行输尿管狭窄内切术，则需放置 4～6 周。

5. 并发症及处理

并发症的发生率与所用的设备、术者技术水平和病人本身的条件等有明显关系。目前

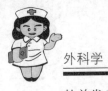

的并发症发生率为 0.6% ~1% 。

（1）近期并发症及其处理：①感染：应用敏感抗生素积极抗感染治疗；②黏膜下损伤：放置双 J 支架引流 1 ~2 周；③假道：放置双 J 支架引流 4 ~6 周；④穿孔：为主要的急性并发症之一，小的穿孔可放置双 J 支架引流 2 ~4 周，如穿孔严重，应进行手术修补（输尿管端端吻合术等）；⑤输尿管黏膜撕脱：为主要的急性并发症之一，应积极手术重建（自体肾移植、输尿管膀胱吻合术或回肠代输尿管术等）。

（2）远期并发症及其处理：输尿管狭窄为主要的远期并发症之一，其发生率为 0.6% ~1% 。输尿管黏膜损伤、假道形成或者穿孔、输尿管结石嵌顿伴息肉形成、多次 ESWL 致输尿管黏膜破坏等是输尿管狭窄的主要危险因素。远期并发症及其处理如下：①输尿管狭窄：输尿管狭窄内切开或狭窄段切除端端吻合术；②输尿管闭塞：狭窄段切除端端吻合术或输尿管膀胱再移植术；③输尿管反流：轻度随访，重度则行输尿管膀胱再移植术。

（四）经皮肾镜取石术

详见肾结石有关章节。

（五）输尿管结石的开放性手术和腹腔镜治疗

开放性手术仅用于 ESWL 和输尿管镜碎石、取石治疗失败的情况。此外，开放性手术还可应用于输尿管镜取石或 ESWL 存在着禁忌证的情况。后腹腔镜下的输尿管切开取石可以作为开放性手术的另一种选择。

（六）溶石治疗

详见肾结石有关章节。

五、膀胱和尿道结石的治疗

（一）膀胱结石

膀胱结石的病因主要有两方面：一是肾、输尿管的结石进入膀胱，尤其是输尿管下段的结石，在治疗这类膀胱结石的同时也要治疗肾、输尿管的结石；二是原发于膀胱的结石，这类结石往往伴随着下尿路梗阻，在治疗的同时要纠正这些梗阻病变。

1. 治疗选择

膀胱结石治疗原则：①取出结石；②纠正形成结石的原因。

膀胱结石外科治疗的方法包括内腔镜手术、开放性手术和 ESWL。

2. 腔内治疗

经尿道膀胱结石的腔内治疗方法是目前治疗膀胱结石的主要方法，可以同时处理下尿路梗阻病变，如尿道狭窄、前列腺增生等。

（1）经尿道激光碎石术：激光碎石是目前治疗膀胱结石的有效方法，目前使用较多的是钬激光碎石。钬激光还能同时治疗引起结石的其他疾病，如前列腺增生、尿道狭窄等。这是目前最好的方法。

（2）经尿道气压弹道碎石术：气压弹道设备相对便宜，泌尿外科医生容易掌握。气压弹道碎石时结石在膀胱内易活动，较大的结石碎石时间比较长。

（3）经尿道机械碎石术：膀胱镜直视下用碎石钳将结石抓住并用机械力将结石钳碎。经尿道机械碎石治疗适用于 2 cm 左右的膀胱结石。简单易行，但易发生膀胱损伤。

（4）经尿道膀胱超声碎石术和经尿道液电碎石术：由于碎石效果不如激光碎石和气压弹道碎石术，目前已经较少使用。

3. 体外冲击波碎石术

儿童膀胱结石多为原发性结石，可选择 ESWL；成人原发性膀胱结石≤30 mm 可以采用 ESWL。

4. 膀胱结石的开放性手术治疗

耻骨上膀胱切开取石手术不应作为膀胱结石的首选治疗方法，仅适用于需要同时处理膀胱内其他病变的病例使用。

开放性手术治疗的相对适应证：①较复杂的儿童膀胱结石；②巨大的结石；③严重的前列腺增生或尿道狭窄者；④膀胱憩室内结石；⑤膀胱内围绕异物形成的大结石；⑥同时合并需开放性手术的膀胱肿瘤。

合并严重内科疾病的膀胱结石患者，可以先行导尿或耻骨上膀胱穿刺造瘘，待内科疾病好转后再行腔内或开放取石手术。

（二）尿道结石

尿道结石比较少见，以男性为主。常见于膀胱结石排出时嵌顿于尿道，好发部位为前列腺部尿道、球部尿道、舟状窝及尿道外口。少数为发生于尿道狭窄处、尿道憩室中的原发性尿道结石。

（1）治疗选择：随着碎石技术的发展，腔内手术已经取代了开放性手术，具有相同的治疗效果，减少了手术并发症和病人的痛苦。

大部分后尿道的结石可以采取类似膀胱结石的腔内治疗方法，目前使用较多的是钬激光或气压弹道碎石，在钬激光碎石的同时还可以气化切除尿道中的疤痕组织，解除尿道狭窄。尿道结石一般不适合采用 ESWL，后尿道结石可先推至膀胱再行碎石治疗。也有人采用 ESWL 治疗尿道结石，但国内外学者对此有不同意见。

（2）并发症：开放性手术和腔内技术治疗尿道结石术后的主要并发症是尿道狭窄，术后留置导尿管可以减少尿道狭窄的发生。

六、结石治疗的注意事项

1. 双侧上尿路结石的处理原则

双侧上尿路同时存在结石约占结石患者的15%，传统的治疗方法一般是对两侧结石进行分期手术治疗。随着外碎石、腔内碎石设备的更新与泌尿外科微创技术的进步，对于部分一般状况较好、结石清除相对容易的上尿路结石患者，可以同期微创手术治疗双侧上尿路结石。

双侧上尿路结石的治疗原则为：

（1）双侧输尿管结石，如果总肾功能正常或处于肾功能不全代偿期，血肌酐值 < 178.0 μmol/L，先行处理梗阻严重一侧的结石；如果总肾功能较差，处于氮质血症或尿毒症期，先治疗肾功能较好一侧的结石；如条件允许，可同时行对侧经皮肾穿刺造瘘，或同时处理双侧结石。

（2）双侧输尿管结石的客观情况相似，先处理主观症状较重或技术上容易处理的一侧结石。

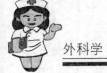

（3）一侧输尿管结石，另一侧肾结石，先处理输尿管结石，处理过程中建议参考总肾功能、分肾功能与患者一般情况。

（4）双侧肾结石，一般先治疗容易处理且安全的一侧，如果肾功能处于氮质血症或尿毒症期，梗阻严重，建议先行经皮肾穿刺造瘘，待肾功能与患者一般情况改善后再处理结石。

（5）孤立肾上尿路结石或双侧上尿路结石致急性梗阻性无尿，只要患者情况许可，应及时外科处理，如不能耐受手术，应积极试行输尿管逆行插管或经皮肾穿刺造瘘术，待患者一般情况好转后再选择适当治疗方法。

（6）对于肾功能处于尿毒症期，并有水电解质和酸碱平衡紊乱的患者，建议先行血液透析，尽快纠正其内环境的紊乱，并同时行输尿管逆行插管或经皮肾穿刺造瘘术，引流肾脏，待病情稳定后再处理结石。

2. 合并尿路感染的结石的处理原则

由于结石使尿液淤滞容易并发感染，同时结石作为异物促进感染的发生，感染可加速结石的增长和肾实质的损害，两者形成恶性循环，对肾功能造成严重破坏，在未去除结石之前感染不易控制，严重者可并发菌血症或脓毒血症，甚至危及生命。

所有结石患者必须进行菌尿检查，必要时行尿培养。当菌尿实验阳性，或者尿培养提示细菌生长，或者怀疑细菌感染时，在取石之前应该使用抗生素治疗。对于梗阻表现明显、集合系统有感染的结石患者，需进行置入输尿管支架管或经皮肾穿刺造瘘术等处理。

上尿路结石并发感染，尤其是急性炎症期的患者不宜碎石，否则易发生炎症扩散甚至出现脓毒血症，必须先控制感染，而此类患者单用抗生素治疗又难以奏效，此时亦不宜行输尿管镜取石。通过经皮肾微创造瘘及时行梗阻以上尿路引流可以减轻炎症，使感染易于控制，避免感染及梗阻造成肾功能的进一步损害。经皮肾微穿刺造瘘术的应用扩大了体外冲击波碎石及腔镜取石的适应证，提高了成功率，两者合并使用是上尿路结石梗阻伴感染的理想治疗方法。

结石并发尿路真菌感染是临床治疗的难点，常见于广谱抗生素使用时间过长。出现尿路真菌感染时，应积极应用敏感抗真菌药物。但是，全身应用抗真菌药物毒副作用大，可能加重肾功能的损害，采用局部灌注抗真菌药物治疗上尿路结石并发真菌感染是控制真菌感染的好办法。

3. 残石碎片的处理

残石碎片常见于 ESWL 术后，也可见于 PNL、URS 术以及复杂性肾结石开放取石术后，最多见于下组肾盏。结石无论大小，经 ESWL 治疗后都有可能形成残石碎片。结石残余物的直径不超过 4 mm 的定义为残余碎片，大于或者等于 5 mm 的结石则称为残余结石。

残石碎片可导致血尿、疼痛、感染、输尿管梗阻及肾积水等并发症的发生。无症状的肾脏残余结石增加了结石复发的风险，残石可以为新结石的形成提供核心。感染性结石的患者在进行治疗后，如伴有结石残留，则结石复发的可能性更大。对于无症状、石块不能自行排除的患者，应该依据结石情况进行相应的处理。有症状的患者，应积极解除结石梗阻，妥善处理可能出现的问题，同时应采取必要的治疗措施以消除症状。有残余碎片或残余结石的患者应定期随访以明确其致病因素，并进行适当的预防。

关于"无临床意义的残石碎片"（CIRF）的定义存在很多争论。对伴有残余结石碎片

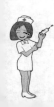

的患者，长期随访研究表明：随着时间延长，残片逐渐增大，结石复发率增加，部分患者需重复进行取石治疗。

对下组肾盏存在结石或碎片且功能丧失的患者，下极肾部分切除术可以作为治疗选择之一。对于上、中组肾盏的结石，可采用输尿管软镜直接碎石。经皮化学溶石主要适用于含有磷酸镁铵、碳酸盐、尿酸及胱氨酸和磷酸氢钙的结石。

对于残余结石直径大于 20 mm（300 mm^2）的患者，可采用 ESWL 或 PNL 治疗，在行 ESWL 前，推荐置入双 J 管，可以减少结石在输尿管的堆积，避免出现石街。

4. 石街的治疗

大量碎石在输尿管与男性尿道内堆积没有及时排除，形成石街，阻碍尿液排出。以输尿管石街为多见。

输尿管石街形成的原因有：

（1）一次粉碎结石过多。

（2）结石未能粉碎为很小的碎片。

（3）两次碎石间隔时间太短。

（4）输尿管有炎症、息肉、狭窄和结石等梗阻。

（5）碎石后患者过早大量活动。

（6）ESWL 引起肾功能损害，排除碎石块的动力减弱。

（7）ESWL 术后综合治疗关注不够。如果石街形成 3 周后不及时处理，肾功能恢复将会受到影响；如果石街完全堵塞输尿管，6 周后肾功能将会完全丧失。

在对较大的肾结石进行 ESWL 之前常规放置双 J 管，石街的发生率会大大降低。对于有感染迹象的患者，应给予抗生素治疗，并尽早予以充分引流。通过经皮肾穿刺造瘘术放置造瘘管通常能使结石碎片排出。对于输尿管远端的石街，可以用输尿管镜碎石将其前端的结石击碎。URS 治疗为主，联合 ESWL、PNL 是治疗复杂性输尿管石街的好方法。

5. 妊娠合并结石的治疗

妊娠合并尿路结石较少见，发病率小于 0.1%，其中，妊娠中、晚期合并泌尿系结石较妊娠早期多见。妊娠合并结石的临床表现主要有腰腹部疼痛、恶心呕吐、膀胱刺激征、肉眼血尿和发热，与非妊娠期症状相似，且多以肾绞痛就诊。

鉴于 X 线对胎儿的致畸等影响，妊娠合并结石患者禁用放射线包括 CT 检查。MRI 检查对肾衰竭患者以及胎儿是安全的，特别是结石引起的肾积水，采用磁共振泌尿系水成像（MRU）能清楚地显示扩张的集合系统，并能明确显示梗阻部位。B 超对结石的诊断率高且对胎儿无损害，可反复应用，为首选的方法。通过 B 超和尿常规检查结合临床表现诊断泌尿系结石并不困难。

妊娠合并结石首选保守治疗，应根据结石的大小、梗阻的部位、是否存在感染、有无肾实质损害以及临床症状来确定治疗方法。原则上对于结石较小、没有引起严重肾功能损害者，采用综合排石治疗，包括多饮水、适当增加活动量、输液利尿、解痉、止痛和抗感染等，促进排石。

对于妊娠的结石患者，保持尿流通畅是治疗的主要目的。通过局麻下经皮肾穿刺造瘘术、置入双 J 管或输尿管支架等方法引流尿液，可协助结石排出或为以后治疗结石争取时间。妊娠期间麻醉和手术的危险很难评估，妊娠前 3 个月（早期）行全麻会导致畸胎的几

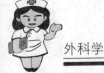

率增加，但是，一般认为这种机会很小。提倡局麻下留置输尿管支架，建议每月更换 1 次支架管以防结石形成被覆于支架管，或留置可保留半年或 1 年的新型支架管。肾积水并感染积液者，妊娠 22 周前在局麻及 B 超引导下进行经皮肾造瘘术为最佳选择，引流的同时尚可进行细菌培养以指导治疗。与留置输尿管支架管一样，经皮肾穿刺造瘘也可避免在妊娠期进行的碎石和取石治疗对妊娠的影响。

约 30% 的患者因保守治疗失败或结石梗阻而并发严重感染、急性肾衰竭而最终需要手术治疗。妊娠合并结石不宜进行 ESWL、PNL 与 URS 治疗。但亦有报道对妊娠合并结石患者进行手术，包括经皮肾穿刺造瘘术、置入双 J 管或输尿管支架、脓肾切除术、肾盂输尿管切开取石术、输尿管镜碎石甚至经皮肾镜取石术。但是，如果术中出现并发症则极难处理，一般不提倡创伤较大的治疗方法。

所以，怀孕前检查有无结石及怀孕后适当多喝水是最好的预防方法。

第六节　尿路结石的预防和随访

一、尿路结石的预防

由于目前对各种预防含钙结石复发的措施仍然存在着一定的争议，而且，患者往往需要长期甚至终身接受治疗，因此，充分地认识各种预防措施的利弊是最重要的。对于任何一种预防性措施来说，不仅需要其临床效果确切，而且要求它简单易行且没有副作用。否则，患者将难以持续治疗。

含钙尿路结石患者的预防措施应该从改变生活习惯和调整饮食结构开始，保持合适的体重指数、进行适当的体力活动、保持营养平衡和增加富含枸橼酸的水果摄入是预防结石复发的重要措施。只有在改变生活习惯和调整饮食结构无效时，才考虑采用药物治疗。

1. 增加液体的摄入

增加液体的摄入能增加尿量，从而降低尿路结石成分的过饱和状态，预防结石的复发。推荐每天的液体摄入量在 2.5 L 以上，使每天的尿量保持在 2.0 L 以上。建议尿石症患者在家中自行测量尿的比重，尿的比重低于 1.010 为宜，以达到并维持可靠的尿液稀释度。

2. 饮食调节

维持饮食营养的综合平衡，避免其中某一种营养成分的过度摄入。

(1) 饮食钙的含量：饮食钙的含量低于 800 mg（20 mmol/d）就会引起体内负钙的排泄，可能会导致骨质疏松和增加尿液草酸的排泄。摄入正常钙质含量的饮食、限制动物蛋白和钠盐的摄入比传统的低钙饮食具有更好的预防结石复发的作用。正常范围具有更好的预防结石复发的作用。正常范围或者适当程度的高钙饮食对于预防尿路含钙结石的复发具有临床治疗的价值。但是，饮食不加控制的高钙饮食会增加尿液的过饱和水平。通过药物补钙来预防含钙结石的复发仅适用于肠源性高草酸尿症，口服 200~400 mg 枸橼酸钙在抑制尿液草酸排泄的同时，可以增加尿液枸橼酸的排泄。

推荐多食用乳制品（牛奶、干酪、酸乳酪等）、豆腐和小鱼等食品。成人每天钙的摄入量应为 800~1 000 mg（20~25 mmol）。

推荐吸收性高钙尿症患者摄入低钙饮食，不推荐其他患者摄入限钙饮食。

（2）限制饮食中草酸的摄入。

（3）限制钠盐的摄入。

（4）限制蛋白质的过量摄入。

（5）减轻体重。

（6）增加水果和蔬菜的摄入。

（7）增加粗粮及纤维素的摄入。

（8）减少维生素 C 的摄入。

（9）限制高嘌呤饮食。

3. 药物预防性治疗

用于含钙结石预防性治疗的药物虽然种类很多，但是，目前疗效较为肯定的只有碱性枸橼酸盐、噻嗪类利尿剂和别嘌呤醇。

二、尿路结石的随访

尿路结石临床治疗的目的是最大限度地去除结石、控制尿路感染和保护肾功能，因此，无石率、远期并发症的发生情况和肾功能的恢复情况是临床随访复查的主要项目。

（1）无石率：定期（1 周、1 个月、3 个月、半年）复查 X 线照片、B 超或者 CT 扫描，并与术前对比，可以确认各种治疗方法的无石率。尿路结石临床治疗后总的无石率以 PNL 最高，开放性手术次之，联合治疗再次，而 ESWL 最低。

（2）远期并发症：不同的治疗方法可能出现的并发症种类不一样，其中，PNL 的远期并发症主要是肾功能丧失、肾周积液、复发性尿路感染、残石生长和结石复发等；单纯 ESWL 的远期并发症包括肾功能丧失和结石复发等；开放性手术的远期并发症有漏尿、输尿管梗阻、肾萎缩、结石复发和反复发作的尿路感染等。术后注意定期复查有利于尽早发现并发症的存在。

（3）肾功能：术后 3 个月至半年复查排泄性尿路造影，以了解肾功能的恢复情况。

（卓育敏）

参考文献：

［1］吴阶平. 泌尿外科学. 济南：山东科学技术出版社，2004.

［2］梅骅等. 泌尿外科手术学（第三版）. 北京：人民卫生出版社，2008.

［3］Emil A. Tanagho. 史密斯泌尿外科学. 张小东主译. 北京：人民卫生出版社，2005.

后　记

　　在目前没有比较适合的外科学研究生教材的情况下，我们专门针对外科学研究生教学而编写了这本外科学教材。本教材不同于外科学本科生教材和其他的外科学参考书，在编写的内容和体系上不追求系统性，而是强调某一个外科学专题的历史、现状和发展趋势，故也可称为专论集。全书共二十章，旨在尽可能反映外科学领域的最新成果，培养外科学研究生的临床工作能力，启迪外科学研究生的科研思路，促进外科学的发展。该教材可为外科学专业的研究生进一步研修提供便利，读者对象为外科学专业的硕士、博士研究生，也可作为从事外科学专业医疗、教学、科研的医师、教师及其他研究人员的参考用书。

　　外科学的发展日新月异，参加本书编写的各位老师，齐心协力，在繁忙的日常工作之余为本书的编写倾注了大量心血。本书的编写得到了暨南大学研究生院专项资金的资助、第一临床医学院领导部门的支持和帮助、暨南大学出版社的协助，在此一并致谢。由于水平有限，书中难免有不当或错误之处，恳请同行专家和广大读者指正。

潘运龙

2012 年 7 月 9 日